Beck's Archäologische Bibliothek

Herausgegeben von Hans von Steuben

Beck's Archäologische Bibliothek

Bereits erschienen:

Olaf Höckmann
Antike Seefahrt

Antje Krug
Heilkunst und Heilkult

Ingeborg Scheibler
Griechische Töpferkunst

Peter C. Bol

Antike Bronzetechnik

Kunst und Handwerk antiker Erzbildner

Verlag C.H. Beck München

Mit 136 Abbildungen

CIP-Kurztitelaufnahme der Deutschen Bibliothek

Bol, Peter C.:
Antike Bronzetechnik: Kunst u. Handwerk antiker Erzbildner/Peter C. Bol. – München: Beck, 1985
(Beck's Archäologische Bibliothek)
ISBN 3 406 30462 1

ISBN 3 406 30462 1

Einbandentwurf: Bruno Schachtner, Dachau
Umschlagbild:
Statuette eines zechenden Satyr. 6. Jh. v. Chr. – Olympia Museum

Gesamtherstellung: C. H. Beck'sche Buchdruckerei, Nördlingen
Printed in Germany

Inhaltsverzeichnis

Vorwort

Die mehr als ein Jahrtausend umfassende Geschichte der antiken Bronzetechnik läßt sich in einem einzigen knappen Band nicht gleichbleibend dicht und kohärent schildern. Mein Anliegen war daher darzustellen, in welchem Zusammenhang sich Bronzetechniken entwickelten und ausreiften, ohne sie über Jahrhunderte zu verfolgen. Aus diesem Grunde hat das griechische Bronzehandwerk hier breiteren Raum gewonnen als das römische.

Der Blick auf technische Fragen bringt es mit sich, daß kunsthistorische Zusammenhänge nur gestreift werden können, doch trifft es sich, daß während der Drucklegung ein in dieser Schrift noch nicht berücksichtigter Band von Cl. Rolley erschien, der die Entwicklung der griechischen Bronzekunst vorbildlich darstellt.

Da in kaum einem Bereich antiker Kunst das Verhältnis zwischen dem einstigen Bestand und dem heutigen ungünstiger ausgefallen ist als bei den Bronzen, schien mir gerade die Vereinzelung großer Bronzestatuen es zu rechtfertigen, auch die Überlieferungsgeschichte zu skizzieren und wenigstens kurz auch auf Restaurierungen und Fälschungen einzugehen.

Schon antike Autoren sprechen von Bronzestatuen häufiger als von anderen Bronzewerken. Da zu ihrer Herstellung letztlich alle Zweige antiker Bronzetechnik beitrugen, habe auch ich ihnen breiteren Raum gewidmet. Dabei konnte ich nicht nur von Beobachtungen profitieren, die mir eine Publikation der Großbronzen in Olympia eingebracht hatte, sondern auch von den Erfahrungen, die ich bei einer gemeinsamen mit Bildhauern, Restauratoren, Bronzegießern und einer Goldschmiedin unternommenen Rekonstruktion einer antiken Bronzegruppe selbst gewonnen habe. Lehrreich waren mir aber auch Gespräche mit E. Formigli, dem Restaurator der Bronzestatuen von Riace, dem ich dafür besonders danken möchte.

Der beschränkte Umfang dieses Bandes zwang bei manchen von der Wissenschaft kontrovers beantworteten Fragen zu vereinfachter Darstellung. Auch habe ich, wo verschiedene, prinzipiell jedoch einander entsprechende Produktionsverfahren üblich waren, gelegentlich nur eine von mehreren Möglichkeiten geschildert.

Bei der Behandlung archaischer Waffen kamen mir von der Deutschen Forschungsgemeinschaft finanzierte Untersuchungen über argolische Rundschilde zustatten. Die Ergebnisse dieser Forschungen hoffe ich in Kürze ausführlicher vorlegen zu können.

Von zahlreichen Museen, Archiven und Kollegen sind mir dankenswerterweise Abbildungsvorlagen zur Verfügung gestellt und Reproduktionsgenehmigungen erteilt worden.

Dem Herausgeber bin ich für mannigfache Anregungen und Hinweise dankbar. Mit Cl. Rolley konnte ich die Bronzen in Delphi betrachten. Bei Gesprächen in Olympia und Delphi waren mir auch dessen umfassende Kenntnisse über antike Bronzen ein großer Gewinn.

M. Eckardt-Begall möchte ich für die Bearbeitung des Manuskripts und I. Kinzel-Amuser für die Betreuung des Drucks danken.

Als Mitarbeiter der Ausgrabungen in Olympia konnte ich mich dort vier Jahre lang fast ausschließlich mit antiken Bronzen beschäftigen und mit Kollegen, insbesondere mit M. Maaß und H. Philipp-Königs, Beobachtungen austauschen. Vor allem aber genoß ich hier die freundliche Anleitung des bedeutendsten Erforschers frühgriechischer Bronzekunst, von Emil Kunze. Ihm fühle ich mich tief verbunden und verpflichtet.

Herbst 1984 *Peter C. Bol*

Der Rohstoff

Als Bronze bezeichnen wir heute strenggenommen nur Legierungen aus Kupfer und Zinn. Das Lateinische und Griechische kennt dafür kein Äquivalent, und dementsprechend werden auch von Archäologen Verbindungen von Kupfer mit den verschiedensten Metallen, vor allem mit Blei oder Zinn, aber sogar reines Kupfer oder Kupfer mit Arsen gerne „Bronze" genannt, wie dies gleichermaßen im Alterum für „χαλκός" oder „cuprum" galt.

Der griechische Name, der mit dem der Stadt Chalkis verwandt ist, gibt bereits eine der wichtigsten Bezugsquellen an. Verschiedene antike Autoren berichten, daß in Chalkis zuerst Bronze gewonnen wurde. Seine Kupferminen scheinen sich indessen schon früh erschöpft zu haben. Spuren antiker Bergwerke, Schlackenhalden und Stollen sind jedoch im Süden der Insel Euböa, auf der Chalkis liegt, teilweise bis heute zu erkennen.

Die frühesten Spuren von Metallverarbeitung, Kupferbröckchen, Schlakken und ein Tiegel sowie das Bruchstück einer Nadel, sind in Griechenland bislang auf der Insel Keos gefunden worden.[1] Die Kupferverarbeitung ging hier wohl von Südosteuropa und Anatolien aus und verbreitete sich im frühen 3. Jahrtausend über die ganze Ägäis. Der ungeheure Aufschwung, den die Metallverarbeitung dort um die Mitte des 3. Jahrtausends erlebte, scheint sowohl in Kreta als auch in Anatolien seinen Anfang genommen zu haben, zeigt aber auch Beziehungen zum Nahen Osten.[2]

Da auf der Balkanhalbinsel gediegenes Kupfer nur selten in meteoritischer Form vorkommt, mußte es aus Kupfererzen verhüttet werden. Derartige Vorkommen sind hier zwar verbreitet, meist jedoch nicht sehr ergiebig, wenngleich sie ausnahmsweise bis zu 52% Metall enthalten können. Das Erz konnte im Tagebau gewonnen werden, doch ist uns aus dem späten 3. Jahrtausend auf Kreta bereits ein Abbauschacht bekannt.[3]

Das Erz wurde nach dem Abbau aussortiert, geröstet, zerstoßen, gesiebt und dann zusammen mit Holzkohle in den Schmelzofen geschoben, auf dessen Grund sich das ausgeschmolzene Metall in einem Tiegel sammelte. Tiegel dienten wohl auch dem Ein- und Umschmelzen von Altmetall.

Mit seinen vergleichsweise dürftigen Erträgen kam der griechische Kupferabbau dem Bedarf auf die Dauer nicht mehr nach. Vor allem die Insel Zypern, von deren Namen sich auch das lateinische „cuprum" und das deutsche „Kupfer" ableitet, wurde zum wichtigsten Zulieferer. Schon Homer kennt das Kupfer von Temesa (Tamassos). Dorthin segelte, wie er in der Odyssee[4] berichtet, der König Mentes um Metall einzuhandeln. Stand bereits in minoischer Zeit die Insel in engem Kontakt zu Griechenland, beobachten wir in spätmykenischer Zeit dort einen Massenimport mykenischer Keramik, vermutlich zum guten Teil als Gegenwert für Kupfer.[5] Beim Zusammenbruch der mykenischen Kultur ließen sich in großer Zahl Griechen von der Peloponnes auf Zypern nieder und verbanden das Schicksal der Insel bis zum heutigen Tag eng mit der Geschichte des griechischen Mutterlandes.

Nicht nur Gegenstände aus Bronze, sondern auch Rohmetall erreichten von hier aus alle Länder des Mittelmeeres. Die einfachste Form der Barren, in denen das Metall gehandelt wurde, sind die sogenannten ,,Gußkuchen", die entstanden, wenn man das Metall aus dem Schmelzofen nicht in einem Tiegel, sondern in einer Vertiefung im Boden sammelte. Um die Mitte des 2. Jahrtausends kam ein kissenförmiger Barrentypus gleichzeitig in verschiedenen Regionen der Alten Welt auf, was anzeigt, wie eng die Handelsverbindungen, wohl nicht zuletzt des Kupfers wegen, geknüpft waren. Selbst überregionale Standardgewichte scheinen sich bereits durchgesetzt zu haben. So entsprechen die kissenförmigen Barren (bei einer Abweichung von ca. 10%) bereits annähernd dem späteren griechischen Talent.[6]

Einen derartigen Barren trägt auch ein bärtiger Mann auf einem kyprischen Gefäßuntersatz des 12. Jh. v. Chr. im Britischen Museum in London. Bei einem weiteren in Toronto (Abb. 1)[7] aus derselben Zeit erscheint unter Opferträgern ebenfalls ein Mann mit einem Kissenbarren auf der Schulter. Die Gottheit, der er seine Gabe darbringt, ist dort nicht erhalten. Es dürfte ein Gott der Metallarbeit und des Bergbaus gewesen sein, der bei einer in Enkomi auf Zypern ausgegrabenen Statuette auf einem solchen Barren, der als Basis dient, steht.[8]

Der Bergbau auf Zypern ging bis in römische Zeit fort. Die Minen wurden damals vom Kaiserhaus kontrolliert, das sie, wie Augustus an Herodes von Judäa, verpachtete oder durch Beamte verwaltete.

Ein Zentrum der Metallurgie war außerdem bereits in früher Zeit Sardinien[9]. Vor allem im 1. Jahrtausend v. Chr. wurde dann Spanien zum wichtigsten Erzlieferanten. Hier hatte sich die Stadt Tartessos im Süden der Insel ergiebige Erzlager gesichert und aus ihnen einen Reichtum gezogen, der für die Griechen die Stadt zum Inbegriff märchenhaften Überflusses machte. Schon um 1100 v. Chr. hatten die Phöniker hier die Stadt Gadir (Gades) gegründet, von der aus sie das Metall nach Osten verschifften, über seine Herkunft jedoch offenbar strengstes Stillschweigen hüteten. Als dann im 7. Jh. v. Chr. der Grieche Kolaios von Samos den Seeweg nach Tartessos erkundete, brachte ihm die Fahrt solchen Gewinn, daß dessen Zehntel, im Wert von sechs Talenten, für einen monumentalen, reich verzierten, von drei sieben Ellen hohen Kolossen getragenen Kessel ausreichte, den die Samier in ihr Heraion weihten.[10]

Unter römischer Herrschaft wurde daneben das gallische Erz wichtig, und so sind antike Kupferminen auch an Saar und Rhein entdeckt worden.

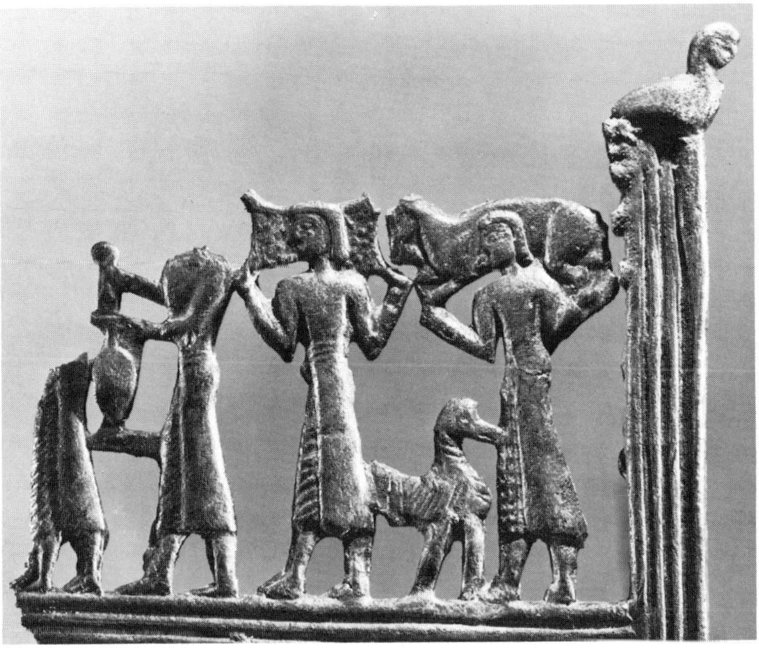

1 Opferprozession. In der Mitte ein Mann mit geschultertem Bronzebarren – Detail von einem kyprischen Kesseluntersatz des 12. Jh. v. Chr. – Toronto, Lands of the Bible Foundation

Bereits die Barren des 2. Jahrtausends v. Chr. bestehen nicht unbedingt aus reinem Kupfer, sondern aus Bronze mit einem Anteil von bis zu 10% Zinn und mehr. Die Frage, woher dieses Zinn kam, das zur Härtung des weichen Kupfers so wesentlich ist und in der Frühzeit durch Arsen nur unzureichend zu ersetzen war, ist bis heute noch nicht endgültig beantwortet. Auch weiterhin herrscht keine Einmütigkeit darüber, welches Gebiet mit dem „Zinnland jenseits des oberen Meeres" des Königs Sargon II. von Akkad gemeint sein könnte. Man hatte früher an Troja und sogar den Westen des Mittelmeeres gedacht. Tatsächlich scheint man in Spanien und Portugal bereits im 3. Jahrtausend Zinn abgebaut zu haben. Im 2. Jahrtausend v. Chr. waren auch auf Sardinien bereits Zinnminen erschlossen.[11] Aber auch aus Kleinasien und dem Mittleren Osten scheint man Zinn bezogen zu haben. Neben phönikischen Handelsschiffen beteiligte sich auch Zypern am Umschlag des Zinns.[12] Zinnbarren mit kyprischen Zeichen wurden jedenfalls vor der israelischen Küste bei Haifa gefunden.[13]

„Kassiteros", das griechische Wort für Zinn, das schon Homer und Hesiod gebrauchen, scheint indessen vorkeltisch-westlich zu sein. Vom Westen kam das Metall überwiegend in historischer Zeit, in der die britischen Inseln allmählich zum Hauptlieferanten wurden. Auf dem Seewege über Spanien oder durch Gallien erreichte das Zinn wohl erst über verschiedene Zwischenstationen das Mittelmeer. Daher weiß Herodot von der „Insel der Kassiteriten" auch nur vom Hörensagen. Bei aller Mühe gelang es ihm nicht, von einem Augenzeugen Näheres über diese Länder „am äußersten Nordmeer" zu erfahren.[14]

Genaueres berichtet erst im 1. Jh. v. Chr. Diodor von der Zinngewinnung am britischen Vorgebirge Belerion.[15] Das Erz wurde aus dem felsigen Boden offenbar im Tagebau ergraben, an Ort und Stelle verhüttet und in Barren nach der Insel „Iktis" geliefert, von wo aus Händler es über den Kanal nach Gallien und weiter zum Mittelmeer brachten.

Leichter als das begehrte Zinn war das Blei zu beschaffen, das vor allem in römischer Zeit das Zinn teilweise ersetzte. Es fiel allein schon als Abfallprodukt bei Silberbergwerken, wie jenen des Laurion in Attika an. Auf den Silberbergbau beziehen sich auch die meisten entsprechenden Mitteilungen antiker Autoren, die indessen im großen und ganzen wohl auch auf andere Arten des Bergbaus übertragen werden dürfen, wie ja auch das griechische Wort „Metalla" bis in die Spätantike für Minen aller Art, ja sogar für Salinen galt und erst spät auf seine heutige Bedeutung eingeschränkt wurde.

Die harte Arbeit in den vom Staat betriebenen und von ihm verpachteten Bergwerken leisteten Verbrecher, Kriegsgefangene und vor allem Sklaven, die zur ökonomischen Voraussetzung für einen rentablen Bergbau wurden. Nach einem Entwurf Xenophons sollten für jeden Bürger drei staatseigene Sklaven in den Minen arbeiten.[16] 150–200 Drachmen betrug um 500 v. Chr. der Kaufpreis für einen gewöhnlichen Sklaven, was nur etwa einem halben Jahreslohn eines Handwerkers entsprach. Dennoch arbeiteten auch kleinere Minenpächter oder Lohnarbeiter selbst in den Stollen mit, und als in der römischen Kaiserzeit das Angebot an Sklaven zurückging, wurde die einheimische Bevölkerung immer mehr zu Frondiensten gepreßt und in der Spätantike auch erblich an die Grube gebunden.[17]

Die Schächte hat man wie Brunnen in die Erde gegraben und von ihnen aus seitliche Stollen in erzhaltige Schichten getrieben. Als Stützen der Stollendecke blieben im Erdreich Pfeiler stehen, die oft auch die Grenzen der verschiedenen Reviere bezeichneten. In reichen Erzadern waren die Pächter immer wieder versucht, auch diese Stützen abzugraben, womit sie natürlich ihre Arbeiter gefährdeten. In Attika war dies daher ausdrücklich verboten, und ein Pächter, der sich derart bereichert hatte, verfiel der Todesstrafe.[18]

Es entspricht dem Wesen und der Bestimmung griechischer Bildkunst, nur bestimmte Ebenen menschlichen Daseins unmittelbar darzustellen. So erscheint der Sklave auf griechischen Vasenbildern und Reliefs vor allem als Begleiter und Randfigur.[19] Wie die Schlachtenbilder auf griechischen Vasen keine Beziehung zur militärischen Wirklichkeit zeigen, blieb auch der Bergbau, der die wirtschaftliche Voraussetzung für den Wohlstand und

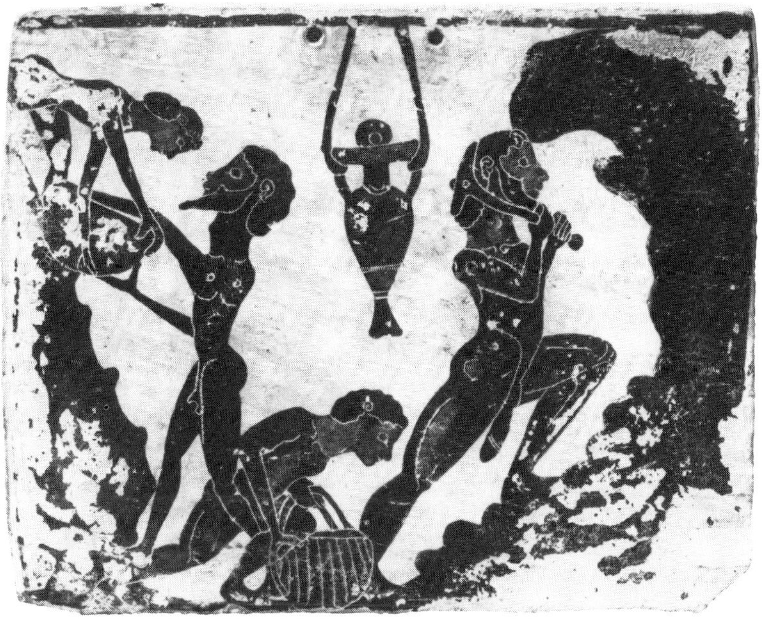

2 *Korinthisches Tontafelchen mit der Darstellung von Grubenarbeitern – Berlin, Antikensammlungen*

die Blüte eines Staates wie Athen schuf, von der Bilderwelt der griechischen Künstler weitgehend ausgeschlossen. Nur wenige private Votive geben uns gelegentlich Einblick in das Leben der Arbeiter.[20] So sehen wir auf einem korinthischen Tontäfelchen (Abb. 2) einen Arbeiter im Bergwerk, wobei die Darstellung offen läßt, ob wir uns über oder unter Tage befinden. Von oben hängt eine wohl mit Wasser gefüllte Amphora herab. Rechts hackt ein Arbeiter Gestein vom Felsen, das ein weiterer am Boden in einen Korb sammelt. Ein bereits gefüllter Korb wird von einem anderen Arbeiter nach oben gereicht. Es dürfte sich hier zwar eher um eine Tongrube als um eine Erzmine handeln, doch läßt sich eine Szene dieser Art wohl übertragen.

Das Erz wurde in der Regel nicht als solches verladen und verschickt, sondern bei den Bergwerken selbst verhüttet. Spuren dazu bestimmter Anlagen haben sich vor allem bei den Silberbergwerken des Laurion in Attika erhalten.[21] Andererseits beweisen Funde von Kupferschlacken auf Lipari, einer Insel ohne eigene Erzvorkommen, daß bereits im 2. Jahrtausend v. Chr. nicht nur Fertigprodukte oder Barren, sondern auch unverhüttetes Erz an auswärtige Betriebe geliefert worden ist.[22]

Das erklärt vielleicht, daß die Bronze von Delos oder Ägina besonderen Ruf genoß, obwohl keine der beiden Inseln nennenswerte Erzlager besitzt.[23] Als wichtige Umschlagorte für Waren aller Art mögen sie über gute Verbindungen zu besonders zuverlässigen Minen auf Zypern oder andernorts verfügt haben, woher sie Erz oder Metall bezogen und es verhütteten oder zu bewährten Legierungen umschmolzen.

Auch das verhüttete Metall hat man nebeneinander in verschiedenen Formen gehandelt. Einerseits bestehen bereits um 1200 v. Chr. aus Zypern stammende Barren aus Zinnbronze, während umgekehrt ein in der Werkstatt des Phidias in Olympia gefundener des 5. Jh. v. Chr. im wesentlichen Kupfer mit nur geringen Anteilen von Nickel, Kobalt und Wismut, aber weder Zinn noch Blei enthält.[24] Er könnte natürlich für reine Kupferarbeiten bestimmt gewesen sein, läßt aber auch die Interpretation zu, daß zumindest führende Künstler sich nicht auf von Delos oder Ägina bezogene Standard-Legierungen verließen, sondern eigenen Mischungen den Vorzug gaben.

Ohnehin werden Barren neu verhütteten Metalls oft nur einen Teil der Gußmasse ausgemacht haben. Ebenso wichtig war sicherlich auch Altmetall, und zwar nicht nur solches, das von früheren Güssen als Gußkanäle oder Eingußtrichter abgearbeitet und liegengeblieben war. Weit mehr hat man wohl älteres Gerät umgearbeitet und -geschmolzen. Dies gilt vor allem natürlich für wirtschaftlich schwierige Phasen. Aber nicht nur zu einer Zeit wie der Spätantike, als die Wirtschaftsverbindungen allmählich zusammenbrachen, Rohmetall kaum zu beschaffen war und heidnische Götterbilder aus Bronze ohnehin für viele ihre Bedeutung verloren hatten, mußten ältere Bronzewerke für neue Arbeiten herhalten.[25] Schon immer hat man unmodern Gewordenem durch Umschmelzen eine neue Gestalt gegeben. In erster Linie galt dies sicherlich für privaten Besitz. Das Metall der bronzenen Dreifußkessel von Herrschern der homerischen Zeit mag mannigfache Metamorphosen durchwandert haben, bis es am Ende vielleicht zum türkischen Kanonenrohr wurde. Das Waffenarsenal vor der Irenenkirche in Istanbul wird in seiner Substanz zahlreichere und bedeutendere Bronzewerke umfassen als jedes Antikenmuseum.

Als Weihegabe im Heiligtum der Gottheit übereignete Bronzen hat man zumindest bis zum 5. Jh. v. Chr. wenigstens teilweise als sakrosankt geachtet. So sind in großer Zahl Prunkkessel und Waffen ein oder mehr Generationen nach ihrer Weihung zwar abgeräumt, trotz ihres erheblichen Metallwertes jedoch nicht umgeschmolzen, sondern im Heiligtum beigesetzt worden, so daß sie, für den Besucher zwar unsichtbar, als Eigentum der Gottheit in dessen Bezirk gegenwärtig blieben.[26]

Diese fromme Ehrfurcht, der wir unsere Kenntnis frühgriechischer Bronzekunst weitgehend verdanken, hat jedoch nicht uneingeschränkt gegolten. Vor allem bei Treibarbeiten beobachten wir immer wieder, daß Bleche von älteren Weihegaben zur Reparatur neuerer herhalten mußten. Besonders weit ging eine derartige Symbiose bei drei frühgriechischen, getriebenen

Götterstatuen, deren Gewand ganze Reliefs schmückten, die ursprünglich völlig andersartige, aus dem Orient importierte Gerätschaften geziert hatten; und Jahrhunderte später benützte selbst Phidias zur Verstärkung tönerner Gewandmodeln für den olympischen Zeus Metall älterer Weihegaben.[27] Zu erkennen ist die Wiederverwendung für uns freilich nur dort, wo in dem neuen Zusammenhang die alte Form teilweise bewahrt blieb. Das kommt vor allem bei getriebenen Blechen immer wieder vor. Bei umgeschmolzenen Gußstücken könnten allenfalls Metallanalysen Hinweise liefern, die in ausreichender Zahl jedoch nicht vorliegen. Wo aber Bleche neuen Zwecken zugeführt wurden, darf man dies auch für Gußstücke fordern.

Insbesondere stellt sich die Frage nach dem Umschmelzgut bei Bronzewerken, die der Gottheit aus dem ihr zustehenden Zehnten siegreicher Schlachten geliefert wurden. War es bis zum 5. Jh. v. Chr. noch üblich, diesen Beuteanteil real in der Gestalt erbeuteter Waffen im Heiligtum zu weihen, wird es seit den Perserkriegen mehr und mehr zur Regel, mit dieser Beute Kunstwerke für die Gottheit zu finanzieren.[28] Auch sonst waren Beutewaffen vom Sieger nur bedingt zu gebrauchen. Der Gestalt ihres Besitzers angepaßt, konnte er Helm, Panzer oder Beinschienen selten unverändert übernehmen.

Bei solchem Altmetall ließ sich die Legierung aus der Farbe, der Elastizität und dem Aussehen der Bruchflächen ungefähr erschließen. Versetzte der Gießer es zusätzlich mit frischen Barren, erreichte er bei einiger Erfahrung eine Mischung, mit der zu arbeiten er gewohnt war.

Legierungen

Die besonderen Eigenschaften bestimmter Metalle und Legierungen haben die griechischen Handwerker fraglos früh erkannt und ausgenützt. Dennoch erscheint das, was Homer über einzelnes Metallgerät berichtet, schlichtweg unmöglich. Ausführlich und lebendig schildert er uns Meisterwerke aus der Werkstatt des Schmiedegottes Hephaist, über deren Beschaffenheit er jedoch das Abwegigste mitteilt. So läßt er Achill Beinschienen aus Zinn tragen, an denen die von Agenor geschleuderte Lanze abprallt, während in Wirklichkeit auch ein zaghafterer Stoß so weiches Metall leicht durchbohrt hätte.[1] Spricht aus Homers Bericht völlige Ahnungslosigkeit und haben frühgriechische Gießereien ihr Wissen von dem Charakter und den Eigenschaften bestimmter Metalle und Legierungen etwa streng gehütet, oder wollte Homer umgekehrt nur untermalen, wie wunderbar Achilles' Wehr von Hephaist geschmiedet war, daß sogar ein Metall, von dem jeder Zuhörer wußte, wie weich und nachgiebig es ist, in der Hand des Schmiedegottes eine solche Härte gewinnen konnte?

Die noch völlig unzureichenden Analysen von Bronzen aus homerischer Zeit ergeben noch kein ganz einheitliches Bild.[2] Tierbronzen, die in Olympia gefunden wurden, bestehen zum Teil aus Kupfer mit nur ganz geringen, wohl unbeabsichtigten Beimengungen, wie sie in der Antike selten ganz fehlen, zum Teil aber auch aus einer Kupferlegierung mit hohem Zinnanteil, also aus Bronze in unserem Sinn, ohne daß Format oder Technik dafür einen Grund erkennen ließen. Interessanter sind die Untersuchungen aufwendigerer Dreifußkessel aus derselben Zeit.[3] Sie zeigten, daß die gegossenen Teile, die Beine und Henkel, keinerlei Zinn, dafür aber bis zu 2,5% Blei enthalten. Solche Bleibronzen werden dann erst in hellenistischer und römischer Zeit wieder häufiger. Durchweg zinnhaltig sind dagegen weniger bronzeschwere Füße und Henkel, die nicht gegossen wurden, sondern aus gehämmerten Blechen bestehen. Man hat das Fehlen des Zinn bei den gegossenen Teilen wohl zu Recht mit dem hohen Preis dieses Metalls erklärt. Es mußte importiert werden, während Blei im Lande selbst günstig zu beschaffen war. Es hängt gewiß mit der Ausweitung des Handels in der Zeit der griechischen Kolonisation zusammen, daß in den folgenden Jahrhunderten Zinn das Blei weitgehend beim Bronzeguß ersetzen konnte.

Daß wir uns im 8. Jh. v. Chr. noch in einer Zeit befinden, in der mit Legierungen experimentiert wurde und die Gießereien noch nach den günstigsten Mischungsverhältnissen suchten, zeigt ein Dreifußbein mit einem erheblichen Anteil Eisen, aber ohne Blei oder Zinn. Diese schwer gießbare

Legierung trägt wohl Schuld daran, daß das Bein beim ersten Versuch nicht vollständig kam, das Metall in der Form zu früh erstarrte. Zu der Vervollständigung des unvollständigen Gusses hielt sich der Künstler denn auch an eine brauchbarere Kupfer-Zinn-Legierung.[4]

Zusätze von Blei oder Zinn machen Kupfer, das rein beim Schmelzen leicht kocht und spritzt oder Blasen wirft, erst gießbar und fest, und setzen gleichzeitig auch seinen Schmelzpunkt herab. Reine Zinnbronze ist relativ zähflüssig. Ihre Härte nimmt bis zu einem Anteil von einem Viertel Zinn zu, wobei das Metall immer spröder und brüchiger wird. Wenn, wie bei den oben erwähnten Dreifußbeinen, nur wenige Prozent Zinn beigegeben sind, läßt sich die Legierung gut schmieden und hämmern. Bronzen mit 5–10% Zinn sind hart und zäh. Ihre feinkörnige Struktur kommt der intensiven Kaltarbeit, wie sie bei griechischen Bronzen gefordert wird, entgegen.[5]

Ein höherer Bleianteil, wie er seit hellenistischer Zeit aufkommt und in römischer Zeit die Regel wird, macht die Legierung dünnflüssiger. Sie nimmt leichter alle Feinheiten der Form an und läßt sich dünnwandiger gießen. Bleibronzen sind daher das ideale Material für Statuen, deren Oberfläche, wie in der Kaiserzeit üblich, nicht durch intensive Kaltarbeit zu vervollkommnen, sondern bereits in der Form ausgestaltet war.[6]

Plinius spricht ferner von Galmei, also Zinkerzen, die die Gießer zu seiner Zeit verwendeten. Tatsächlich haben Analysen einiger römischer Bronzen starke Zinkanteile ergeben. In solchem ,,Messing", das beim Erkalten stark schwindet, scheint man jedoch nur kleinere Objekte gegossen zu haben. Für größere Standbilder bedurfte es neben der Galmei stärkerer Bleizusätze.[7]

Frühgriechische Bronzearbeit

Einen Blick in eine frühgriechische Bronzewerkstatt öffnet uns Homer mit seiner Schilderung des Besuchs der Göttin Thetis bei dem Schmiedegott Hephaist.[1] Neben märchenhaften Zügen enthält seine Schilderung auch vieles, was sich unmittelbar auf wirkliche Werkstätten seiner Zeit übertragen läßt.

Thetis trifft Hephaist bei seinem aus Erz errichteten Haus, schwitzend die Blasebälge schwingend, um zwanzig Dreifüße zu fertigen, die auf goldenen Rädern von selbst in die Götterversammlung fahren sollten. Von Charis willkommen geheißen nimmt sie auf einem mit Silber beschlagenen Sessel Platz. Um den Gast zu begrüßen, legt Hephaist die Blasebälge und sein Gerät zur Seite. Er erhebt sich vom Amboß und humpelt der Göttin entgegen, gestützt auf Mädchen, die aus Gold gebildet, dennoch mit Verstand, Stimme und Kraft begabt, ihm keuchend beistehen. Auf Thetis Bitte schmiedet er dann neue Waffen für Achill.

Figuren, Kessel und Waffen, die Homer als Werke des Hephaist beschreibt, sind die wesentlichen Gattungen, die die frühgriechischen Bronzewerkstätten zur Blüte gebracht haben. Im Zeitalter Homers konnten die Bronzeschmieden alte Traditionen fortsetzen. Bereits im 3. Jahrtausend hatte man in Troja Bronze verarbeitet, und aus der Epoche der Helden Homers, der kretisch-mykenischen Kultur, sind uns kunstvollste Metallarbeiten überliefert. Dabei wurde das Kupfer mit Zinn legiert und für die Klingen der Schwerter durch ausgiebiges Hämmern gehärtet. Diese intensive Bearbeitung hat das Metall freilich für Korrosion anfälliger werden lassen. So sind viele Klingen ganz verrottet und erscheinen nach dreieinhalb Jahrtausenden verquollen oder zerfressen. Um so besser ist dafür der eingelegte Schmuck erhalten, der viele Schwerter reichlich zierte. Die Einlegetechnik, die eine mykenische Spezialität gewesen sein könnte, erlebte ihre höchste Blüte im 16. Jh. und wurde bis gegen Ende des 15. Jh. v. Chr. hier weiter gepflegt.[2] Der Schmuck war auf einem eigenen, erst nachträglich in die Klinge eingepaßten Metallstreifen zusammengefaßt. In Vertiefungen, die aus diesem Metallstreifen ausgemeißelt wurden, hat man verschiedenfarbige Einlagen aus Gold und Silber, sowie Legierungen beider Edelmetalle eingehämmert, wobei die künstliche Oxydation des Silbers weitere Farbnuancen ergab (Abb. 3).

Lebensgroße Bildwerke, wie die künstlichen Dienerinnen des Hephaist, von denen Homer spricht, oder gar Kolosse, wie das Pferd, das der Sage nach Epeios zur Täuschung der Trojaner baute, sind uns freilich weder aus

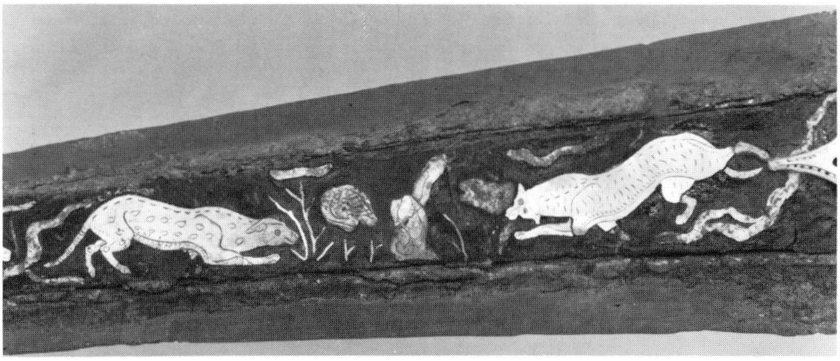

3 Detail einer Dolchklinge aus Pylos mit figürlicher Einlegearbeit aus Gold und Silber – Athen, Nationalmuseum

dem Zeitalter Homers noch aus der kretisch-mykenischen Welt seiner Helden überliefert. Sollte es sie gegeben haben, müssen sie, wie das trojanische Pferd, aus Holz oder anderem vergänglichen Material bestanden haben. Allenfalls lassen die lebensgroßen Goldmasken der Schachtgräber von Mykene an Hephaists goldene Dienerinnen denken. Dafür kennen wir aus dem 8. Jh. v. Chr. in schier unübersehbarer Masse kleine, oft nur wenige Zentimeter hohe Statuetten. Zu Tausenden kamen sie allein im Heiligtum des Zeus von Olympia zutage, und auch an anderen frühgriechischen Kultstätten müssen sie als eine der beliebtesten Weihegaben an die Gottheit gegolten haben.[3]

Aber nicht erst zur Zeit Homers, sondern bereits im 2. Jahrtausend hatte man auf Kreta Bronzestatuetten gegossen. Eindrucksvollstes Beispiel kretischer Bronzeplastik ist die 18,4 cm hohe Statuette einer Beterin in Berlin, die in der Troas gefunden wurde, aber aus einer kretischen Werkstatt stammt.[4] Sie ist nicht der einzige Beleg dafür, daß kretische Statuetten auch außerhalb der Insel geschätzt und von dort bezogen wurden. So ist eine stilistisch verwandte Figur im Liebieghaus in Frankfurt, von der nur das Oberteil erhalten ist, in der Umgebung von Izmir entdeckt worden (Abb. 4–5).[5] Aber auch auf Kreta selbst traten zahlreiche Bronzestatuetten zutage, die eine von der minoischen Kunst bis zur frühgriechischen fortschreitende Entwicklung manifestieren.[6] Sie sind in der bereits im 3. Jahrtausend für kompliziertere Bronzegüsse entwickelten und jahrtausendelang neben anderen immer wieder angewandten Methode, dem „direkten Wachsausschmelzverfahren", gegossen.

Dabei wird die Figur zunächst in Wachs modelliert und dieses Wachs dann mit Ton umkleidet. Das Ganze wird dann so stark erhitzt, daß das Wachs nicht nur ausschmilzt, sondern, wo es zunächst in flüssigem Zustand vom Ton aufgesogen worden war, als Gas entweicht. Um zu verhindern, daß der Ton beim Trocknen und Ausglühen der Form zu stark schwindet, nahm der Gießer für den Gußmantel mit Sand oder Schamott gemagerte und mit organischen Substanzen, mit Heu oder Haaren vermengte Tonerde. In den Hohlraum, den das Wachs beim Ausschmelzen hinterließ, wurde dann die flüssige Bronze eingegossen, wozu man bereits am Wachsmodell zunächst gleichfalls in Wachs Eingußkanäle mit Eingußtrichtern und andere Röhren, durch die die eingeschlossene Luft entweichen konnte, gebildet hatte. Um zu verhüten, daß ein kalter Tonmantel die Bronze vorzeitig stocken ließ, erfolgte der Guß in eine vom Ausglühen des Wachses noch heiße oder eine neu erhitzte Form. War das Metall dann in der Form erstarrt, wurde der tönerne Mantel zerschlagen und die Bronzefigur kam zum Vorschein, von der dann noch die mit Bronze ausgelaufenen Einguß- und Entlüftungskanäle abzutrennen waren. Dem Gießer zeigte sich dann eine etwas rauhe und stumpfe Gußhaut mit mancherlei Unregelmäßigkeiten und Unebenheiten, die bei keinem Guß ganz zu vermeiden sind. In späterer Zeit hat man die Rohgüsse daher ausgiebig überarbeitet. Bei frühen Bronzen ist das meist unterblieben. Bei nicht wenigen von ihnen sind unter den Sohlen sogar noch die Eingußkanäle stehengeblieben, die erst bei der Aufstellung in einem Sockel oder einfach im Erdreich, in das sie im Heiligtum gepflanzt wurden, verschwanden.

Während bei der minoischen Beterin in Berlin, wie auch bei den meisten anderen minoischen und subminoischen Bronzestatuetten die Gußhaut heute von einer dicken Patina bedeckt ist, kommt bei dem Beterfragment in Frankfurt (Abb. 4–5) dank sorgfältiger Restaurierung der Oberflächencharakter eines solch frühen Wachsgusses wieder unverfälscht zur Geltung. Seine in Bronze umgesetzte Gestalt wird noch weitgehend von dem Charakter der Wachsmodellierung bestimmt. Besonders augenfällig zeigen dies die Haare, die in langen Strähnen vorn und hinten über die Schulter herabfallen. Sie waren als dünne Wachsfäden an das Haupt gefügt, in Wellen auf den Körper gelegt und leicht angedrückt worden. An mehreren Stellen, besonders am Halsansatz, erscheinen zahlreiche Löcher, die „Gußblasen", die in der Bronze eingeschlossenes Gas hinterlassen hat. An der Wange fehlt eine größere Partie. Sie ist offenbar eingesunken, als beim Erkalten des Metalls auch dessen Volumen schwand. Sonst wirkt die Oberfläche weich, wie es der Wachsmodellierung entspricht. Keinerlei Konturen sind nach dem Guß mit dem Meißel oder Stichel in Kaltarbeit verdeutlicht. Es fehlen auch Spuren von Feilen oder Schmirgel, die man zumindest an einigen Stellen erwarten würde, wenn der Künstler versucht hätte, unter der rauhen und erdigen Gußhaut den Glanz des Metalls herauszuholen. Auf den von späteren Nachfahren geschätzten Bronzeglanz kam es bei diesen Statuetten offenbar nicht an, obwohl gleichzeitig in anderen Sparten des Kunsthandwerks kretische und mykenische Künstler mit dem Kontrast verschiedener Metallfarben reichste Effekte erzielten.

Auf Kreta, wo zum ersten Mal auf griechischem Boden um die Mitte des 2. Jahrtausends v. Chr. Bronzefiguren gegossen worden waren, hatten diese

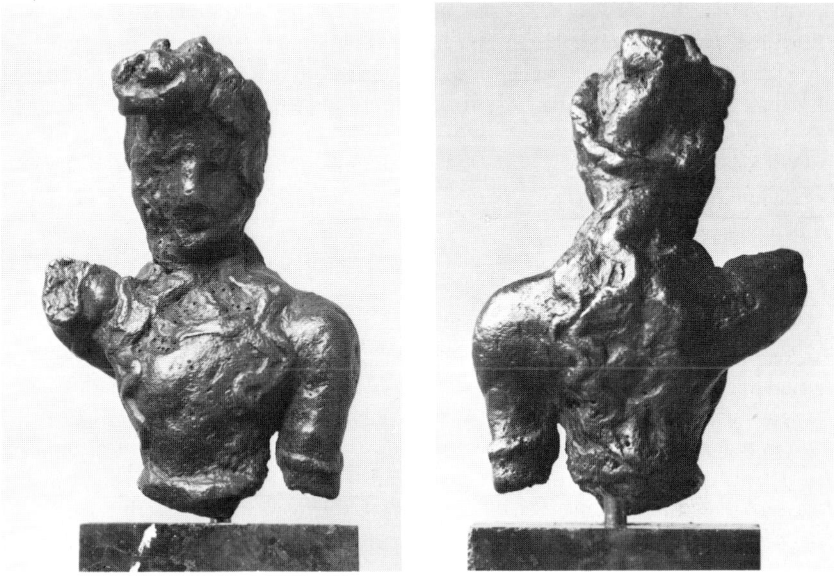

4/5 Oberteil einer minoischen Statuette eines Beters, 16. Jh. v. Chr. – Frankfurt a. M., Liebieghaus

minoischen Statuetten eine lange stilistische Nachfolge. Auch während der „dunklen Jahrhunderte", die auf den Untergang der kretisch-mykenischen Kultur folgten, scheint dort eine, vielleicht nur dünne, künstlerische und handwerkliche Kontinuität weitergelebt zu haben. Stilistisch den Figuren von der Art der oben betrachteten Beterinnen verwandte wurden auf Kreta offenbar noch bis nach der Wende zum 1. Jahrtausend gegossen. Neben ihren spätesten Nachzüglern finden sich aber Statuetten, die deutlich von einem neuen Formgefühl geprägt sind und bereits zur geometrischen Kunst überleiten.[7]

Metallfunde aus den dunklen Jahrhunderten nach der dorischen Wanderung bis zur Zeit, in der die geometrische Plastik voll einsetzt, sind vergleichsweise selten. In Olympia, wo fast unzählige Bronzestatuetten des 8. Jh. v. Chr. zutage kamen und noch heute bei so gut wie jeder Sondage an die Oberfläche treten, ist die Frühstufe der geometrischen Plastik vor allem in Terrakotten vertreten.[8] Nicht nur auf Kreta, sondern auch auf dem griechischen Festland scheint die Bronzeverarbeitung indessen nie ganz ausgesetzt zu haben. Auf Euböa sind uns sogar Reste einer Gießerei mit Mantelfragmenten eines Dreifußes aus der Zeit bald nach der Wende zum 1. Jahrtausend v. Chr. erhalten.[9] Vielleicht hatten die unruhigen Zeitläufte der dorischen Wanderung aber die Handelsbeziehungen zu wichtigen Metallieferanten unterbrochen, oder Griechenland war zu sehr verarmt, um sich teure Importe zu leisten. So war man für neues Gerät möglicherweise auf Altmetall und Umschmelzgut angewiesen, bis Griechenland sich allmählich wieder in das mediterrane Wirtschaftsgefüge eingliederte. Bis zu dem Zeitalter, in dem uns Homer den rußgeschwärzten Schmiedegott Hephaist in seiner Werkstatt schildert, hatte sich jedenfalls in Griechenland wieder ein blühendes Bronzehandwerk entwickelt, von dem Funde in den großen Heiligtümern, in Delphi, in Olympia oder auf der Akropolis von Athen reiches Zeugnis geben.[10]

Besonders die geometrischen Bronzen in Olympia verraten uns viel nicht nur über den Bronzestil in geometrischer Zeit, sondern auch über Herstellungswesen und Techniken.[11] In großer Zahl haben sich geometrische Statuetten in verschiedenen Stadien der Fertigung, wie auch Abfallstücke erhalten. Sie lassen erkennen, daß in Olympia, und dasselbe mag auch für andere große Kultstätten gelten, beim Heiligtum selbst gegossen und gehämmert wurde. Vielleicht reisten hier auswärtige Handwerker zum Fest des olympischen Zeus alle vier Jahre eigens an, wo sie mit der Festgemeinde auch zahlreiche Kunden für ihre Waren erwarten durften. So war in der Zeit der Spiele der heilige Hain von provisorischen Werkstätten umgeben, in denen Künstler aus ganz Griechenland nebeneinander arbeiteten und ihre Werke wohl auch miteinander verglichen, so daß den athletischen ein künstlerischer Wettstreit begleitet haben mag.

Diese Werkstätten sind bislang nicht unmittelbar ausgegraben, sondern aus mancherlei Werkstücken, Verworfenem sowie auch einem Fragment eines Gußmantels erschlossen. Nicht voll ausgearbeitete Statuetten wie auch abgeschlagene Eingußtrichter kamen in einer Schicht zutage, die um 600 v. Chr. eine große Planierung über das ganze Heiligtum ausbreitete. Sie lagen unterschiedslos neben offensichtlich vollendeten und demnach dem Gotte übereigneten Weihegaben, was zu dem Schluß führt, daß auch Fehlgüsse und abgebrochene Metallstücke neben künstlerisch gestalteten Figuren der Gottheit vermutlich bereits wegen ihres Metallwerts würdige Gabe waren. Ähnlich werden noch im 5. Jh. v. Chr. kleine, dreieckige oder quadratische Metallbarren durch die Inschrift ΔΙΟΣ (des Zeus) als Geschenke an den Gott ausgewiesen.[12] Im Laufe der archaischen Zeit bis hin zur hohen Klassik hat die vom Künstler gestaltete Form jedoch allmählich eine solche Aufwertung erfahren, daß neben ihr der reine Metallwert mehr und mehr zurücktrat.

In geometrischer Zeit mögen indessen auch urtümlichere Vorstellungen zur Weihung von Fehlgüssen geführt haben. Möglicherweise war bereits der Guß als solcher, die Metamorphose gestaltlosen Metalls zur Verkörperung wirklicher Wesen ein magischer Vorgang, der nicht ohne weiteres zu wiederholen war. So hat man auf Samos einen Placken Bronze, der offensichtlich absichtslos, aus einem Tiegel oder Schmelzofen auslaufend, am Boden in etwa den Umriß eines Pferdes angenommen hatte, nicht wieder eingeschmolzen, sondern der Gottheit geweiht, obwohl seine Gestalt ästhetisch kaum befriedigt haben dürfte.[13]

Die Vorstellung vom Wirken magischer Kräfte beim Bronzeguß hat im übrigen vielleicht mit dazu geführt, daß Bronzekünstler in früher Zeit für den Guß die Nähe der Gottheit suchten und sich rund um die Heiligtümer niederließen. Noch sehr viel später sehen wir auf der Darstellung eines Bronzeateliers neben dem Schmelzofen dämonische Masken hängen, die beim Guß das Böse bannen sollten (Abb. 84).[14]

Ansonsten konnte sich ein frühgriechischer Bronzegießer bei einem Heiligtum wie Olympia für die kurze Dauer des Festes leicht einrichten. Die Niederungen des Alpheios und des Kladeos boten nicht nur Pilgern, sondern auch Handwerkern genügend Platz. Nur weniges Handwerkszeug, wie Meißel oder Blasebälge, hatte er mitzubringen. Ebenso wohl Bronzebarren, falls solche nicht an Ort und Stelle auf den Märkten, die sich zu den Spielen bildeten, zu erwerben waren.

Der sandige Lehm des Talgrundes war als Formerde zu benutzen, und die Wälder der Umgebung gaben damals für die Schmelzöfen noch genügend Holzkohle her. Ansonsten tritt in Griechenland vielerorts Braunkohle zutage, die zumindest in späterer Zeit, wie Theophrast schreibt, in Olympia wie auch in Ligurien von Bronzegießern verwendet wurde.[15] Ebenso war in ländlicher Umgebung das Wachs für die Gußmodelle leicht zu beschaffen.

Fehlgüsse wie auch fertige Figuren lassen erkennen, daß alle geometrischen Statuetten im direkten Wachsausschmelzverfahren gegossen sind. Teilformen, wie ein Jahrhundert später bei Greifenköpfen (S. 78), waren hier offensichtlich noch ebenso unbekannt wie Hilfsnegative, die man in geometrischer Zeit bereits zur Vervielfältigung von Detailformen bei Bronzedreifüßen verwendete (S. 33ff.), aber zur Gestaltung der Wachsmodelle von Statuetten damals wohl noch nicht benutzte.

Zumindest in Etrurien hat man sich solcher jedoch schon im 8. Jh. v. Chr. auch bei der Herstellung figürlicher Pferdetrensen bedient, für die freilich einfache, zweischalige Formen genügten,[16] während die komplizierten Tierfiguren in Olympia mit den Unterschneidungen, die sich vor allem zwischen den Beinen ergeben, mehrere Teilformen verlangt hätten. Wenn dennoch einige geometrische Statuetten aus Olympia auf den ersten Blick wie aus einer Form wirken und zunächst auch als solche veröffentlicht wurden, liegt dies daran, daß die Künstler beim Modellieren zahlloser Wachsfigürchen eine solche Routine entwickelten, daß ihre Produkte oft identisch wirkten.[17]

Unverfälscht spiegeln die geometrischen Bronzestatuetten das Modellieren des Wachses (Abb. 6). Die Walzen der Tier- oder Pferdeleiber waren zwischen den Händen leicht zu bilden. Kopf und Gliedmaßen ließen sich gleichfalls schnell aus dieser Masse formen, wenn man sie nicht einzeln modellierte und mit dem Rumpf verschmolz. Falten an Stellen, an denen die Glieder zum Leib übergehen, wo dieser sich krümmt, oder wo sich ein

Hals emporreckt, zeugen auch beim fertigen Bronzeguß noch vom Biegen des Wachses.[18] Auch graphische Details, wie Pferdemähnen wiedergebende Kerben, hat man sinnvoll bereits in das Wachsmodell eingetragen, bevor man es in Bronze umsetzte.

Möglicherweise war dem Wachs bereits Farbe zugesetzt, um ihm so seine Transparenz zu nehmen und für den Künstler während des Modellierens bereits den Eindruck des fertigen Bildes vorwegzunehmen.

Die virtuose Beherrschung der Modellierfähigkeit des bei Erwärmung noch geschmeidigeren Wachses bereits im 8. Jh. v. Chr. bezeugt im Gegensatz zu vielen, noch recht einfach gebildeten Statuetten besonders eine Gruppe stattlicherer Tiervotive. Stangenartige Leiber sind hier mit breit ausgelegten Hals- und Schenkelpartien verbunden (Abb. 7). Diese waren für das Wachsmodell aus dünn ausgewalzten Wachsplatten ausgeschnitten, an den Leib angeschmolzen und dann ausgewölbt und nachmodelliert worden.[19] Solch dünnwandige Güsse mindern zwar die Gefahr, daß das Metall beim Erkalten, wenn sein Volumen schwindet, einsinkt. Dafür können aber um so eher in der Form eingeschlossene Luftblasen das flüssige Metall zum Stocken bringen oder es mit kleinen Löchern durchsetzen. Solche Güsse verlangten daher eine hohe Erfahrung und Sorgfalt. Aus stilistischen Gründen lassen sich solcherart gewonnene Tiervotive Werkstätten Korinths zuweisen,[20] das in der antiken Literatur als führendes Zentrum der Bronzekunst auch in der Folge immer wieder hervortritt.

An leichten Graten und anderen vom Wachsmodell auf die Bronzefigur

6 Statuette eines Pferdes, 8. Jh. v. Chr. – Olympia, Museum

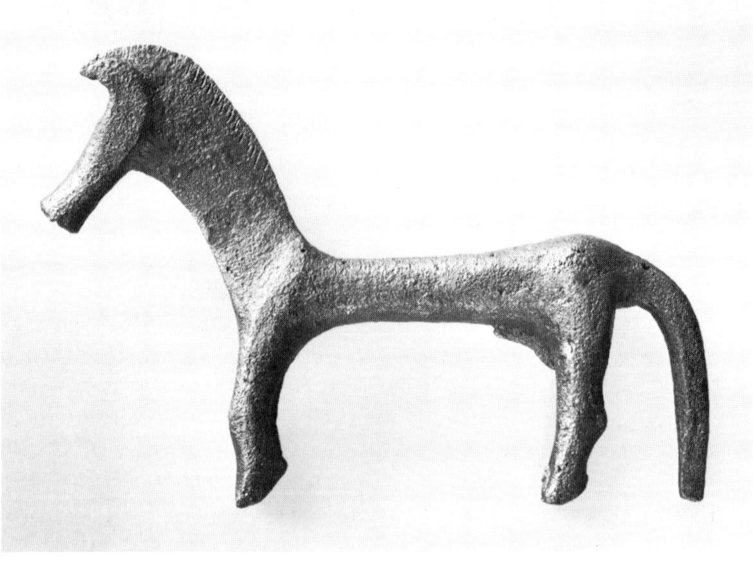

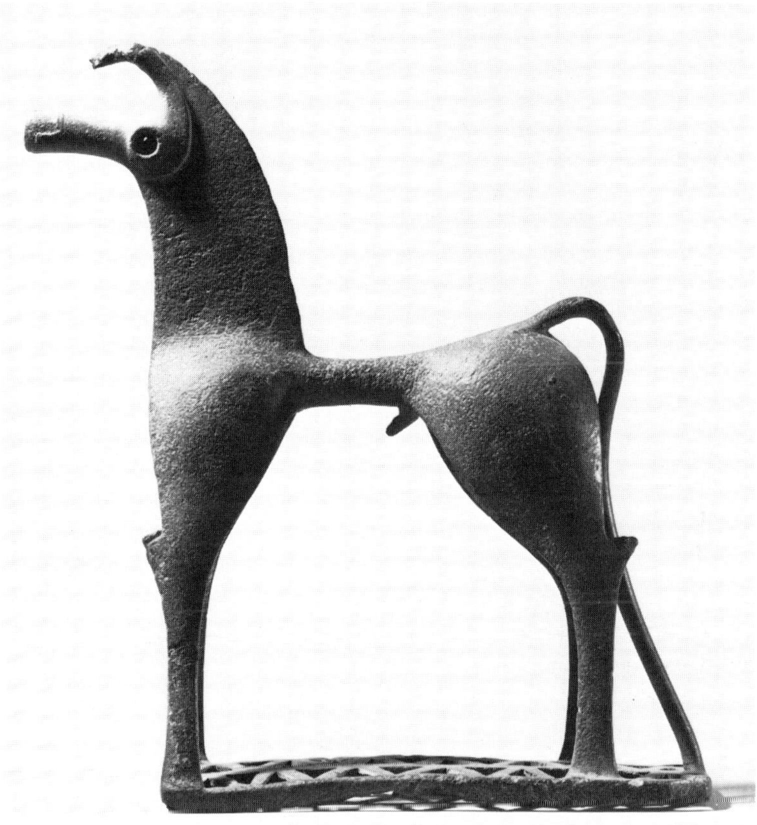

7 Statuette eines Pferdes, 8. Jh. v. Chr. „Wachsplattenguß" – Berlin, Antikensammlungen

übertragenen Unregelmäßigkeiten in kaum sichtbaren Partien, vor allem zwischen den Beinen, die nach dem Zusammenbau der Einzelteile nicht mehr von Hand, sondern allenfalls noch mit einem Modellierholz zu erreichen waren, ist vielfach zu erkennen, daß die Geschlossenheit und Perfektion besonders für die sichtbare Erscheinung angestrebt war.

Überstände an fertigen Figuren wie auch Fehlgüsse zeigen, daß die Wachsstangen für die Gußkanäle dort an das Wachsmodell angeheftet wurden, wo dieses seine größte Masse hatte, also an den Leib, gelegentlich auch an die Schnauze.[21] Die Gußkanäle enden oben in kleinen Trichtern, die in Bronze ausgeflossen immer wieder gefunden wurden.[22] Ausnahmsweise hat man von einem einzigen Trichter gleich zwei Kanäle abgezweigt und damit zwei Tiere gleichzeitig gegossen (Abb. 8).[23]

Die glatte Oberfläche mancher offenbar nach dem Guß nicht weiter überarbeiteter Statuetten zeigt an, daß man das Wachs oft zunächst in fein geschlemmten Ton gehüllt und dann erst mit festerer, sandigerer Tonerde umgeben hat. Bei anderen ist die Haut dagegen körnig und rauh. Hier wurde das Wachs wohl unmittelbar mit Formerde aus Ton, Sand und Schamott ummantelt. Feine Grate an unauffälligen Stellen, vor allem wiederum zwischen den Beinen, lassen erkennen, wie hier von zwei Seiten die Formerde angedrückt worden ist.[24]

Über den eigentlichen Gußvorgang fehlt es, abgesehen von dem, was die Bronzen selbst erkennen lassen, weitgehend an Zeugnissen. War das Wachs ausgeglüht, hat man in die erhitzte Form die Bronze wohl aus Tiegeln gegossen, wie wir sie bereits seit dem 3. Jahrtausend kennen.[25] Die andere Möglichkeit ist die, daß man neben einem Hochofen eine Gußgrube anlegte, diese mit Formen bestückte, die Grube dann mit Sand auffüllte und zu den Trichtern der einzelnen Formen Kanäle anlegte, über die nach dem Anstich des Ofens das Metall dann in die Hohlräume floß. Für Figuren so geringer Masse, wie die geometrischen Tiervotive, wäre ein solches Verfahren jedoch kaum praktikabel. Im übrigen läßt kein einziger der vielen, in Olympia gefundenen, in Bronze ausgeflossenen Gußtrichter den Zulauf eines Kanals erkennen. Wir haben demnach auch hier mit Tiegeln zu rechnen. Daß Scherben solcher früher Tiegel in Olympia nicht entdeckt wurden, braucht im übrigen angesichts des Umstands nicht zu befremden, daß auch Schlacken und anderer Werkstattabraum, bis auf ein einzelnes Fragment eines Gußmantels von einem geometrischen Dreifuß aus frühgriechischer Zeit, dort nicht gefunden worden sind.[26]

Der eigentümlichen Sitte, auch Vergossenes nicht unbedingt wieder einzuschmelzen, sondern gleichfalls der Gottheit zu weihen, verdanken wir ein lebendiges Bild von den Gefahren und Risiken, die der Bronzeguß nicht nur in der Frühzeit mit sich brachte.[27] Wir sehen Tiere, bei denen die Oberfläche mit Graten überzogen ist, die von Fugen und Rissen des Mantels herrühren, oder solche, bei denen die Gußblasen tiefe Löcher in Rumpf oder Gliedern hinterließen (Abb. 9). Anderen, bei denen das Metall vorzeitig erstarrte, wo der Guß also „nicht kam“, fehlen der Kopf, einzelne Glieder oder sogar eine ganze Körperhälfte. Gelegentlich hat man versucht, Fehler nachträglich zu korrigieren und Einzelteile anzustiften oder aus dem Stumpf des Halses einen fehlenden Kopf zu bilden. Manchmal wurde Fehlendes angegossen. Ein schönes Beispiel hierfür ist ein Pferdchen (Abb. 10), bei dem auf den ersten Blick die merkwürdig lange Schnauze befremdet.[28] Sieht man näher hin, so entdeckt man am Kopf eine Gußnaht. Die Erklärung dieses Befundes ist höchst einfach. Offenbar war der vordere Teil der Schnauze beim ersten Versuch nicht gekommen. Man hat sie daher zunächst in Wachs ergänzt, dieses Wachs dann in Formerde gehüllt, ausgeschmolzen und den Hohlraum mit Bronze gefüllt. Um der Ergänzung sicheren Halt zu geben, ließ man das Wachs seitlich über die Bronze hinausgrei-

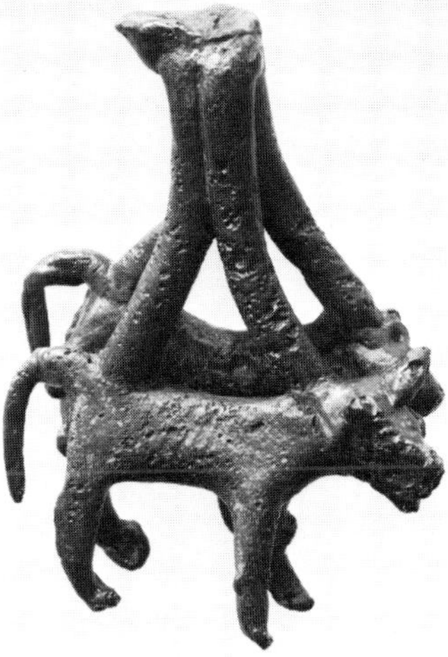

8 *Rinderstatuetten, 8. Jh. v. Chr. Paarweiser Guß mit Eingußkanälen und Eingußtrichter – Olympia, Museum*

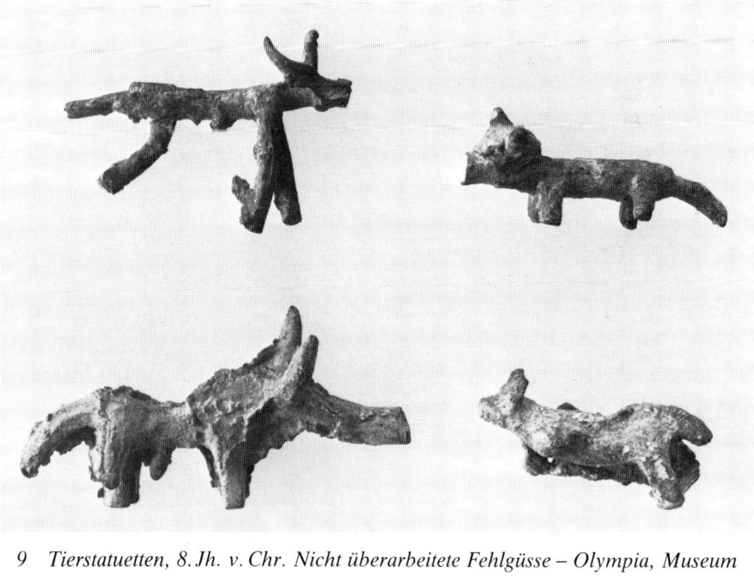

9 *Tierstatuetten, 8. Jh. v. Chr. Nicht überarbeitete Fehlgüsse – Olympia, Museum*

fen. Ein solcher „Überfangguß" verdickte die Schnauze natürlich erheblich, und um wenigstens innerhalb dieser Partie zu befriedigenden Proportionen zu kommen, war es nötig, sie auch nach vorn zu verlängern. Noch eindrucksvoller belegt eine solche Ergänzung durch das Angießen einer fehlenden Partie ein großer Hengst in Olympia (Abb. 12).[29] Mit einer Länge von 47 cm und, obwohl die Hufe abgebrochen sind, einer Höhe von immer noch 45,5 cm, ist er als stattlichster unter den geometrischen Tiervotiven bereits ein Vorbote der Großplastik, wie sie sich im Laufe des 7. Jh. v. Chr. entwickelte. Bei solchen Dimensionen waren die Grenzen des in geometrischer Zeit in Griechenland offenbar noch ausschließlich betriebenen Bronze-Vollgusses erreicht. Der Hengst ist daher auch nicht von vornherein gelungen. Sein ganzer Kopf samt Hals mußte nachträglich angegossen werden. Die am Halse umlaufende Gußnaht suchte der Künstler dadurch zu überspielen, daß er sie mit einer Reihe dicht nebeneinander eingepunzter Punkte verband und das Pferd dergestalt mit einem Halfter versah.

Nach dem Guß mußten vor allem die Eingußkanäle entfernt werden, wozu man sie zweiseitig einkerbte, dann abbrach und den Rest abfeilte.[30] Ähnlich wurden auch gröbere Grate und Formausbrüche häufig abgearbei-

10 Pferdestatuette, 8. Jh. v. Chr. Am Kopf antik im Überfangguß vervollständigt – Frankfurt a. M., Liebieghaus

11 Geometrischer Pferdekopf mit eingepunzten „Mustern", 8. Jh. v. Chr. – Olympia, Museum

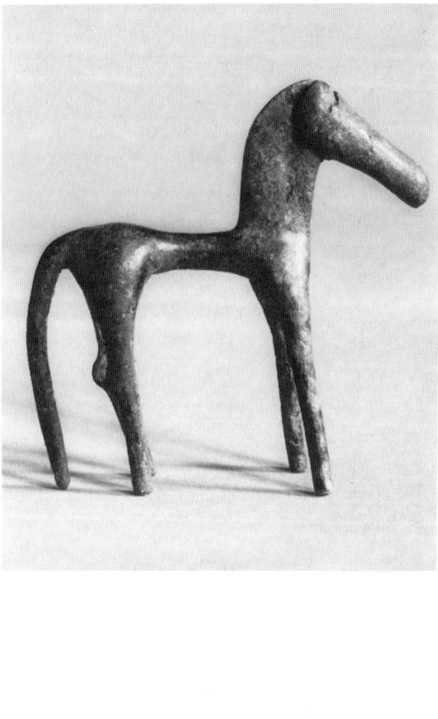

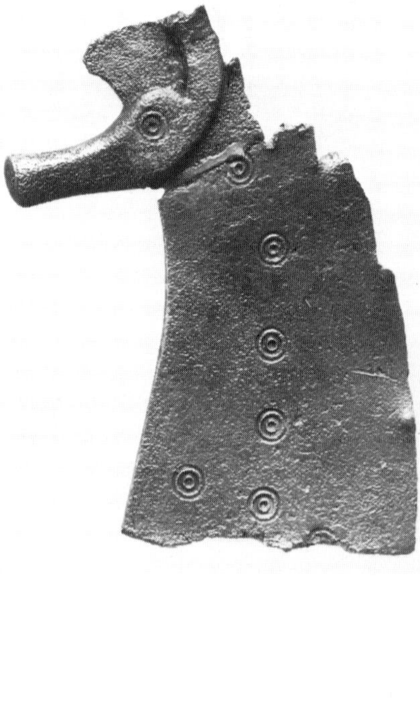

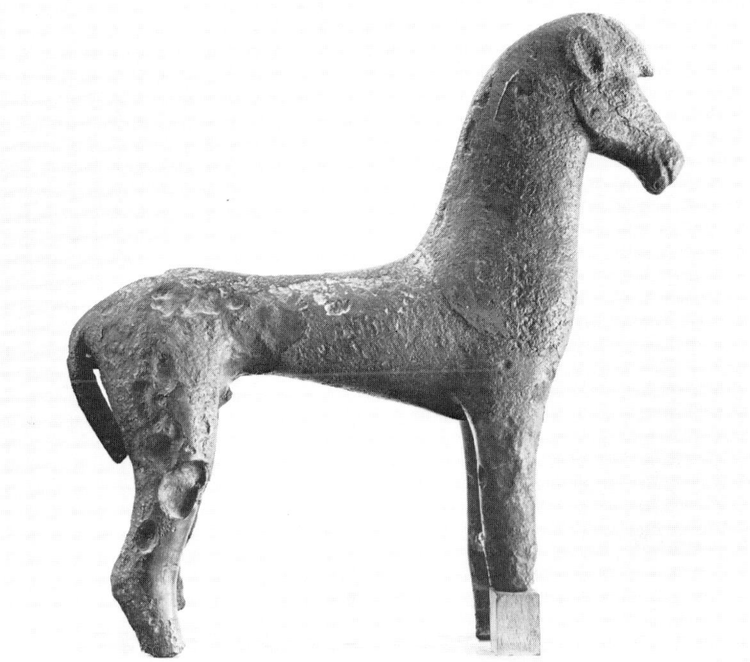

12 Pferdestatuette, frühes 7. Jh. v. Chr. Kopf und Hals nachträglich angegossen – Olympia, Museum

tet. Ansonsten ist bei geometrischen Bronzen die Gußhaut in der Regel belassen. Nur selten hat man die ganze Oberfläche nach dem Guß übergangen und den Metallglanz voll herausgearbeitet.

Mitunter wurden jedoch Einzelheiten, wie die Haare der Mähne, Augen, Nüstern oder Maul nachträglich eingraviert oder ziseliert. Ausnahmsweise haben frühgriechische Bronzemeister bestimmte Details oder Muster mit stempelartigen Punzen eingeschlagen. Das betrifft gelegentlich die Augen, die aus ein oder zwei um einen Punkt angeordneten Kreisen bestehen können, wobei sich dieses „Muster" eigentümlicherweise völlig gleichartig auf der Mähne wiederholen kann (Abb. 11).[31] In anderen Fällen ist die Mähne als Zickzacklinie gebildet, wozu kleine, rechtwinklige und gleichseitige Haken nebeneinander eingeschlagen wurden. Im Prinzip entspricht diese Verzierungstechnik ganz der bei den sogenannten gehämmerten Dreifüßen (S. 36), bei denen freilich die wohl aus Eisen geschmiedeten Stempelpunzen, den Maßen jenes Geräts entsprechend, sehr viel größer waren.

Geometrische Dreifüße

Zwanzig Dreifußkessel auf goldenen Rädern bezeugen in der Werkstatt des Hephaist die Kunstfertigkeit des Schmiedegottes. Ein Dreifuß, den Achill bei den Leichenspielen für Patroklos als Siegespreis aussetzte, wurde von den Zuschauern auf den Wert von zwölf Rindern geschätzt – eine in mancherlei Arbeiten erfahrene Frau kostete hingegen nur vier Rinder.[1] Dieser hohe Wert macht es verständlich, daß Alkinoos, nachdem er seinen Vasallen aufgetragen hatte, Odysseus mit je einem Kessel nebst Untersatz zu beschenken, ihnen Ausgleich durch die Gemeinschaft verspricht, da dem Einzelnen ein solches Gerät zu teuer komme.[2]

Der Dreifußkessel, in dem man über dem Feuer inmitten des Megarons das Fleisch garte oder beim Gelage den Wein mit Wasser mischte, galt offenbar als das Gerät schlechthin, das den Reichtum eines Hauses darstellte. Als wertvollstes Gut war es daher auch eine der Gottheit geziemende Gabe. Ein Ring von Dreifußkesseln umgab die heilige Eiche des Zeus in Dodona, und in Delphi verkündete von einem Dreifuß aus die Pythia ihre Sprüche.[3] Vor allem aber sind in Olympia zahlreiche Fragmente gefunden worden, die von wenigstens 200 solcher Kessel herrühren und dennoch wohl nur einen Bruchteil dessen ausmachen, was im Laufe des 8. Jh. v. Chr. in das Heiligtum geweiht worden war. Oft mehr als mannshoch können sie als Vorläufer späterer Statuenweihungen gelten und mögen das Bild des heiligen Hains vor dem Bau der großen Tempel weit mehr als später figürliche, den Bauten optisch untergeordnete Anatheme bestimmt haben.

Wenngleich die Blütezeit dieser Dreifüße mit dem 8. Jh. v. Chr. zu Ende geht und auch die profanen Dreifußkessel längst durch anderes Gerät ersetzt wurden, bleiben sie würdiger Preis bei Agonen. Der Name Tripodon-(Dreifuß-)Straße in Athen, die von solchen Trophäen gesäumt war, zeugt davon, und die bis heute auf dem Atmeidan in Istanbul aufrecht stehende „Schlangensäule" ist der letzte Rest eines Dreifußkessels, mit dem die Griechen dem Gott in Delphi nach 480 v. Chr. ihren Sieg über die Perser vergalten.[4]

Die Dreifüße der achäischen Helden vor Troja waren freilich von etwas anderer Gestalt als jene, die Homer vor Augen hatte. So ist uns aus Tiryns ein Dreibein erhalten, das auf einem Ring einen getrennt gearbeiteten abnehmbaren Kessel trug.[5]

Daneben kennen wir aber bereits aus dem 2. Jahrtausend v. Chr. einfachere Kochkessel, die auf niedrigen, gedrungenen, fest mit dem Gefäßkörper verbundenen Beinen standen. Aus diesem schlichten Gebrauchsgerät

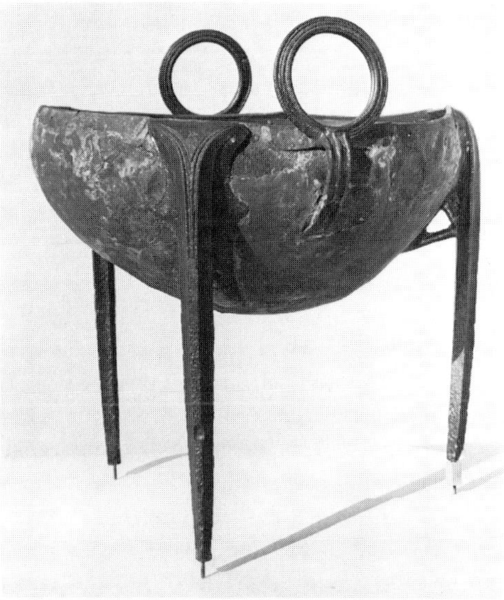

13 Geometrischer Dreifußkessel, 9. Jh. v. Chr. – Olympia, Museum

entwickelte sich in den ersten Jahrhunderten des 1. Jahrtausends v. Chr. das stattlichste Dreibein, das die frühgriechische Zeit kannte. Dabei blieb auch bei repräsentativen, ausschließlich der Gottheit als Weihegabe bestimmten Dreifußkesseln die Erinnerung an ihren Gebrauchswert gewahrt.

In ihrer Mehrzahl bestanden sie ganz aus Bronze. Mitunter waren aber auch bronzene Gefäßkörper mit Beinen und Henkeln aus Eisen verbunden, doch hat davon der Rost weit weniger als von Bronzekesseln übriggelassen.[6]

Die niemals überschrittene Dreizahl der Beine gewährleistete, daß ein Kessel ohne zu wackeln stand. Dabei sind die Beine ganz an der Peripherie der Gefäßleiber angebracht, so daß die Flamme in ihrer Mitte die Hitze entfachen konnte, die Beine selbst aber außerhalb des Feuers standen. Am Gefäßrand waren einander gegenüber zwei Schlaufen angebracht, an denen sich der Kessel vom Feuer ziehen ließ. Dies zu erleichtern standen einige wenige Kessel auf Rädern. Über den Kesselrand wachsen dann zwei Ringhenkel auf, mit denen man den Kessel vom Feuer hob. Dazu konnte man durch diese auch ein Tragholz stecken, an dem selbst größere Kessel von zwei Mann leicht vom Feuerplatz zu heben waren.

Waren die Beine der frühesten Dreifußkessel noch gerade, so begann man im 9. Jh. v. Chr. sie nach oben zu verbreitern und mit einfachem Schmuck zu verzieren. Grate, Kerben, Rippen und bald auch Ornamente erfassen nicht nur die Beine, sondern ebenso die Zugschlaufen und Ringhenkel, die schließlich sogar plastischen Schmuck aufnehmen (Abb. 13).

Beine und Henkel sind, wie die gleichzeitigen Bronzestatuetten, im Wachsausschmelzverfahren gegossen. Bei den Beinen diente ihr unteres Ende dem Einguß für die Bronze. Ihre Form stand beim Guß daher auf dem Kopf. Mit den Beinen bildet das Kessellager, das der Kesselwölbung folgend mit dem oberen Ende der Beine verbunden war und an dem man den Kessel mit den Beinen vernietete, ein einziges Gußstück. Ähnlich waren auch die Ringhenkel mit einer sich dem Gefäßrand anschmiegenden Platte kombiniert, mit der zusammen dann auch die Zugschlaufe gegossen wurde. Gleichfalls mitgegossene, schräge Streben zwischen Ringhenkel und Ansatzplatte sichern Festigkeit und Haltbarkeit des Geräts. Wenngleich ein solcher Kessel wenigstens sechs für sich gegossene Einzelteile aufwies, waren diese einzelnen Gußstücke immer noch von recht komplizierter Form. Sie bezeugen somit bereits eine hohe Beherrschung des Bronzegusses und einer Niettechnik, in der die Bronzemeister der geometrischen Zeit eine sichere Festigkeit ihres Geräts erreichten, denn anders als durch Nieten waren die Einzelteile nicht brauchbar zu verbinden. Sie zu verlöten hätte sich, selbst wenn diese Technik bereits bekannt gewesen wäre, bei einem Kochgerät zwar ohnehin verboten, aber offensichtlich war man auch außerstande, einzelne Gußstücke aneinander zu schweißen oder zu schmieden. Wo ein mißglückter Guß es nötig machte, ein Bein oder einen Henkel zu ergänzen, war man auf den wenig eleganten Überfangguß angewiesen, mußte das Fehlende also in Wachs hinzufügen, dieses mit einem Gußmantel umhüllen, das Wachs ausschmelzen und den Hohlraum dann mit Bronze füllen, ähnlich, wie wir dies bei den Bronzestatuetten bereits beobachtet haben. Wie bei den Statuetten bot auch bei Dreifußbeinen ein einfaches Angießen der Verbindung nicht genügend Halt. Auch hier hatten die Ergänzungen das ursprüngliche Stück seitlich zu überfangen, woraus sich auffällige Verdichtungen ergaben, die man nur als Notlösung in Kauf nahm (Abb. 14–15).[7]

Wie die Beine zusammen mit dem Kessellager und die Ringhenkel zusammen mit den Zugschlaufen und Ansatzplatten gegossen sind, wurden die Kessel selbst aus einem einzigen Stück Bronze getrieben. Entsprechend nimmt die Stärke des Blechs zur Mitte hin stark ab, während sein für die Statik besonders wichtiger Rand bis zu einer Dicke von 1 cm zusammengestaucht werden konnte.

Der Kesselleib blieb immer schmucklos, während sich die zunächst auf das obere Drittel beschränkten Ornamente und Schmuckmotive bald auf deren ganze Länge ausbreiteten. Die ehemals massiven, achteckigen Beine entwickelten im Laufe des 8. Jh. v. Chr. eine Fassade. Am Ende stehen technisch wirkende Formen mit Π-förmigem Querschnitt, die somit eine tatsächlich nicht vorhandene Bronzemasse vorspiegeln. Auf diese Weise waren auch größere und stattlichere Dreifußbeine zu gießen, ohne daß auch die Materialkosten entsprechend wuchsen. Derartig profilierte Beine, bei

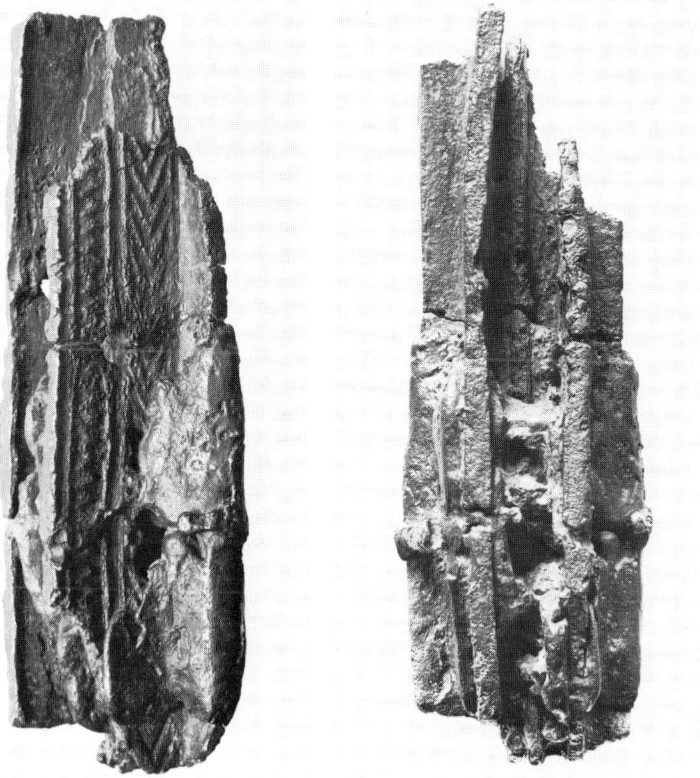

14/15 Fragment vom Bein eines Dreifußkessels, 8. Jh. v. Chr. Antik im Überfangguß vervollständigt – Olympia, Museum

denen, auch wenn sie mehr als 10 cm breit sind, die Bronze doch nicht mehr als 1 cm dick sein muß, mindern auch die Gefahr, daß die Bronze beim Erkalten schwindet und einsinkt, was bei massiven Beinen immer wieder dazu geführt hatte, daß die Oberfläche wie von Kratern aufgerissen wurde.[8] Im Grunde sind damit wesentliche Vorzüge des Hohlgusses vorweggenommen (vgl. S. 77), freilich mit dem Unterschied, daß die Bronze noch keinen Tonkern ringsum einschließt (Abb. 16).[9]

Nach wie vor scheint das direkte Wachsausschmelzverfahren mit verlorener Form das gültige geblieben zu sein. Um die Herstellung der Wachsmodelle zu vereinfachen, wurden jedoch verschiedene Methoden entwickelt. Auf die zunächst schmucklos in Wachs gebildeten Beine hat man mittels Schablonen aus dünnen Wachsplatten geschnittene oder aus Wachsfäden geformte Ornamente, meist einfache Zickzackbänder oder Spiralmuster, aufgelegt (Applikationstechnik).[10] Dieses immer noch zeitraubende Verfahren ließ sich dadurch vereinfachen, daß man die Beine aus dickeren Wachsplatten zusammensetzte, die aus Matrizen gewonnenen Zierrat bereits in sich trugen (Abb. 17). Wie durch die Π-förmigen Profile der Beine wesentliche Vorteile des Hohlgusses bereits vorweggenommen sind, kann der Gebrauch von Matrizen als Vorstufe einer anderen Technik gelten, die bis zum 5. Jh. v. Chr. zur Perfektion entwickelt wurde: der Guß mit Hilfsnegativen, bei dem im Gegensatz zu der Matrizentechnik nicht nur kleinere Model sich wiederholende Motive festhielten, sondern die ganze Gestalt über Abgußformen auf das Wachs übertragen wurde.[11] Matrizen- und Applikationstechnik ließen sich auch kombinieren. Beide Techniken haben charakteristische Spuren hinterlassen. Bei applizierten Mustern gibt es immer wieder Stellen, an denen der Schnitt, mit dem Zickzackornamente aus dünnen Wachsplatten getrennt wurden, zu weit ging, oder wo einzeln aufgelegte Ornamentabschnitte oder Wachsfäden miteinander verschmolzen sind. Bei den Matrizenbeinen ist die Länge der Matritze an leichten Verschiebungen wie auch am Rapport auszumachen. Dieselben Matrizen dienten sowohl für die Muster der Vorderseiten wie auch der Seitenteile. Da letztere wesentlich schmaler sind, hat man für sie die Wachsplatten beschnitten, so daß auf größere Breite angelegte Ornamente nur unvollständig erscheinen.

Im übrigen wurden bald nicht nur Muster, sondern auch figürlich verzierte Bildfelder aus den Modeln geformt und in Ornamentbänder eingefügt.

Dreifußbeine, deren Ornamente aus ein und derselben Matrize gewonnen sind, kamen in verschiedenen griechischen Heiligtümern zutage.[12] Es gab also Werkstätten, die nicht nur für ein einzelnes Heiligtum arbeiteten, sondern gleichzeitig für Olympia wie auch für Delphi, das argivische Heraion oder das Poseidonheiligtum am Isthmos. Wie aber hat man sich diesen Vertrieb vorzustellen? Reiste etwa ein Spartaner, der einen Dreifuß nach Olympia weihen wollte, erst zu einem der führenden Kunstzentren, nach Argos oder Korinth, besprach dort mit dem Bronzegießer seine Wünsche und erteilte den Auftrag, um einige Wochen später wiederzukehren, seinen Kessel abzuholen und die Fahrt nach Olympia anzutreten? Für einzelne Fälle mag das zutreffen. Der Transport eines fertigen Geräts war zwar aufwendig, aber auch bei den damaligen Verkehrsverhältnissen nicht unmöglich. Jedenfalls sind im 8. und 7. Jh. v. Chr. sehr viel empfindlichere orientalische Kessel (S. 65 ff.) mit aus Blech getriebenen Untersätzen vom Nahen Osten bis nach Olympia und Delphi, ja bis nach Italien gelangt.[13]

Sehr viel einfacher war es freilich, wenn der Künstler selbst die Heiligtümer aufsuchte, wo er an großen Festtagen mit Aufträgen rechnen konnte. Bei solchen Fahrten mochte er sein Handwerkszeug gleich mit sich führen und seinen Kessel vielleicht sogar unter den Augen des Kunden fertigen. Derartige Überlegungen wären freilich reine Spekulation geblieben, hätte nicht die Entdeckung eines Fragments von einem Gußmantel für ein Dreifußbein in Olympia den Beweis geliefert, daß zumindest dort – und dann

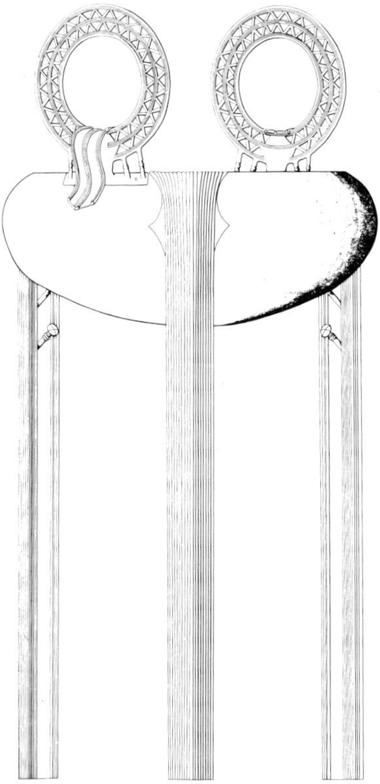

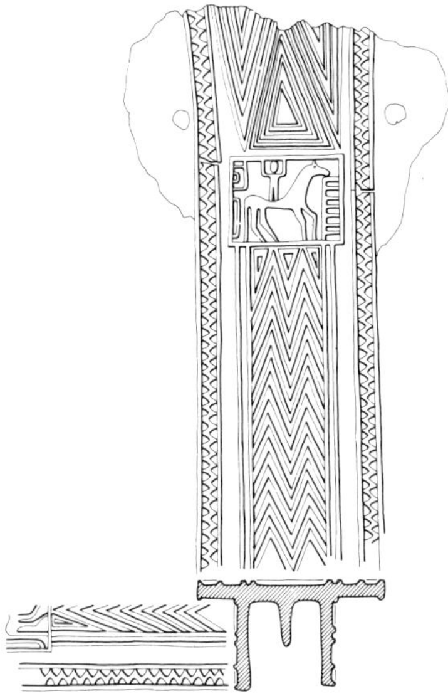

16 Dreifußkessel, Beine mit π-förmigem Querschnitt, 8. Jh. v. Chr. – Olympia, Museum

17 „Matrizenbein" mit Π-förmigem Querschnitt, 8. Jh. v. Chr. – Olympia, Museum

wohl auch in anderen griechischen Heiligtümern – nicht nur kleine Tierfiguren, sondern auch monumentale Dreifüße gegossen wurden.[14] Anders als die Tierfiguren war ein Dreifuß freilich nicht während der kurzen Dauer eines Fests zu vollenden. Über die Festtage hinaus mußte der Auftraggeber gewiß noch einige Zeit verweilen, um seine Weihegabe aufzustellen, doch war ein Dreifußkessel ohnehin nur von Kunden zu bezahlen, die über beträchtliche Mittel verfügten und sich auch einen längeren Aufenthalt bei einem auswärtigen Heiligtum leisten konnten.

Waren im 9. Jh. v. Chr. die Dreifußkessel in der Regel nur bis zu 1 m hoch, haben sich die Bronzegießer im Laufe des 8. Jh. v. Chr. allmählich an sehr viel stattlichere Formate herangewagt. Der gewaltigste uns bekannte Dreifußkessel mit gegossenen Beinen, von dem mehrere Einzelteile in Olympia gefunden wurden, muß rund 220 cm Höhe erreicht und etwa 100 kg gewogen haben. Die monumentalen attischen Grabvasen hat man mit dem Repräsentationsbedürfnis der großen Geschlechter Athens, der Philaiden, der Medontiden oder der Neleiden erklärt. Möglicherweise spricht auch aus den übergroßen Dreifußkesseln der gewachsene Reichtum und die gesteigerte Macht des landbesitzenden Adels. Stilistisch gehören so große Kessel zu den späteren der Gattung, bei denen die Beine nicht mehr in Applikations- oder Matrizentechnik verziert sind, sondern durchlaufende Grate zeigen. Sie sind, wie Reste von Eingußkanälen zeigen, nicht wie die älteren von oben nach unten, sondern umgekehrt schräg im Boden liegend von unten nach oben gegossen, eine technische Neuerung, die wachsende Ansprüche verrät, denn im Gegensatz zu dem älteren Gußverfahren, wo die Bronze die Form von unten nach oben füllt, durchwandert beim ,,steigenden Guß" die Bronze von unten nach oben die ganze Form.[15] Sie bleibt daher bis zuletzt in Bewegung, wodurch vermieden wird, daß sich größere Gußblasen bilden oder Schlacken in die Bronze eingeschlossen werden.

Wenngleich solche späten gegossenen Dreifußbeine höchste technische Perfektion verraten, scheint der Wunsch nach größeren Formaten doch an die Grenzen des Möglichen geführt zu haben.

Dies trug offensichtlich dazu bei, daß sich neben den Kesseln mit gegossenen Beinen gegen Ende des 8. Jh. v. Chr. eine Gattung durchsetzte, bei der, bis auf einiges Beiwerk, alle Teile aus dickem Blech gehämmert sind.[16] Zahlreichere Einzelteile waren hier maßgerecht zuzuschneiden und miteinander zu verzapfen (Abb. 18–19). Die Ornamente der Beine, Henkel und Zugschlaufen, vor allem S-Linien, Kreise mit Tangenten und Zickzackmuster, sind hier mit Stempelpunzen in das Blech geschlagen. Dies kostete zwar sehr viel mehr Zeit als ein Bein zu gießen – die Verzierung eines einzigen Beines verlangt rund 30000 einzelne, auf eine sorgfältig angesetzte Punze mit schwerem Hammer und mit großer Kraft geführte Schläge – dafür erlaubte diese Technik bis dahin ungeahnte Monumentalität. Einige solche Kessel müssen, wie aus Fragmenten noch zu erschließen ist, 3–4 m hoch gewesen sein. Die Ringhenkelhalter in Gestalt stehender Männer, die hier gelegentlich die sonst üblichen Streben ersetzen, sind teilweise bis zu 36 cm hoch.[17] Da derartige Henkelhalter offenbar nicht über die Mitte der Ringhenkel hinausreichten, müssen diese allein schon über 70 cm groß gewesen sein. So gewaltige Ringhenkel sind zwar nicht gefunden worden, doch ist auch unter den erhaltenen ein Durchmesser von 40 cm keine Seltenheit. Das gehämmerte Blech dieser Beine ist zwar wesentlich dünner als das Profil der gegossenen Beine, mit bis zu 2 mm Stärke aber immer noch kräftig genug, dank des günstigen Π-förmigen Querschnitts, selbst riesige Kessel zu tragen. Erst als sich in archaischer Zeit die Erinnerung an den einstigen Gebrauchswert der Kessel mehr und mehr verflüchtigte, dienten die Bleche der Beine oft nur noch als Verblendung einer tragenden Konstruktion aus Holz.[18] Bei solchen, nicht weniger stattlichen archaischen Dreifüßen mit bronzeverkleideten Holzbeinen sind die Ornamente sowie

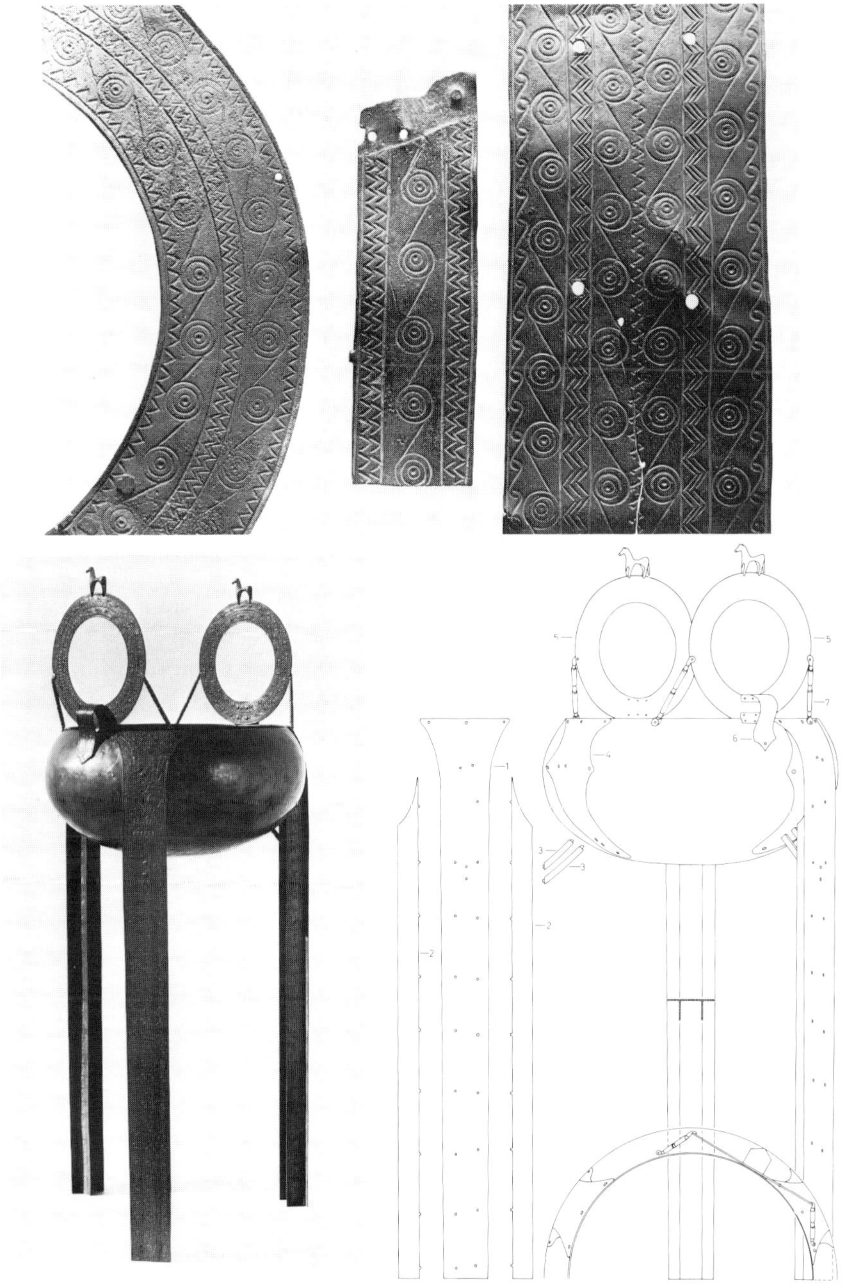

18/19 Antike Teile und Rekonstruktion eines Dreifußkessels des 8. Jh. v. Chr. – Olympia, Museum

ein reicherer figürlicher Schmuck nicht mehr mit Stempelpunzen eingeschlagen, sondern frei getrieben und graviert. Auf Model, wie sie zum Schmuck von Matrizenbeinen gedient hatten und danach auch in der Treibtechnik des 7. Jh. v. Chr. beachtliche Verbreitung fanden (S. 57ff.), hat man dabei verzichtet. Vermutlich war der Bedarf nicht mehr groß genug, als daß die serienmäßige Vereinfachung der Produktion sich gelohnt hätte, denn inzwischen war den Dreifüßen geometrischer Tradition in den sogenannten Stabdreifüßen (S. 65ff.) ein stärkerer Konkurrent erwachsen.

Neben den in spätgeometrischer und früharchaischer Zeit ins Monumentale wachsenden Dreifußkesseln sind immer wieder auch solche in Miniaturformat der Gottheit geweiht worden. Mehr als hundert kamen allein in Olympia ganz oder in Teilen zutage.[19] Einige von ihnen ahmen mit Kessel, Beinen und Henkeln in einem Stück gegossen in höchst einfacher Form die Gestalt ihrer großen Vorbilder nach. Bei den schlichtesten sind an kleine Blechschälchen aus Blechstreifen ausgeschnittene Beine und Henkel angenietet, während wieder andere, auch bei ganz geringer Größe, Gestalt und Zusammenbau der Einzelteile großer Dreifußkessel genau wiederholen. Wie bei jenen sind die Ornamente gelegentlich mit Stempelpunzen eingeschlagen. Seltener sind deren Zickzackmuster in dem zarteren Tremulierstich dargestellt, wobei ein Meißel mit scharf geschliffener Schneide ohne Hammerschlag mit heftiger, ruckartiger Bewegung unter starkem Druck stufenweise über das Blech geführt wird.[20]

Geometrischer Schmuck

Der Tremulierstich war sonst vor allem bei Bronzeschmuck beliebt, wo sich damit feine Randmuster und Ornamente bilden ließen (Abb. 20–21), wo aber auch Flächen mit dicht nebeneinandergesetzten Reihen zu füllen waren.[1] Andere Schmuckelemente wurden wie bei den gehämmerten Dreifüßen mit Stempelpunzen verschiedener Form eingeschlagen,[2] daneben sind vielfach Ornamente wie auch Figuren mit feinem Stichel eingraviert.

Es ist hier nicht der Ort, auf die Vielgestalt antiken Schmucks einzugehen. Technisch fällt auf, daß, wie bei den Dreifüßen gelegentlich Kessel aus Bronze mit eisernen Beinen verbunden sind, Nadeln aus einem eisernen Stift mit Bronzeknauf bestehen, aber auch ganz in Bronze gebildet sein können. Auch hier bestätigt es sich, daß man in geometrischer Zeit noch nicht mit Weichlot Einzelteile miteinander verband, sondern Vernietungen bevorzugte.

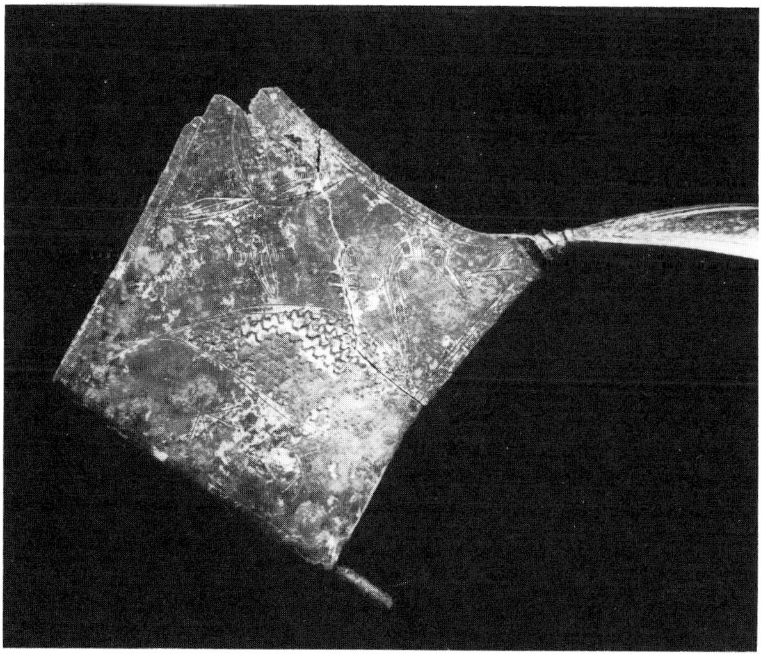

20 Bronzefibel mit ziselierter, gepunzter und im Tremulierstich aufgetragener Zeichnung – Frankfurt a. M., Liebieghaus

Bei Fibeln ist die Eigenschaft der Bronze ausgenützt, sich durch Hämmern verdichten zu lassen und damit größere Elastizität zu gewinnen. Relativ dicke, starre Bügel gehen in dünnere Nadeln über, deren Anfang, wie wir das heute von Sicherheitsnadeln kennen, häufig zu einer engen Spirale eingerollt ist. Die Schließen solcher Fibeln sind im 8. und 7. Jh. v. Chr. oft zu großen Platten mit figürlichem Schmuck oder Ornamenten ausgetrieben.[3]

21 Bronzefibel mit ziselierter, gepunzter und im Tremulierstich aufgetragener Zeichnung – Frankfurt a. M., Liebieghaus

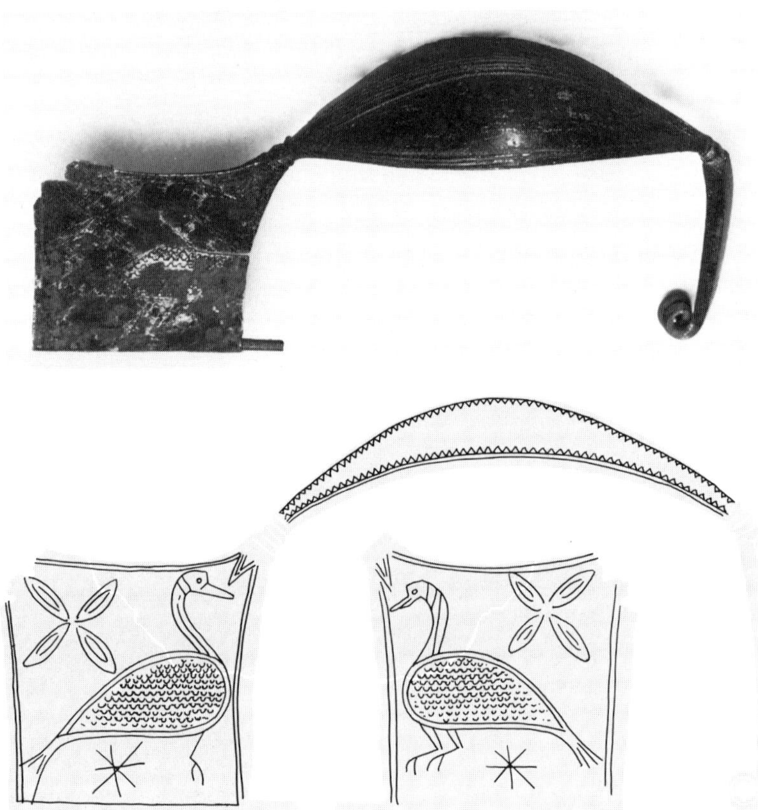

Waffen im Zeitalter Homers

Insbesondere zeigt der Schmiedegott im homerischen Epos[1] seine Kunst bei der Anfertigung der Waffen für Achill. Waffen, die

,,mancher von den vielen Menschen bestaunen wird, wenn er sie ansieht,
so sprach der Gott, wandte sich gegen das Feuer und hieß sie am Werke schaffen.
Unter die Tiegel bliesen die Bälge, insgesamt zwanzig,
allerhand glutentfachenden Hauch aus ihrem Innern stoßend,
hier dem Geschäftigen so und dort bald so ihm zu dienen,
wie Hephaistos es wollte, auf daß das Werk er vollende.
Unzerstörbares Erz und Zinn warf er ins Feuer
und auch wertvolles Gold und Silber und setzte danach dann
auf den Amboßhalter den großen Amboß, ergriff dann
rechts den wuchtigen Hammer und links die Zange fürs Feuer.
Und machte zuerst den Schild, den großen und festen,
ringsum kunstvoll, und legte darum einen schimmernden Schildrand,
dreifach und glänzend, und außen daran ein schimmerndes Tragband.
Und fünf Schichten hatte der Schild selbst, aber darauf dann
machte er viele kunstvolle Bilder mit kundigem Sinne.
Auf ihm schuf er die Erde, auf ihm das Meer und den Himmel ..."

Es folgt eine ausführliche Schilderung der Bilder, die der Schild trug, eine Beschreibung, die der Antike als das Weltbild Homers galt.[2] Nach 128 Versen, die der Dichter dieser Schildbeschreibung widmet, geht er auf die übrigen Rüstungsteile nur kurz ein:

,,Aber als den Schild er vollendet, den großen und starken,
machte er gleich den Panzer noch heller glänzend als Feuer;
machte ihm auch den Helm, der ihm die Schläfen umspannte,
und setzte darauf einen goldenen Helmbusch.
Beinschienen machte er auch dazu aus geschmeidigem Zinne.
Aber nachdem alle Waffen er schuf, der ruhmvolle Künstler,
hob er und legte vor des Achilleus Mutter sie nieder."

(übers. von R. Hampe).

Aus dem 6. Jh. v. Chr. stammt die erste uns erhaltene Darstellung dieser Szene, die im 5. Jh. v. Chr. Vasenbilder und ein halbes Jahrtausend später pompeianische Wandgemälde mehrfach schildern.[3] Bezeichnenderweise erscheint jene älteste bildliche Darstellung auf einem Schildband und gehörte somit zum Schmuck einer Waffe, deren Fertigung auch bei Homer besonderen Raum einnimmt. Wir sehen hier Hephaist, auf einem Schemel sitzend, Schild und Helm Thetis darbringen, während die Beinschienen hinter dem Schmiedegott hängen. Zwischen beiden ist auch der Amboß mit seinem aufwendigen Untersatz zu erkennen (Abb. 22).

Der Schild, den der Gott der Göttin reicht, ist offensichtlich ein Rundschild, und einen solchen muß auch Homer gemeint haben, wenn er seine Schildbeschreibung mit dem Vers abschließt: „Auf ihn setzt er die große Kraft des Okeanos-Stromes/rings um den äußeren Rand des fest gefertigten Schildes.“[4] Auch die übrigen Reliefs des Schildschmuckes hat man sich kreisförmig umlaufend zu denken, so wie auf einigen kretischen Rundschilden aus homerischer Zeit (Abb. 23).

Die verschiedenen Metalle, die Hephaist zu Anfang in das Feuer wirft, lassen an eine Legierung denken. Dies ist aber nicht gemeint. Vielmehr sollen aus ihnen wohl Einzelteile oder Verzierungen geschmiedet werden. Aus Erz ist die eigentliche Rüstung, aus Zinn sind merkwürdigerweise die Beinschienen (S. 16), aus Silber ist das Tragband des Schildes. Aus Gold bestehen dagegen Details des Schildreliefs, Ares und Athena, die Furchen eines frisch gepflügten Feldes oder die Trauben eines Weinberges. Aus Gold und Zinn sind die Rinder einer Herde, die von goldenen Hirten gehütet wird. Goldene Dolche an silbernem Schwertgehänge tragen endlich die Burschen eines Reigentanzes.

Vermutlich schwingt bei einer solchen Schilderung die Erinnerung an die farbenprächtigen Metalleinlagen mykenischer Waffen mit (s. S. 18f.). Aus der Zeit Homers ist uns wenigstens nichts Vergleichbares erhalten. Sehr viel bescheidener als bei dem Schild Achills sind bei kretischen Schilden allenfalls die Augen durch farbige Einlagen belebt.[5] Ähnlich tragen aber bei zwei um 600 v. Chr. entstandenen Elfenbeinreliefs die Haarpartien eine Goldauflage.[6] Doch allzu streng ist das Wunderwerk des Hephaist an dem, was wir von frühgriechischen Bronzewerken kennen, nicht zu messen. So wissen wir nicht, wie wir uns den „dreifach glänzenden“ Schildrand vorzustellen haben, oder die fünf Schichten des eigentlichen Schildes. Die mit ihren umlaufenden Figurenfriesen am ehesten an die homerische Beschreibung erinnernden kretischen Rundschilde haben nur einen relativ schmalen, außen umgebörtelten Rand und bestehen aus einem einzigen Blech, das zunächst in die gewünschte Wölbung gehämmert wurde. Danach hat man die Reliefs herausgetrieben. Der Künstler hielt sich dabei an eine flüchtige, in einzelnen Fällen mit dem Stichel eingravierte Vorzeichnung.[7] Die Figuren wurden nicht in Modeln, sondern aus freier Hand gebildet, so daß auch gleichartig anmutende Motive sich im einzelnen immer wieder unterscheiden, obwohl in der selben Zeit Bronzereliefs oder Goldbleche bereits aus Formen gestanzt sind und Model beim Guß von Dreifußbeinen längst üblich waren.[8]

Nachdem die plastische Form der Figuren oder Ornamente in Treibarbeit gestaltet war, wurde ihr Umriß durch Ritzlinien präzisiert.[9] Binnenzeichnung gliederte die Flächen und bereicherte das Bild. Gelegentlich lassen kleine Kerben innerhalb der Linien noch erkennen, wie der Stichel ruckweise über das Metall getrieben wurde.

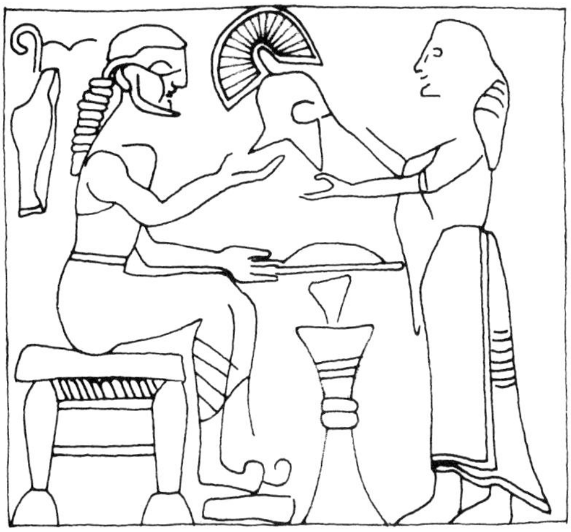

22 Thetis in der Werkstatt des Hehaist, Umzeichnung nach einem archaischen Schildbandrelief – Olympia, Museum

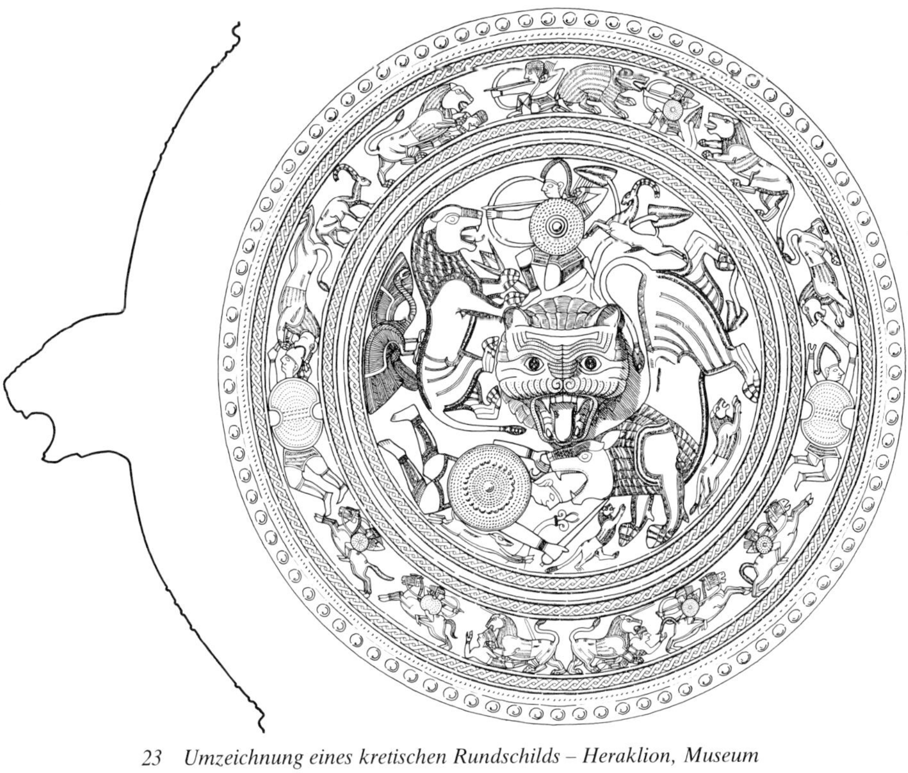

23 Umzeichnung eines kretischen Rundschilds – Heraklion, Museum

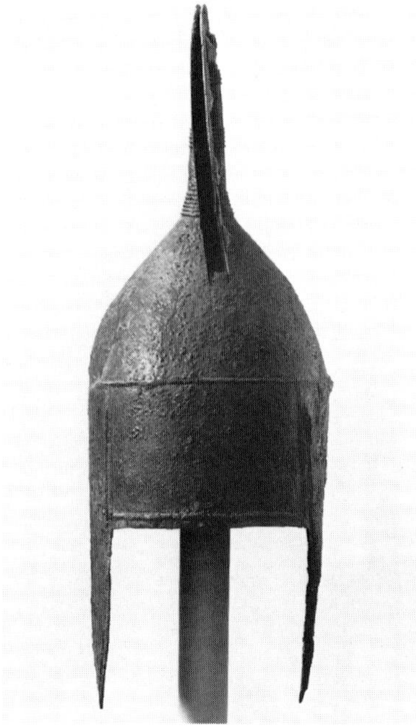

24 Geometrischer Kegelhelm mit Helmbuschhalter, 8. Jh. v. Chr. – Argos, Museum

Aber nicht nur die relativ flachen Bilderfriese sind aus dem Blech der Schilde herausgehämmert. Nicht selten waren in der Schildmitte weit vorragende Tierprotomen gestaltet. Das dabei stärker beanspruchte und ausgedünnte Blech konnte hierbei leicht reißen. Solche und andere Spalten, die sich beim Treiben auftaten, hat man mit aufgenieteten Bronzeflicken wieder zusammengenietet und geschlossen. War dies nicht mehr möglich, scheint man mißlungene Protomen zur Gänze aus der Schildmitte herausgeschnitten und durch neue, einzeln getriebene ersetzt zu haben.[10]

Bezeichnend für den Bildschmuck kretischer Schilde des 8. und 7. Jh. v. Chr. ist die gleichberechtigte Verbindung von Treibarbeit und Ziselierung, die die kretischen Kupferschmiede wohl von östlichen Vorbildern übernommen haben. Der Aufschwung der Bronzetechnik in Griechenland unter dem Einfluß des Orients blieb im 8. und 7. Jh v. Chr. nicht auf die kretischen Werkstätten beschränkt, die jedoch als Mittler gewirkt haben könnten.

Im Gegensatz zu den kretischen Rundschilden sind Rüstungsteile aus homerischer Zeit, Harnisch, Beinschienen und mehrere Helme, die an verschiedenen Orten des griechischen Festlandes gefunden wurden, oft ganz vom geometrischen Stil mitgeprägt.

Die Helme bestehen aus relativ starkem Blech und sind aus fünf Einzelteilen zusammengenietet: der kegelförmigen Kalotte, nach der diese Helmform auch als „geometrischer Kegelhelm" bezeichnet wird, dem Stirnschutz, der Nackenberge und den Wangenschirmen. Hinzu kommt in der Regel noch der Helmbuschträger mit dem Helmbusch (Abb. 24).[11]

Nur bei einem einzigen Helmbuschträger hat man vermutet, er sei aufgelötet,[12] eine Frage, die noch einmal neu untersucht werden sollte, da man das Löten in dieser Zeit sonst nicht gekannt oder gemieden zu haben scheint.[13] Eine dauerhafte, sichere Verbindung gewährleistete nach wie vor das Nieten, eine Technik, die der Gestalt geometrischer Kegelhelme auch formal entgegenkam. Es fehlte offensichtlich das Bedürfnis, Nahtstellen, wie es später üblich wurde, zu verbergen. Geometrische Kegelhelme bestehen nicht nur aus verschiedenen Teilen, sondern diese setzen sich durch umlaufende Wülste ausdrücklich gegeneinander ab. Diese Wülste versteifen einerseits das Blech und steigern somit die Festigkeit der Wehr, betonen gleichzeitig aber auch ihre Vielgliedrigkeit.

In Argos ist mit einem solchen Helm auch der zugehörige Panzer erhalten (Abb. 25).[14] Er besteht aus zwei Schalen, einem Brust- und einem Rückenteil, die rechts mit Scharnieren verbunden sind und links durch Ösen mittels eines dünnen Riemens zu verschnüren waren. An den Ausschnitten für Arme und Hals ist der Rand umgebörtelt, was verhinderte, daß die Metallkanten in das unter dem Panzer getragene lederne Koller einschnitten. Wie bei den Helmen verstärken herausgetriebene Wülste diese Ränder. Zwei weitere, parallele Wülste laufen als schmales Band um die Hüfte. Wölbungen auf Brust und Rücken folgen stark stilisiert der anatomischen Form. In einfachen Umrissen sind Brustkorbrand und Brustmuskel angegeben. Auf reicheren Dekor, auf Figuren oder Ornamente ist bei diesem Panzer des 8. Jh. v. Chr. noch verzichtet.

Erst im Laufe des 7. Jh. v. Chr. schließen sich an die Ränder Ornamentbänder an oder wird die anatomisch gegliederte Binnenfläche mit Figuren verziert, die zum Teil nur eingraviert oder, wie bei den gleichzeitigen Beschlägen hölzerner Dreifußbeine oder den kretischen Schilden, herausgetrieben und mit dem Stichel verdeutlicht und bereichert sind.[15]

Auch einige Beinschienen sind aus dem 8. Jh. v. Chr. noch erhalten.[16] Anders als ihre archaischen Nachfolger bedecken sie nicht den ganzen Unterschenkel, sondern oberhalb der Knöchel beginnend und unterhalb des Knies endend nur dessen Vorderseite mit dem Schienbein. Auch bei ihnen besteht der Schmuck im wesentlichen aus getriebenen, den Rand begleitenden Wülsten, zu denen auf der Binnenfläche gleichfalls herausgetriebene, konzentrische Kreise treten.

Von Schilden des 8. und 7. Jh. v. Chr. blieben auf dem griechischen Festland nur einzelne Fragmente erhalten. Vollständiger sind nur einige Schilde in Delphi aus der 2. Hälfte des 7. Jh. v. Chr., die ähnlich den kretischen in der Mitte weit vorkragende Tierprotomen tragen.[17]

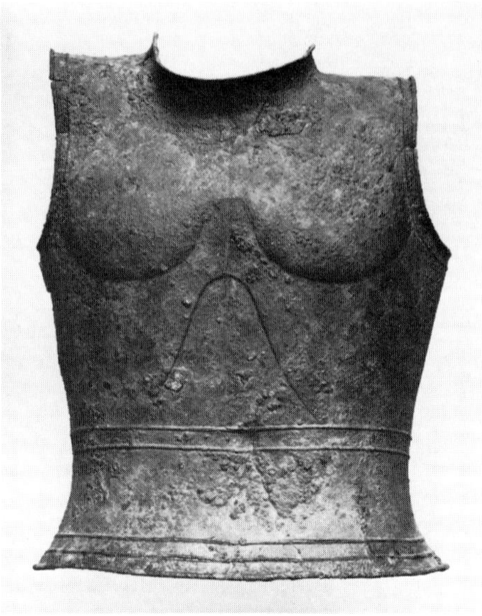

25 Geometrischer Bronzepanzer, 8. Jh. v. Chr. – Argos, Museum

Während archaische Schilde seit der Mitte des 7. Jh. v. Chr. in ihrem Kern aus Holz bestehen, das eine dünne Metallhaut nur umkleidet, sind die geometrischen und früharchaischen Schilde ganz aus getriebener Bronze, die daher wesentlich dicker, in einzelnen Fällen bis zu 1 mm stark ist. Erhabene, parallel zum Schildrand umlaufende Wülste versteifen das Blech. Hinzu kommen gelegentlich Wellenbänder oder konzentrische Kreise, wie wir sie bereits bei den Beinschienen kennengelernt hatten. Der Rand ist gewöhnlich um einen eisernen Draht gelegt.[18]

Den frühen Schilden fehlte noch der Armbügel in der Schildmitte (vgl. dagegen Abb. 33). Da sie nur von einem Bügel im Zentrum getragen wurden, waren sie beweglicher als die späteren und damit die ideale Wehr berittener Krieger im Gegensatz zu den Hopliten. Auch in Italien wurden etwas anders dekorierte Schilde in dieser Zeit ganz entsprechend gehandhabt.[19]

Bleibt noch die Frage, wie die Drähte gewonnen wurden, um die die Ränder der Schilde gebörtelt waren oder die man für die Ösen der Harnischschnürung brauchte. Die erhaltenen, sowohl solche aus Kupfer wie auch aus Eisen, lassen erkennen, daß sie entweder gehämmert oder gezogen sind. In jedem Falle schnitt man ein entsprechend starkes Blech in Streifen, die man rund hämmerte oder durch immer dünnere Löcher einer Metallplatte zog. Beide Techniken wurden offenbar früh entwickelt und die ganze Antike über beibehalten.[20]

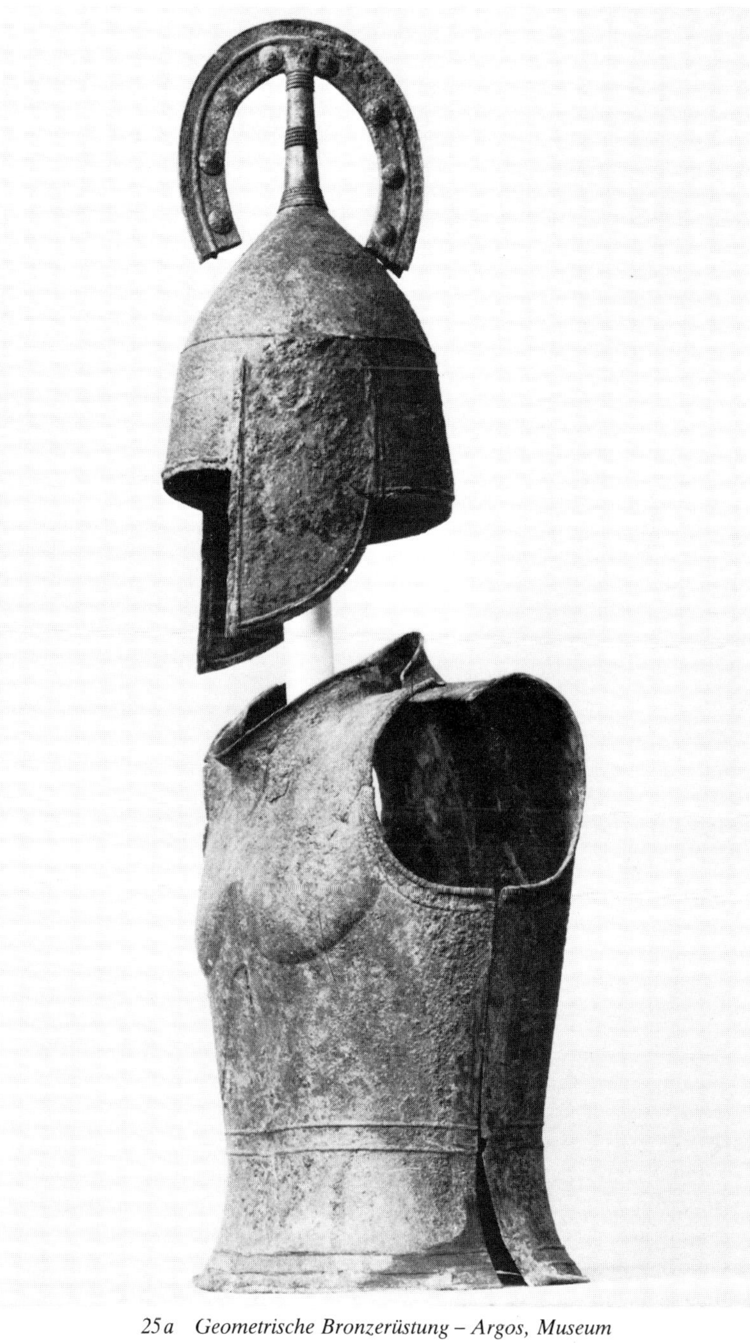

25a Geometrische Bronzerüstung – Argos, Museum

Archaische Waffen

Der geringen Zahl von Waffen, die aus dem 8. und frühen 7. Jh. v. Chr. in griechischen Heiligtümern gefunden wurden, steht ein Vielfaches an Helmen, Schilden und Beinschienen aus dem späteren 7. und vor allem dem 6. und frühen 5. Jh. v. Chr. gegenüber. Zum Teil spiegelt dies eine Umbewertung der Waffenweihung in archaischer Zeit. Wohl noch wichtiger, wenngleich von diesem nicht völlig zu trennen, ist jedoch der völlige Wandel der Kriegstechnik, der auch für die soziale Entwicklung in Griechenland entscheidend werden sollte. Die Schlachten des homerischen Zeitalters bestimmten offenbar noch adlige Einzelkämpfer, die, von Gefolge begleitet, hochgerüstet zu Felde zogen. Im Laufe des 7. Jh. v. Chr. übernahm jedoch die Phalanx, die geschlossene Reihe gepanzerter Fußsoldaten, die Entscheidung auf dem Schlachtfeld. Damit entschieden nun nicht mehr Tapferkeit und Tüchtigkeit oder die persönliche Leistung der adligen Ritter, sondern Disziplin und unerschütterliches Standhalten des gesamten Aufgebots über Sieg oder Niederlage.

Unter den wichtigeren Staaten Griechenlands war Sparta der erste, der zu dieser Taktik überging und sich mit ihr zum reinen Militärstaat entwickelte. In verschiedener Weise hat sie allerorten auf das gesellschaftliche Gefüge eingewirkt. In Athen entspricht die „solonische Klassenordnung" der neuen Einteilung der Bürger in verschiedene Heereskontingente. Neben den Rittern gewinnen die Zeugiten, das grundbesitzende Ackerbürgertum, das hochgerüstet zu Fuß in den Krieg zog, bald auch politischen Einfluß, während die als Leichtbewaffnete folgenden Handwerker ihnen noch lange nachgeordnet blieben.

Vor allem in Staaten, für die sich aus der griechischen Kolonisation ausgedehnte Handelsbeziehungen ergeben hatten, wuchsen die wirtschaftlichen Voraussetzungen, die nicht nur adelsstolzen Rittern, sondern breiteren Teilen der Bevölkerung ermöglichten, sich auf eigene Kosten mit Helm, Panzer, Schild und Beinschienen für den Krieg zu rüsten, während Sparta als reiner Agrarstaat seiner Kriegerkaste mit der Eroberung Messeniens die wirtschaftliche Grundlage für ein ausschließlich militärisch orientiertes Leben schuf. Der Konflikt, der sich im Gegensatz zwischen Athen und Sparta jahrhundertelang im Großen ausdrückte, wurde auch innerhalb vieler griechischer Staaten ausgetragen, und Hesiods Aufruf, daß Arbeit nicht schände, muß von vielen als Provokation empfunden worden sein.

Die griechischen Waffenschmieden haben sich der Entwicklung angepaßt und begonnen, mit dem wachsenden Bedarf die Produktion zu rationalisieren. Waren zuvor Ornamente oder figürlicher Schmuck noch von Hand getrieben worden, setzte man nun mehr und mehr Model zur Vervielfältigung ein. Zwar hatten sich ähnlicher Stempel die Meister geometrischer Dreifüße bereits im 8. Jh. v. Chr. bedient (S. 33f.), doch setzten sie sich in den Waffenschmieden erst im 7. Jh. v. Chr. durch.

Außerdem scheinen sich jetzt erst Waffenschmieden mehr und mehr auf bestimmte Waffengattungen spezialisiert zu haben. Die Kranopoioi stellten Helme, die Thorakopoioi Panzer her. Aspidopoioi oder Aspidopegoi schmiedeten Schilde, die Xiphopoioi oder Macheiropoioi Schwerter und Dolche und die Lonchopoioi die metallenen Spitzen und Schuhe der Lanzen und Speere, zu denen die Doryxooi die Schäfte drechselten oder schnitzten,[1] während bei Homer (S. 41) Hephaist allein die ganze Rüstung schmiedet. Zwar sind diese Berufsbezeichnungen im wesentlichen erst aus klassischer Zeit überliefert, doch geht die Aufteilung offensichtlich auf die archaische Epoche zurück. Das ergibt sich einerseits aus der landschaftlichen Aufteilung in der Bezeichnung einzelner Rüstungsteile (argivischer Schild, korinthischer Helm), der vielfach keine regionale Einschränkung des Gebrauchs entspricht, zum anderen lassen dies auch die Waffen selbst erkennen, die sich formal gegeneinander abgrenzen. Ornamente und sonstige Schmuckformen, wie sie z. B. bei Schilden üblich waren, kehren bei anderen Rüstungsteilen nicht identisch wieder. Unter den Funden, die vor allem bei den Ausgrabungen in Olympia ein ganzes Arsenal archaischer Waffen erbracht haben, gibt es zwar viele Schilde, die aus ein und derselben Werkstatt stammen. Das gleiche gilt für Helme oder Beinschienen. Doch läßt sich in keinem Fall ein Helm oder eine Beinschiene einem Schild oder einem Panzer durch seinen Zierat enger zuordnen.

Die Spezialisierung und die Ausweitung der Produktion der Waffenschmieden im Laufe des 7. Jh. v. Chr., vor allem in dessen letztem Drittel, beruht einerseits auf einem Wechsel der Kriegstechnik, andererseits aber auch auf veränderten Wirtschaftsformen. Bei einer geometrischen Rüstung, wie der in Argos (Abb. 24–25), deutet alles darauf hin, daß alle ihre Teile in einer einzigen Werkstatt gefertigt sind. Um 600 v. Chr. mußte der Hoplit, der sich eine perfekte Rüstung zusammenstellen wollte, dagegen nicht nur mehrere Waffenschmieden aufsuchen, vielmehr waren die führenden Meister für die jeweiligen Waffenteile auch noch in verschiedenen Städten beheimatet. Man hat vermutet, daß die Einführung der Geldwirtschaft, die in dieselbe Zeit fällt, die Ausweitung der Produktion begünstigte.[2] In der Tat waren Geschäfte mit mehreren Partnern leichter abzuwickeln, wenn man sie mit Geld entlohnte, als im reinen Tauschhandel. Anders als bei der Vasenproduktion, die Zwischenhändler zuließ, verlangte die Herstellung von Waffen, die dem Wuchs ihrer Träger entsprechen müssen, daß Hersteller und Käufer einander unmittelbar begegneten. Dies beschränkte offensichtlich auch die Absatzmöglichkeiten. Zwar dürften die führenden Schildwerkstätten von Argos auf der ganzen Peloponnes und wohl auch auf dem angrenzenden griechischen Festland Käufer gefunden haben. Während jedoch attische Töpfer mit etruskischen Käufern einen schwunghaften Handel treiben konnten, setzten sich Waffen griechischen Typus zwar auch dort durch. Alles deutet jedoch darauf hin, daß in Etrurien und sogar in Großgriechenland ,,korinthische" Helme und ,,argolische" Schilde getragen wurden, die einheimische Waffenschmiede nach dem Vorbild der peloponnesischen schufen.[3]

Wie der Wandel der Kriegstechnik mehrere Generationen in Anspruch nahm und vermutlich erst im letzten Drittel des 7. Jh. v. Chr. sich ganz Griechenland auf die neue Technik eingestellt hatte, paßte sich auch die Rüstung erst allmählich den Bedingungen der Phalanx an.

Die Nachfolge des geometrischen Kegelhelms trat im 7. Jh. v. Chr. ein Typus an, der nach dem nordbalkanischen Nachbarvolk der Griechen als ,,illyrischer Helm" bezeichnet wird[4] (Abb. 26). Der Name führt jedoch in die Irre, denn tatsächlich handelt es sich hier zunächst um eine rein griechische Waffe, die vermutlich auf der Peloponnes zuerst geschmiedet wurde. Aber gerade diesen Helm haben die angrenzenden Barbaren besonders

26 ,,Illyrischer" Helm, 6. Jh. v. Chr. – Olympia, Museum

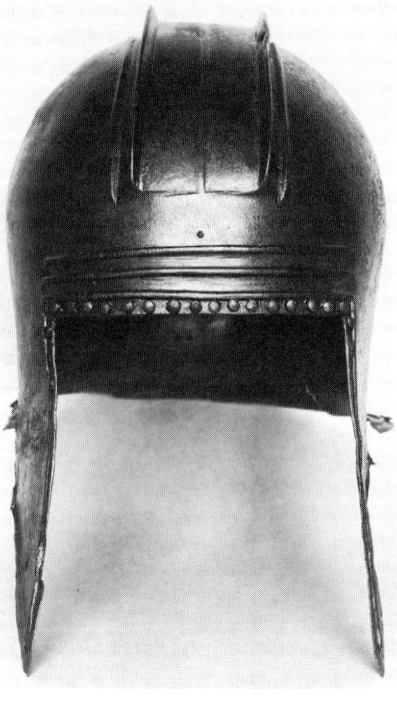

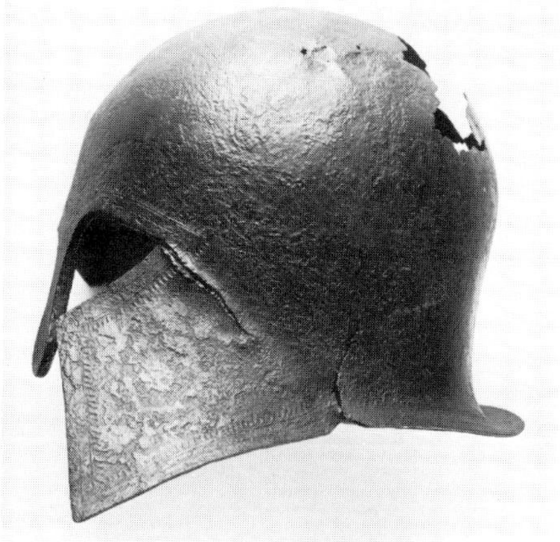

27 Korinthischer Helm, 7. Jh. v. Chr. – Olympia, Museum

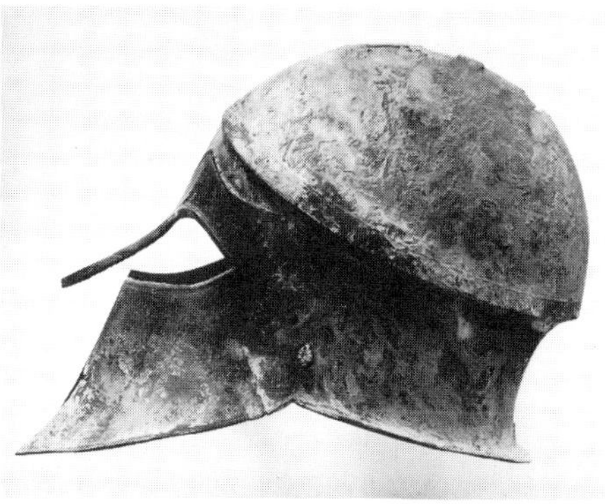

28 Korinthischer Helm, 6.–5. Jh. v. Chr. – Olympia, Museum

geschätzt und noch getragen, als er in Griechenland längst veraltet war. Den Grund hierfür hat man in einer magischen Scheu vermutet, mit einem bis auf die Augen das ganze Gesicht verbergenden „korinthischen Helm" (s. u.) in irgendeiner Weise auch seine persönliche Identität zu verlieren.[5]

Formal läßt der illyrische Helm entsprechend der gleichzeitigen Plastik die stilistische Entwicklung vom geometrischen zum archaischen Stil erkennen. Gegenüber dem vielgliedrigen geometrischen Kegelhelm (S. 44ff.) erscheint er als einheitlicher, in sich geschlossener Körper. Die einzelnen Partien des Helms sind nun nicht mehr durch Profile gegeneinander abgegrenzt. Vielmehr begleitet ein einziger, umlaufender Wulst den Rand und schließt den Helm formal zusammen. Als einzige Binnenform zieht sich eine breite, eingerahmte Bahn für den Helmbusch von der Stirn aus nach hinten.

Der formalen Vereinheitlichung entspricht eine technische. Anders als der fünfteilige geometrische Kegelhelm wird der illyrische zunächst aus nur zwei symmetrischen Hälften zusammengenietet und später aus einem einzigen Blech getrieben. Als eigenes Werkstück wurde dann nur noch der Helmbusch aufgesetzt. Nur bei prunkvolleren Waffen hat man außerdem aus Silberblech ausgeschnittene und mit Gravur bereicherte Figuren auf Stirn- oder Wangenteile appliziert.[6]

Weitaus zahlreicher als die „illyrischen" sind Helme des sogenannten korinthischen Typus erhalten (Abb. 27–28).[7] Die Bezeichnung war bereits in der Antike üblich und wird von Herodot überliefert.[8] Das heißt nun nicht, daß diese Helme ausschließlich in Korinth hergestellt und nur von Korinthern getragen wurden. Aber offensichtlich in Korinth entwickelt, breitete sich diese Form von dort über ganz Griechenland und Italien aus.

Während unter dem geometrischen Kegelhelm, wie auch seinem Nachfolger, dem illyrischen Helm, sich die Gegner noch von Angesicht zu Angesicht gegenüberstanden, wie dies wohl auch dem Selbstgefühl adliger Einzelkämpfer entsprach, umschließt der korinthische Helm das ganze Haupt. Unter den weiter nach vorn tretenden Wangenschirmen verschwanden auch das Kinn und größtenteils der Mund, während von oben der Nasenschirm den gesamten Nasenrücken bedeckte, so daß im wesentlichen nur die Augen frei blieben. Gesichtslos verschwindet der Krieger hinter seiner Wehr und gliedert sich in dieser Anonymität der geschlossen vorrückenden Phalanx ein.

Die frühen korinthischen Helme sind recht einfach, fast topfförmig gebildet und völlig schmucklos. Nur eine Borte von Löchern zum Einnähen des Helmfutters begleitet den Rand. Das Blech hat an der Kalotte wie am Rande dieselbe Dicke. Vermutlich wurden diese Helme daher von der Kalotte aus nach außen getrieben. Bei den jüngeren, hocharchaischen Helmen, deren Wölbung sich enger der Kopfform anschmiegt, nimmt die Dicke zur Mitte hin stark ab. Das Blech ist hier außen bis zu 5 mm stark und wird zur Kalotte hin oft papierdünn ausgetrieben. Ähnliches ist auch bei Kesseln immer wieder zu beobachten. Hier wie dort nützte man den Umstand, daß eine geschlossene Wölbung, wie der Kalottenteil eines Helms oder der Bauch eines Kessels, von sich aus hohe Festigkeit und Stabilität besitzt, während ihr Rand leichter einzudrücken ist.

In der 2. Hälfte des 6. Jh. v. Chr. haben die griechischen Helmschmieden diesen Effekt dadurch gesteigert, daß sie den Kalottenteil mit einem umlaufenden, stumpfen Knick umschlossen, auf den nach unten eine konkave Einziehung folgte, die die Wölbung des Helms zusätzlich festigte und versteifte.

Gleichzeitig nützte man auch die hohe Elastizität getriebener und damit verdichteter Bronze. Bis zu den Ohren nach oben reichende Ausbuchtungen isolierten die Wangenteile von dem in sich festeren Nackenteil. Die Wangenteile gaben daher nach außen nach, wenn man den Helm über den Schädel stülpte, und schmiegten sich dann wieder dem Gesicht an. Mit derart federnden Wangenschirmen fand ein Helm auch dann genügend Halt, wenn man ihn nicht über das Gesicht nach unten zog, sondern wie einen Hut nur auf der Kalotte trug. Auf diese Weise konnte der Krieger den Helm bequem mit sich führen und doch, wenn das Kampfgetümmel sich seiner Schlachtreihe näherte, schnell sein Gesicht unter ihm bergen (Abb. 28).

Erst gegen 500 v. Chr. ging man dazu über, einzelne Teile beweglich mit dem Helm zu verbinden. So werden bei dem „attischen" Helm die Wangenschirme zu Wangenklappen mit Scharnieren. Ähnlich ließ sich ein beiderseits mit dem Helm verbundener Stirnschutz außerhalb der Schlacht emporschieben (Abb. 29).

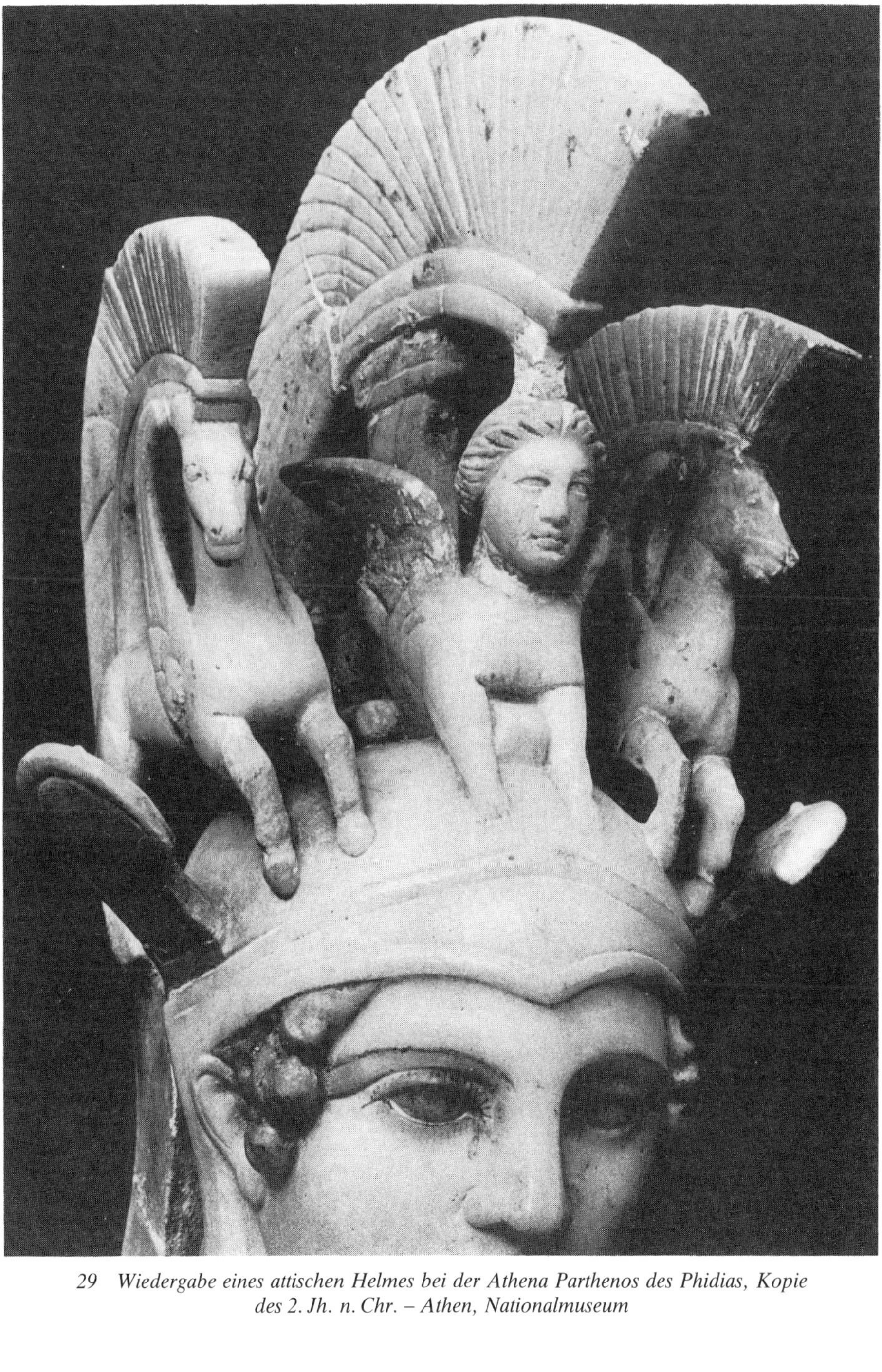

29 *Wiedergabe eines attischen Helmes bei der Athena Parthenos des Phidias, Kopie des 2. Jh. n. Chr. – Athen, Nationalmuseum*

Den Zierat hocharchaischer Helme machen prächtige Randstreifen aus, die in ihrer kleinteiligen, juwelierartigen Akkuratesse einen reizvollen Gegensatz zu der kompakten Form dieser Helme bilden. Neben einfachen Leisten gibt es hier Friese mit rechteckigen Feldern und dichter gesetzte Borten mit Punkten, Flechtbändern, Spiralreihen, ineinander verschlungenen S-Linien und Zickzackbordüren, die sich auch mannigfach miteinander verbinden ließen. Diese erhabenen Ornamente wurden seltener frei getrieben, häufiger jedoch mit Punzen aufgetragen. In diese Punzen, die hart und widerstandsfähig sein mußten und daher wohl aus gehärtetem Eisen bestanden, waren die einzelnen Elemente eines Ornaments negativ einziseliert. Man setzte die Punze auf die Bronze und übertrug dann, ähnlich wie bei den gehämmerten Dreifußbeinen (vgl. S. 36ff.), das Ornament mit kräftigem Hammerschlag auf das Blech (Abb. 30).

Ausnahmsweise sind die Randmuster nicht aufgepunzt oder eingraviert, sondern in Silber appliziert.[9]

Im Laufe des 6. Jh. v. Chr. werden die Randmuster seltener. Mehr und mehr überwiegen einfache Linien, die den Rand begleiten. Dafür erscheinen auf den Wangenschirmen, dem Stirnschutz und gelegentlich auf den

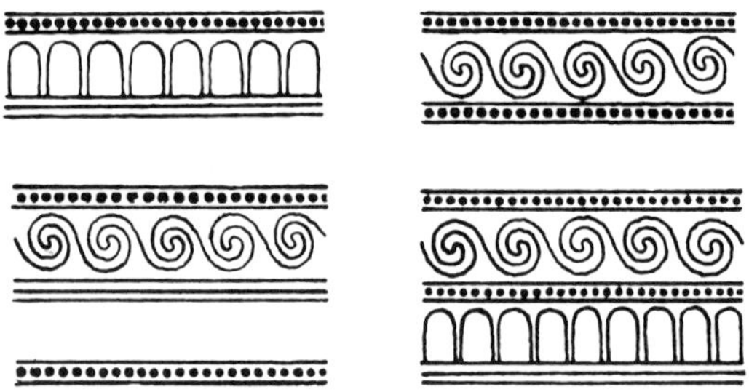

30 Randmuster archaischer Helme

Seiten wieder häufiger figürliche Motive, die manchmal herausgetrieben, manchmal graviert oder beides sind. Für die als Wangenschutz besonders beliebten Widderköpfe hat man gelegentlich auch Model benützt. Bei einigen Helmen ist zu beobachten, daß diese Widderköpfe nicht unmittelbar aus den Wangenschirmen herausgetrieben, sondern aus einem eigenen Blech gebildet auf diese aufgeheftet waren[10] (Abb. 31). Das wirft die Frage auf, ob die Spezialisierung in einzelnen Betrieben nicht so weit ging, daß man sich ganz auf die Herstellung solcher Widderkopfappliquen verlegte und diese an verschiedene Waffenschmieden weitergab.

Bei Prunkhelmen, wie sie uns einige Götterbilder wiedergeben, sind Stirnschutz und Wangenklappen mit Tierprotomen oder figürlichen Reliefs geschmückt oder die Helmbuschträger als hockende Sphingen gebildet.[11] Bis zu einem gewissen Grade mögen solche Darstellungen reale Vorbilder

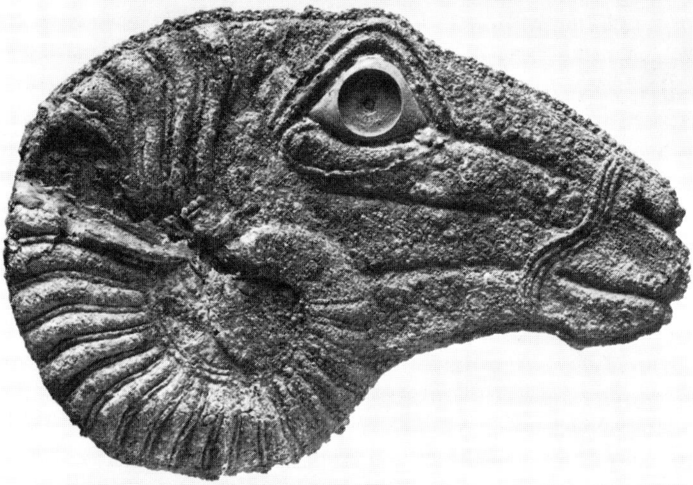

31 Figürlicher Beschlag eines Wagenschirms – Olympia, Museum

wiedergeben, wenngleich sie diese gewiß steigern und bereichern. Sonst zeigen die Helme seit der Wende vom 6. zum 5. Jh. v. Chr. eher eine Abkehr von allzu reichem Figurenschmuck. Ähnlich wie bei den Beinschienen (s. u.) wird dafür die Wehr strenger der anatomischen Form angeglichen und diese lebendiger herausmodelliert.

Bei verschiedenen Helmen sind auf der Kalotte Ösen angenietet, an denen man offenbar mit Stiften abnehmbare Helmbüsche befestigen konnte.[12]

Sehr viel seltener als Helme sind aus dem 7. und 6. Jh. v. Chr. Panzer erhalten. Metallpanzer gehörten demnach wohl nicht unbedingt zur Standard-Ausrüstung der Phalangiten. Diese dürften in der Regel eher ein Lederkoller getragen haben.[13]

Ebenso wichtig wie der Helm waren, den Funden nach zu schließen, für die Rüstung der Hopliten offenbar die Beinschienen, die anders als im 8. Jh. (S. 45) seit früharchaischer Zeit den ganzen Unterschenkel samt der Wade bedeckten.[14] Wie bei den frühen Helmen wird der Rand der älteren durch Löcher begleitet, an denen das Futter befestigt war. Größere Löcher rühren von der Verschnürung her.

Zunächst nur zögernd geht die Gestalt der Beinschienen im Laufe des 7. und 6. Jh. v. Chr. mehr und mehr auf die anatomische Gestalt der Unterschenkel ein. Der Wadenmuskel, dessen Umriß zunächst nur als einfache Kerbe erscheint, wird wie das Knie immer nuancierter anatomisch nachge-

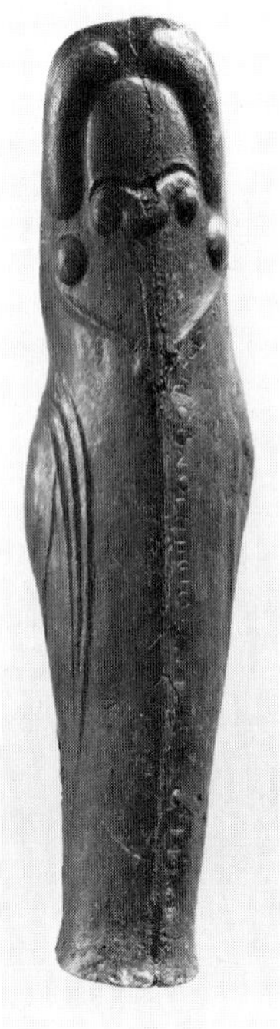

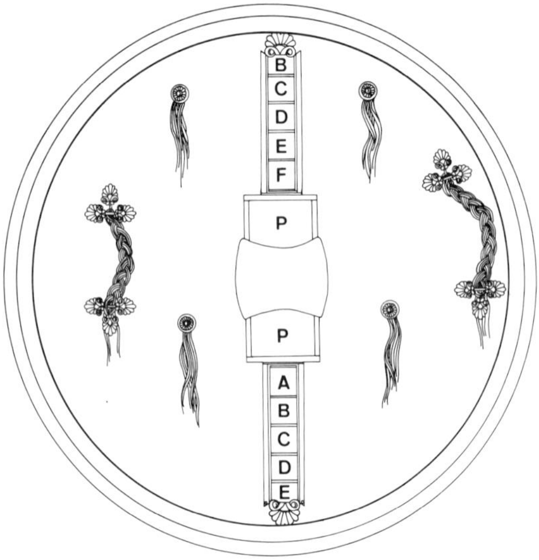

32 Archaische Beinschiene – Olympia, Museum

33 Rekonstruktion eines argolischen Rundschildes mit Ansatzplatten (P) sowie sich ober- und unterhalb des Bügels wiederholenden Bildern der Schildbänder (B-F und A-E)

bildet. Gelegentlich wird damit auch figürlicher oder ornamentaler Zierat verbunden (Abb. 32). Ähnlich wie bei den Helmen hat man auch bei den Beinschienen die Elastizität des Metalls ausgenützt und seit der 2. Hälfte des 6. Jh. v. Chr. darauf verzichtet, die Beinschienen hinten zu verschnüren, die nun allein durch ihre innere Spannung am Schenkel Halt fanden. Dies setzt freilich voraus, daß ihre plastische Form dem Volumen der Schenkel ihrer Besitzer genau entsprach. Das bedingte nicht nur hohe Kunstfertigkeit, sondern unterband gleichzeitig auch wirtschaftlichere Arbeitsformen. Zwar haben in der Regel gewiß Spezialbetriebe solche Beinschienen geliefert, doch waren diese an Einzelaufträge gebunden, da jedes Waffenstück genau auf seinen Träger abzustimmen war. Helm oder Beinschienen waren daher auch alles andere als Teile einer Uniform, sie waren vielmehr besonders individuelle Kleidungsstücke.

Eher als bei Helmen oder Beinschienen ließ sich die Produktion bei den Schilden vereinheitlichen, die weniger eng mit dem Körper verbunden waren. Mit ihrem kreisrunden Umriß wirken diese „argolischen Rundschilde" abstrakter als andere Waffenteile (Abb. 33);[15] aber auch bei ihnen ergab sich der Durchmesser erst aus der Größe des Besitzers. Ihre Handhabe sitzt immer am Rand. Die Armbeuge ist so weit von der Mitte abgerückt, daß der Ellenbogen und damit der Drehpunkt des Schildes auf dessen senkrechter Mittelachse liegt. Dabei ist die Armbeuge über die Schildmitte hinaus so weit nach oben versetzt, daß der Schild in einem stabilen Gleichgewicht gerade herabhängt, es aber nur geringer Kraft bedarf, ihn nach oben zu drehen. Dazu trägt wesentlich auch die Wölbung des Schildes bei, die nicht nur besseren Schutz bietet, sondern auch bewirkt, daß der Schwerpunkt des Schildes sich nach außen verlagert.

Anders als viele Rundschilde des 8. und frühen 7. Jh. v. Chr. sind die von den Hopliten der griechischen Phalanx getragenen spätestens seit der Mitte des 7. Jh. v. Chr. nicht mehr ganz aus Metall, sondern vor allem aus Holz, dessen Außenseite mit papierdünnem Blech überzogen und dessen Inneres mit metallenen Armbügeln und anderen Beschlägen ausgestattet war.

Die eigentliche Fläche der Schilde bestand aus aneinandergefügten breiteren Brettern. Die Wölbungszone und den Rand bilden dagegen miteinander vernutete Leisten, die verleimt und durch Holzstifte zusammengehalten wurden. Aus der Länge der Nägel für die Metallbeschläge geht hervor, daß der Holzkern der Schilde in der Regel 6–11 mm dick war. Ihre Außenhaut bestand meist aus einem einzigen Stück Blech, das mit einem 1–3,5 cm breiten Falz auf die Innenseite übergriff. Seltener wurde der Beschlag des 6–10 cm breiten, deutlich abgesetzten, das gesamte Schildrund einfassenden Randes aus einem gesonderten Stück Blech getrieben. In jedem Falle war die Bronzehaut nicht nur durch den Falz, sondern auch durch eine Reihe kleiner Nägel im Winkel zwischen dem Schildrand und dem Ansatz der Schildwölbung mit dem hölzernen Kern verbunden. Der Schmuck des Äußeren ist überwiegend auf den Schildrand beschränkt. Flechtband oder Buckelreihen sind hier gewöhnlicher Dekor. Beide wurden seltener aus freier Hand gehämmert. Häufiger bediente man sich metallener Model, die das Muster negativ enthielten. Auf diese legte man das Bronzeblech und schlug es in die Form. Dabei dämpfte ein Polster aus Pech den Hammerschlag und verhinderte, daß sich die Model zu schnell abnützten. An kleinen Verschiebungen innerhalb der Muster ist manchmal noch zu sehen, wo ein Modelabdruck beginnt (Abb. 34).[16] Danach waren die Model 8–11 cm breit. Es spricht im übrigen für die Präzision griechischer Bronzearbeit, daß die Modelabschnitte selbst bei vorzüglich erhaltenen Stücken oft kaum auszumachen sind. Die Verschiebungen an Nahtstellen, an denen die Model neu angesetzt wurden, sind oft so gering, daß selbst nur ein Hauch von Patina sie völlig verschwinden läßt. Durch Nachmessungen ist immerhin zu erschließen, ob ähnliche Schildränder auf dieselbe oder auf verschiedene Model zurückgehen. Danach lassen sich einige Schilde derselben Werkstatt zuschreiben. Trotz der zahlreichen Waffenfunde in Olympia mit rund 200 Schilden und fast zahllosen einzelnen Randfragmenten sind solche Fälle jedoch seltene Ausnahmen. Selbst bei Schilden, deren Weihinschriften mitteilen, daß sie zusammen von einer einzigen Stadt erbeutet sind, tauchen unterschiedliche Schildrandformen auf. Entweder nutzten sich die Model schnell ab und mußten häufig erneuert werden, oder die Waffenschmieden waren relativ kleine Betriebe mit nur wenigen Mitarbeitern und entsprechend geringer Produktion.

Seltener greifen die Ornamente vom Rand aus auch auf den steilen Ansatz der Wölbung über. Dies scheint vor allem dort der Fall zu sein, wo der Schildbeschlag nicht die ganze Außenseite bedeckte, sondern das flächigere Mittelfeld aussparte, in dem dann das Schildzeichen prangte. Diese innere Schmuckborte ist in derselben Technik wie die des äußeren Schildrandes mit Modeln getrieben. Als Schmuckmotiv erscheinen hier mitunter das auch bei Rändern besonders beliebte, mehrzeilige Flechtband, daneben aber auch andere, prächtigere Muster, die bei Schildrändern fehlen.[17]

Anders als bei den kretischen Schilden des 8. und frühen 7. Jh. v. Chr., wo sich die Protomen in der Schildmitte in vollem Relief aus der metallenen Schildfläche entwickelten (S. 44), scheinen seit dem späteren 7. Jh. v. Chr. nur solche Schilde ein Schildzeichen getragen zu haben, bei denen nur die Randzone mit dem Wölbungsstreifen ein Bronzeblech bedeckte, das die ganze Binnenfläche frei ließ. Jedenfalls sind bislang keine Schilde gefunden worden, deren Schildzeichen unmittelbar auf den Schildbeschlag graviert oder aus ihm herausgetrieben ist.

Möglicherweise hat man Schildzeichen mitunter auch direkt auf das Holz gemalt. Erhalten haben sich mehrere, deren Silhouette aus Bronzeblech ausgeschnitten ist, das dann mit Bronzestiften auf den Holzkern oder einen Überzug aus Leder geheftet war. In jedem Falle hob sich der Umriß also deutlich vor dem Hintergrund ab.[18] Binnenformen erscheinen im Relief oder sind mit dem Stichel eingraviert, der auch sonst plastische Formen verdeutlicht und die Darstellung bereichert. Eine ausgiebige Gravierung ist bei Schildzeichen jedenfalls die Regel, während sie bei den übrigen Schildbeschlägen nur selten vorkommt (Abb. 35). Diese technische Diskrepanz ist auffällig. Nun sind von den als Schildzeichen geltenden ausgeschnittenen Blechen nur wenige in ihrem ursprünglichen Zusammenhang gefunden worden. So ließe sich an der Bestimmung einzelner durchaus zweifeln. Schließlich wissen wir aus der antiken Literatur, daß auch Truhen, ja sogar Tempel mit Bronzereliefs verkleidet waren. Indessen fügen sich die meisten „Schildzeichen" schon in ihren Maßen so befriedigend in das Schildrund ein, daß man sie von diesem nur ungern trennen wird. Die unterschiedliche Machart ist vielmehr damit zu erklären, daß anders als die Randbeschläge, Armbügel oder Schildbänder (S. 61ff.), die Schildzeichen offenbar nicht serienmäßig hergestellt wurden. Sie waren besondere Einzelaufträge. Die Funde belegen deutlich, daß nur ein Bruchteil der seit dem letzten Drittel des 7. Jh. v. Chr. getragenen Schilde ein Schildzeichen zierte. Sie sind daher auch nicht aus wiederverwendbaren Modeln gewonnen. Jedes wurde eigens entwickelt und aus freier Hand getrieben. Nur wo sich innerhalb eines

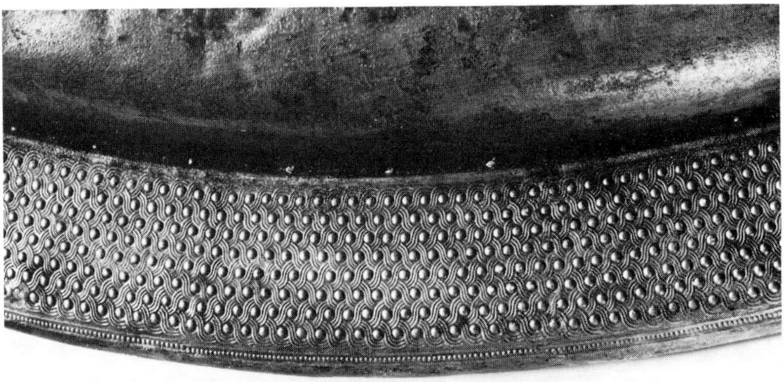

34a Rand eines archaischen Rundschildes mit Modelabsatz – Olympia, Museum

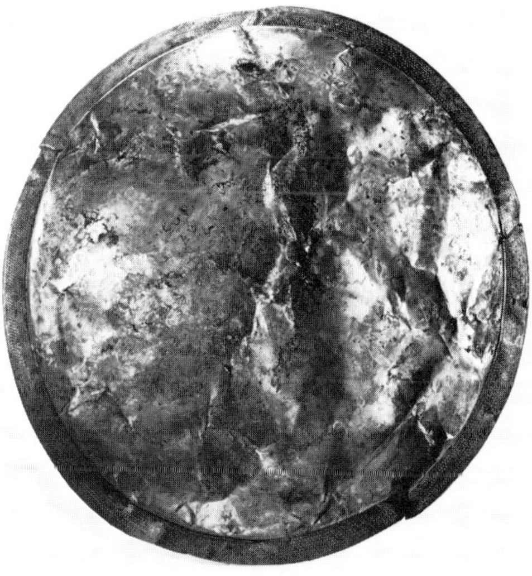

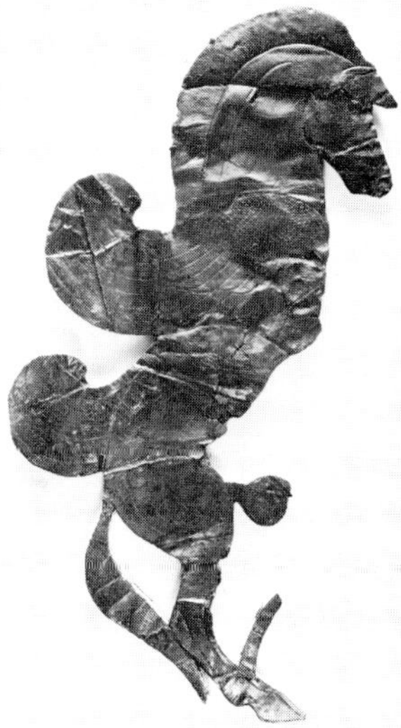

34b Archaisches Rundschild – Olympia, Museum

35 Geflügeltes Pferd von einem archaischen Schildzeichen – Olympia, Museum

Bildes Einzelheiten wiederholten, hat man sich die Arbeit durch Punzen erleichtert. Mit solchen Stempeln sind bei einem besonders prächtigen Schildzeichen, einem Mischwesen mit der Schreckensfratze einer Gorgo und mit einem Fischleib, die Schuppen von innen nach außen getrieben.[19] Dieses Schildzeichen ist eines der wenigen, das zusammen mit anderen Schildbeschlägen noch in seinem ursprünglichen Zusammenhang gefunden wurde. Dabei zeigt sich, daß dieselbe Punze, mit der die Schuppen des Fischleibes getrieben sind, auch der Verzierung des als Schuppenfries gebil-

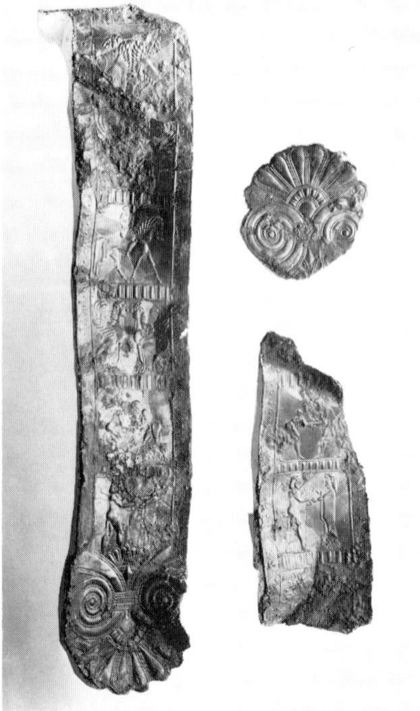

36 Archaisches Schildband, unterer Streifen und Fragmente des oberen – Olympia, Museum

deten Schildbandes im Schildinnern diente, doch ist dies auch das einzige Beispiel für einen so engen Zusammenhang zwischen dem Schildzeichen und dem übrigen Schilddekor.

Bei diesem wie auch bei anderen Schildzeichen waren die Augen durch farbige Einlagen belebt, die Lippen nachgemalt und damit eine Pracht entwickelt, die den Gegner, der ihm entgegenblickte, schon äußerlich beeindruckt haben mag.

Fast noch reicher als das Äußere war die Innenseite der Schilde geschmückt. Zwar geben uns von der Bemalung der mit Leder oder Filz gefütterten Flächen nur indirekt Wiedergaben auf Vasenbildern oder in der Plastik Kunde.[20] Dafür sind die bronzenen Beschläge um so zahlreicher erhalten. Etwas exzentrisch (S. 56f.) rechts oberhalb der Schildmitte war der Armbügel entweder fest mit dem Schild verbunden oder saß an einem Scharnier und ließ sich somit über den Arm klappen und mit einem Bolzen sichern.[21] Die Hand griff in eine aus Wolle oder Leder geflochtene Handhabe am Schildrand. Sie war an Ösen befestigt, die mit Attaschen auf den Holzgrund genagelt waren. Gelegentlich scheinen sich die Handhaben durchgescheuert zu haben. Damit der Schild dadurch nicht womöglich innerhalb der Schlacht unbrauchbar wurde, hat man gegenüber der eigentlichen Handhabe eine zweite als Ersatz angebracht. Fiel die erste Handhabe aus, brauchte der Krieger den Schild also nur zu drehen. Dies störte zwar sein ausgewogenes Gleichgewicht, der Schild war nun wesentlich schwerer zu führen, bot aber immer noch Schutz.

Über den praktischen Bedarf hinaus haben die griechischen Waffenschmieden der Ausrüstung der Schilde schmückende Gestalt verliehen. So erhielten die Attaschen der Handhaben die Form von Rosetten oder kleinen Palmetten[22] und die Falze, mit denen die Armbügel am Schild vernietet waren, wurden zu trapezförmigen, mit Figuren oder Ornamenten verzierten Ansatzplatten.[23] Von ihnen gehen nach oben und unten die Schildbänder aus, die das Schildrund durchlaufen und beiderseits in Palmetten enden. Bei manchen Schilden war das Innere durch umlaufende Reifen gegliedert.[24] Hinzu kamen farbige Bänder und Quasten aus Pferdehaar, die mit bronzenen Scheiben auf das Holz genagelt waren.[25] Auch diese Beschläge trugen den Schmuck von Flechtbändern oder Palmetten und Rosetten (Abb. 33).

Nur selten schmücken Gravuren die Beschläge des Schildinnern. In der Regel erscheint ihr Zierat in leicht erhabenem Relief, das wie jenes der Schildränder aus Modeln gewonnen wurde. Solche Reliefs sind uns daher mitunter in verschiedenen Abdrücken überliefert.

Neben dem Figurenschmuck der Ansatzplatten haben vor allem Schildbänder die Forschung beschäftigt.[26] Von weit über 300 verschiedenen Schildbandmodeln sind uns Abdrücke ganz oder in größeren Fragmenten erhalten. Sie zeigen uns vor allem Bilder aus der griechischen Mythologie, an denen sich nicht nur die Entwicklung der griechischen Plastik über zweieinhalb Jahrhunderte hin seit dem letzten Drittel des 7. Jh. v. Chr. verfolgen läßt. Neben den Vasenbildern sind sie zu einer der wichtigsten Quellen griechischer Kunstmythologie geworden.

Ein Model für ein Schildband umfaßte immer eine feste Folge von Bildern.[27] Der Waffenschmied setzte gewöhnlich das untere Ende der Model am Schildbandblech oberhalb der Armbügelansatzplatte an und hämmerte ein Bild nach dem andern, bis er sich dem Schildrand näherte; dann griff er zu einem weiteren Model für die Abschlußpalmette. Da die Größe der Schilde von der ihres Eigentümers abhängt und somit schwankt, blieb unter Umständen für das oberste Bild des Streifens nicht mehr genügend Raum, so daß manchmal nur dessen untere Partie noch auf dem Schildband erschien (Abb. 36). Danach setzte der Meister das obere Ende des Model unterhalb der Armbügelansatzplatte an und formte die Bilder von oben nach unten ab. Ohne die Abschlußpalmette können die beiden Hälften eines Schildbandes zusammen bis zu 70 cm lang sein. Die Model waren aber wesentlich kürzer. Daher kehren dieselben Bilder, die das obere Ende eines Schildbandes schmücken, zum Teil noch einmal in der unteren Partie wieder.

Deuten bereits die Bezeichnungen „korinthischer Helm“ und „argolischer Schild“ die führende Rolle peloponnesischer Werkstätten bei der Entwicklung der griechischen Panhoplie in archaischer Zeit an, wird diese durch den Stil der Reliefbänder bestätigt. Einige von ihnen tragen überdies Beischriften, die in argivischem, seltener in korinthischem Alphabet abgefaßt sind.[28] Ähnliches gilt auch für den Stil und die Ikonographie der Darstellungen, die ihre Wurzeln offensichtlich in der nordöstlichen Peloponnes haben und über längere Zeiträume weitergegeben wurden. Auch Schildbänder unterschiedlicher Prägung tragen mitunter Folgen von Bildern gleichen Inhalts.[29] Hatte eine Bildfolge bei den Bestellern besonderen Anklang gefunden, wurde sie demnach für neue Model übernommen. Einige besonders frühe Schildbänder gleichen sich so sehr, daß man sie für Abdrükke desselben Model halten könnte, wenn nicht in einer Folge fast identischer Bilder ein einziges durch ein ganz andersartiges ersetzt wäre.[30] Hier ist offenbar ein ganzer Model bis auf jenes eine Bild getreu kopiert worden.

Ähnlich kehren innerhalb bestimmter Zeitabschnitte auf zahlreichen Bändern immer wieder dieselben Bildschemata in mannigfachen Variationen wieder. Mitunter sind „Kopien“ auch durch Beischriften oder figürliches Beiwerk gegenüber dem Vorbild bereichert (Abb. 37–38).[31]

Eine Reliefdarstellung, die Aias mit der Leiche des Achill zeigt, trägt die Beischrift Archidamos. Man hatte sie damit erklärt, daß ein für jenes Thema geprägtes Bildmotiv hier auf einen inhaltlich verwandten Stoff übertragen sei. Ein soeben erst bekanntgewordener Reliefstreifen in Malibu mit Deianeira, die von dem Kentauern Nessos entführt wird, ist indessen mit einer ausführlicheren Beischrift erhalten, die besagt, daß Archidamos, der Argiver, dieses Schildband gefertigt hat.[32] Dies ist freilich auch der einzige Künstlername, der bislang von einem Schildrelief, ja überhaupt von einer archaischen Treibarbeit als Signatur überliefert ist.

Aus spätarchaischer Zeit sind einige Schildbänder und Ansatzplatten erhalten, die eine dünne Silberauflage tragen.[33] Die Reliefs erscheinen hier merkwürdig verschwommen und unklar. Die Technik, in der diese Silberschicht mit dem Bronzeblech verbunden wurde, ist naturwissenschaftlich noch nie untersucht worden. Die Transparenz der Silberauflage könnte jedoch dafür sprechen, daß sie bereits in der sonst erst in römischer Zeit für Vergoldungen belegten Quecksilbermethode (S. 159) aufgebracht worden ist.

Jedenfalls ist das Blech schon versilbert gewesen, als man die Reliefs trieb, denn wohl nur um die Silberschicht nicht zu verletzen, hat man es bei einer skizzenhaften Ausarbeitung belassen.

Die verschwommene Skizzenhaftigkeit der Reliefs zeigt im übrigen auch an, daß der Bilderschmuck der Waffen allmählich unwichtiger wurde. Wie zu Beginn des 5. Jh. v. Chr. die Panzer und Beinschienen nunmehr die anatomische Form der entsprechenden Körperteile wiedergeben, werden in dieser Zeit auch die Schilde karger. Nicht selten beschränken sich Schild-

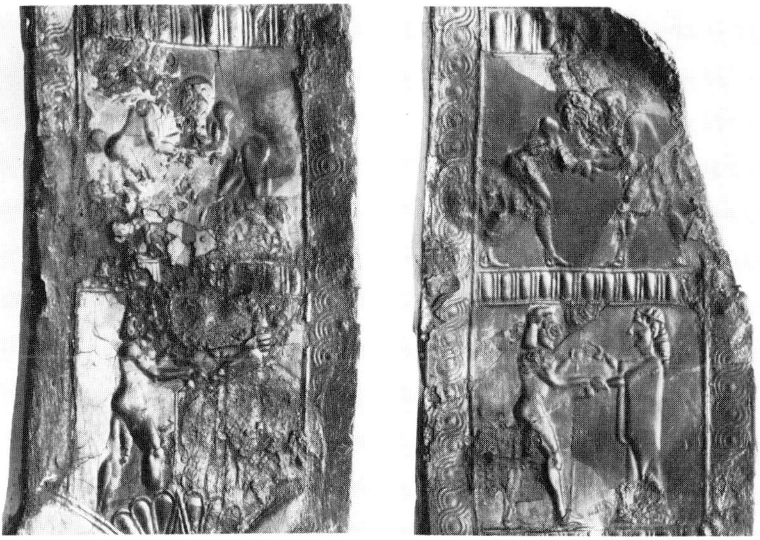

37 *Bilder zweier Schildbandreliefs, die aus derselben Model gewonnen sind, Olympia-Museum*

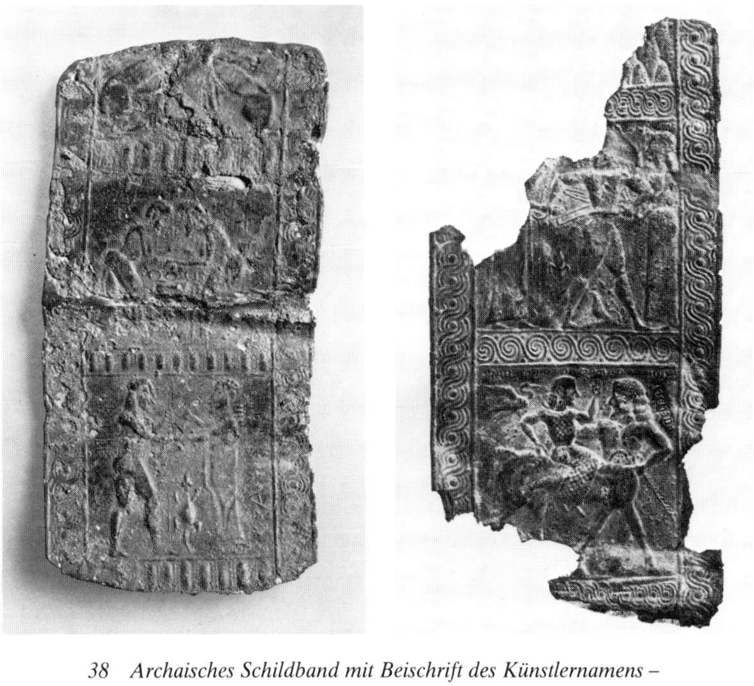

38 *Archaisches Schildband mit Beischrift des Künstlernamens – Malibu, Paul-Getty-Museum*

bänder, Ansatzplatten und Armbügel wieder auf ihre zweckbedingte Grundform und verzichten ganz auf Reliefbilder oder Ornamente.

Technisch wie künstlerisch hat die griechische Rüstung in archaischer Zeit ihre höchste Blüte erreicht. Mit dem Niedergang der Aristokratie in vielen griechischen Stadtstaaten war auch für prunkvollen Waffenschmuck die Zeit abgelaufen. Auf der anderen Seite erstarrte die spartanische Adelsgesellschaft zu einem reinen Militärregime, das an der künstlerischen Entwicklung keinen Anteil mehr nahm. Wenigstens unterscheidet sich der Außenbeschlag eines Schildes, den die Athener 425 v.Chr. bei Pylos von den Spartanern erbeuteten, in dem Flechtbandschmuck seines Randes in nichts von Schilden, die bereits zwei Generationen zuvor getragen worden waren.[34]

In derselben Zeit, in der in Griechenland die reiche ionische Frauentracht mit ihrem Chiton und kunstvoll gefälteten Mantel dem schlichten Peplos wich, wurde auch die Rüstung mehr und mehr zur bloßen Gerätschaft. Immer seltener haben die Sieger daher, wie es in archaischer Zeit üblich gewesen war, den der Gottheit gebührenden Anteil an der Beute unmittelbar in die Heiligtümer geweiht. Zwar gab ein goldener Schild, den die Spartaner 457 v.Chr. nach einem Sieg über die Athener bei Tanagra an den First des Zeustempels hefteten, immerhin noch eine Beutewaffe wieder.[35] Obwohl kein reales Beutestück, sondern dessen Spiegelung in wertvollerem Metall, ist dieser Schild der Spartaner gegen die Mitte des 5. Jh. v.Chr. bereits eine fast altertümelnde Trophäe, denn schon nach den Perserkriegen hat man mit der Kriegsbeute statuarische Anatheme finanziert.[36]

Erst in hellenistischer und vor allem auch in römischer Zeit drücken sich die sozialen Veränderungen und der Abschied von der Polis als herrschender Staatsform darin aus, daß es wieder zu umfangreicheren Waffenweihungen kommt, die nun sogar ein in archaischer Zeit nur selten erreichtes Ausmaß annehmen können.[37] Seit der ausgehenden Klassik wird von Herrschern und Imperatoren auch wieder eine prunkvollere Rüstung mit reichem Reliefschmuck getragen.

Neue Aufgaben an die Präzision griechischer Bronzearbeit stellten dagegen die Kriegsmaschinen, vor allem Geschütze, die, seit dem 4. Jh. v. Chr. immer weiter entwickelt, in hellenistischer Zeit zu höchster Perfektion ausreiften.[38] Räderwerke mit ineinandergreifenden Zahnrädern steigerten die Wucht und Treffsicherheit der Geschosse. Die Möglichkeit, Bewegungsrichtung und Geschwindigkeit durch mit- oder gegeneinanderlaufende, größere und kleinere Zahnräder zu verändern, hat man auch für andere Zwecke übernommen. So führte ein im 1. Drittel des 1. Jh. v. Chr. untergegangenes Schiff auch eine komplizierte kleine Maschine mit sich, die sich auf den jeweiligen Stand der Sterne einstellen ließ und es erlaubte, auf dem offenen Meer die genaue Position zu bestimmen.[39] Nach eingehenden Berechnungen waren die verschiedenen Zahnräder dieses „Astrolabs“ auf geschliffene Metallplatten gezeichnet und dann sorgsam ausgeschnitten und zurechtgefeilt worden.

Kessel

Wie sich im Kriege Reichtum, Selbstgefühl und Stand in prunkvollen, reich mit Figuren und Ornamenten geschmückten Rüstungen und Waffen äußerte, so im Frieden beim Symposion in kostbaren Prunkgefäßen. Von Grabfunden auf dem Boden Italiens abgesehen sind derartige Gerätschaften in Griechenland vor allem in Heiligtümern gefunden worden. Sie mögen daher vielfach gar nicht zu wirklichem Gebrauch, sondern von vornherein zur Weihegabe an die Gottheit bestimmt gewesen sein. In Gestalt und Herstellungstechnik entsprachen vermutlich auch diese Weihegaben in der Regel wirklichen Gebrauchsgefäßen, allerdings dürften sie an Größe und Aufwand diese in vielen Fällen übertroffen haben.

So hatte sich bereits im 8. Jh. v. Chr. der Dreifußkessel (S. 30ff.) vom einfachen Kochgerät zu einem Denkmal von mitunter monumentaler Größe entwickelt. Diesem geometrischen Dreifuß erwuchs im Laufe der griechischen Kolonisation und der Steigerung des Handels mit den Ländern des Nahen Ostens ein Konkurrent in der Gestalt andersartiger Kessel, die zunächst aus dem Orient importiert, bald in Griechenland selbst nachgeahmt und stilistisch umgesetzt wurden.[1]

Im Gegensatz zu den Dreifüßen, bei denen Kessel und Beine fest miteinander vernietet waren, blieben bei diesen orientalischen oder orientalisierenden Kesseln Gefäß und Untersatz getrennt. Als Importstücke sind einige aus Blech getriebene und mit Reliefs verzierte kegelförmige Untersätze erhalten, die oben mit einem Kapitell vernietet waren, das den Kessel trug (Abb. 39).[2] Diese geschlossenen Untersätze haben sich in Griechenland auf die Dauer offenbar nicht durchsetzen können. Sie wurden von griechischen Werkstätten nicht übernommen. Dagegen fanden andere, gleichfalls zunächst aus dem Osten importierte Untersätze nicht nur Abnehmer, sondern bald auch Nachahmer.

Das gilt beispielsweise für die Kesselwagen, mit Figuren in durchbrochenem Relief verzierte, vierseitige Untersätze auf Rädern, wie sie auf Zypern bereits im 2. Jahrtausend v. Chr. gegossen worden waren.[3] Ähnliche Kesselwagen scheint König Salomon von dem phönikischen Künstler Hiram bezogen zu haben. Auf Kreta und in Delphi gefundene griechische Imitationen stammen dagegen erst aus dem 7. Jh. v. Chr. Es war also ein bereits altertümliches Gerät, das die Griechen übernahmen und kopierten.[4]

Weit beliebter und verbreiteter waren wohl auch im Orient die sogenannten Stabdreifüße, die zunächst vom Osten importiert, in Griechenland alsbald nachgeahmt und weiter nach Westen exportiert worden sind.[5]

Die uns erhaltenen griechischen Stabdreifüße stammen überwiegend erst aus dem 6. Jh. v. Chr.[6] In dieser Zeit hatte sich bereits eine Grundform durchgesetzt, die im einzelnen freilich immer wieder abgewandelt worden ist. Schlechter ist es mit der Überlieferung von Stabdreifüßen des 7. Jh. v. Chr. bestellt. Wir kennen zwar die orientalischen Vorbilder, vor allem einen vollständigen Dreifuß in Ankara,[7] doch sind uns von den griechischen Imitationen – von Ausnahmen abgesehen – vor allem kleinere Fragmente erhalten.[8] Der Grund hierfür ist technischer Art. In vielen, vermutlich den meisten Fällen bestanden nur die Verbindungsglieder der einzelnen Stäbe aus Bronze, das eigentliche Gestänge jedoch aus Eisen, das im Laufe der Jahrhunderte meist verrottet ist. Als bronzene Verbindungsglieder dienten figürlich verzierte Manschetten, in denen sich eiserne Stangen vernieten ließen. Diese Technik erinnert wieder einmal daran, daß das Verschweißen einzelner Metallteile in archaischer Zeit immer noch problematisch war. Wenn im 6. Jh. v. Chr. ein heute in Berlin aufbewahrter Stabdreifuß aus Bronze noch in einem gegossen ist, kann das kaum als technische Glanzleistung gelten, sondern bezeugt eher die Mühen und Risiken, die man auf sich nahm, um ja keine Einzelteile nach dem Guß miteinander verbinden zu müssen.[9]

Ein Kesseluntersatz, den um 600 v. Chr. der Lyderkönig Alyattes nach Delphi stiftete, ein prunkvolles Gerät, turmartig ansteigend mit leiterartigen und waagrechten Streben zwischen den senkrechten Stützen und reichem Zierat an Pflanzen und Tieren, wird in der antiken Literatur nicht nur wegen seines Figurenschmucks gerühmt, sondern weil sein Meister Glaukos es verstanden hatte, ohne Nieten und Stifte die Teile dieses Untersatzes ausschließlich miteinander zu verschmelzen. Γλαύκου τέχνη „von der Kunst des Glaukos" wurde danach zu einer fast sprichwörtlichen Ruhmesfloskel für technische Meisterleistungen.[10]

Ähnliche Schwierigkeiten in der Herstellung bezeugt auch der umfangreichste Rest, der von einem griechischen Stabdreifuß des 7. Jh. v. Chr. auf uns gekommen ist.[11] Erhalten blieb hier das Oberteil mit rechteckigen Bildfeldern, in denen in durchbrochenem Relief gearbeitete Tiere stehen (Abb. 40–41). Ausnahmsweise sind hier nicht nur die Verbindungsstücke und figürlicher Zierat, sondern das gesamte Gestänge aus Bronze gegossen. Der Gießer bediente sich dafür des altbewährten direkten Wachsausschmelzverfahrens (S. 19f.). Er bildete also die einzelnen Teile in Wachs und setzte sie in Wachs bereits zusammen, um das Ganze dann in einem zu gießen. Beim Guß hat dann die flüssige Bronze nicht alle Partien erreicht. Der Guß ist nicht überall „gekommen" und mußte daher ergänzt werden. Auch dabei vermied der Künstler eine kalte Montage, sondern benützte den traditionellen Überfangguß, in dem schon ein Jahrhundert zuvor Gußfehler bei Dreifußbeinen oder Bronzetierchen korrigiert worden waren (S. 26ff. und S. 32).

Er schnitt also bereits vorhandene Bronzestangen zurecht, setzte sie in

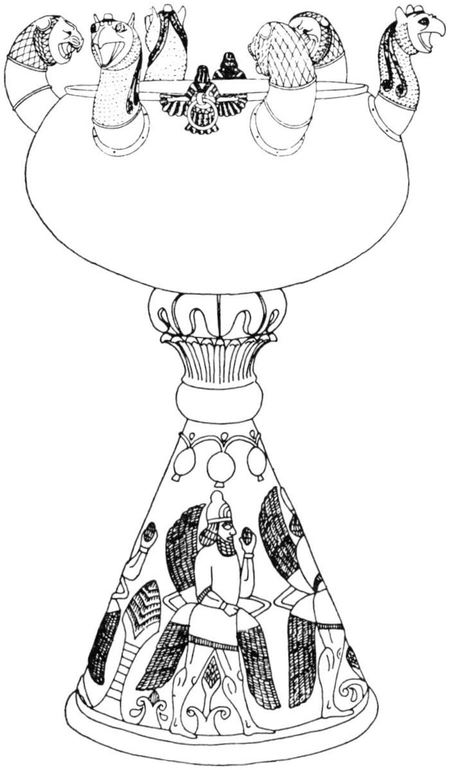

39 *Rekonstruktion eines Protomenkessels mit kegelförmigem Untersatz*

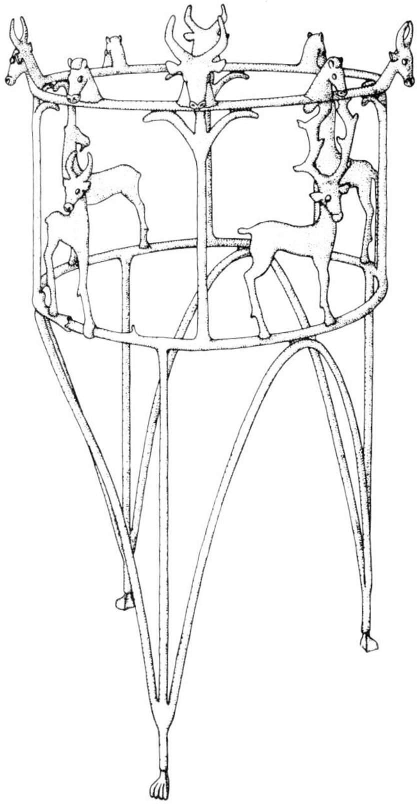

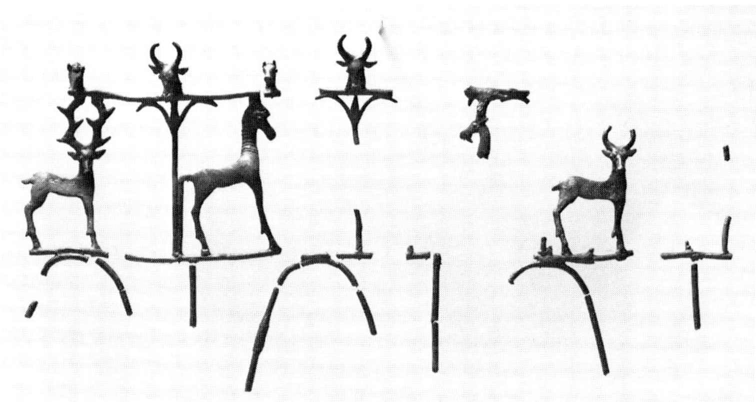

40/41 *Fragmente von einem Stabdreifuß des 7. Jh. v. Chr. und Rekonstruktion – Frankfurt a. M., Liebieghaus*

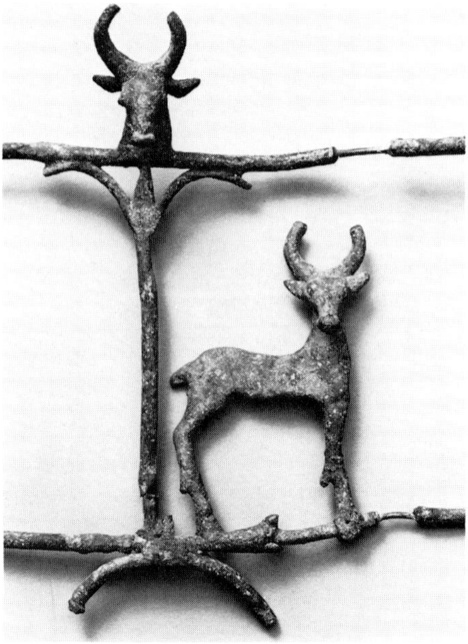

42 *Detail des Stabdreifußes Abb. 40/41*

die Lücken, umhüllte die Fugen mit Wachs, schloß dieses in Formerde ein, schmolz das Wachs aus und füllte den Hohlraum mit flüssiger Bronze. Recht deutlich ist eine solche Reparatur an der Stange unter dem Stier zu sehen, die zwischen den Beinen des Tieres in dem nach links folgenden, übergroßen Stück verschwindet, und deren Verbindung mit dem vorderen Stierhuf man dadurch festigte, daß man den Huf den ganzen Stab umschließen ließ (Abb. 42). Es spricht für die Unbefangenheit des Meisters, daß er für die Reparatur nicht nur glatte Stangen nahm, sondern auch eine mit Tierhufen von etwas geringerer Größe, die neben der Nahtstelle und etwas rechts von ihr sichtbar blieben. Das Flickstück war demnach von einem früheren Fehlguß in der Werkstatt liegengeblieben, bis es hier wieder gebraucht wurde.

Da die Bronze nach dem Guß nicht durchgehend überarbeitet wurde, sondern offenbar nur Überstände an den Eingußteilen und Entlüftungskanälen abgenommen sind, zeigt sie noch recht unmittelbar den Charakter der Wachsmodellierung. Das Gerüst bildeten die runden, 6–11 mm dicken Stangen, die im Wachs auf einem Brett ausgerollt, zurechtgeschnitten und miteinander verschmolzen worden waren, wobei man die Fugen mit kittendem Wachs verschmierte. In dieses Gestänge sind dann die Figuren eingefügt. Soweit sie im Profil erscheinen, hat man sie lebkuchenartig aus ausgewalzten Wachsplatten geschnitten, die Schnittkanten abgerundet und die

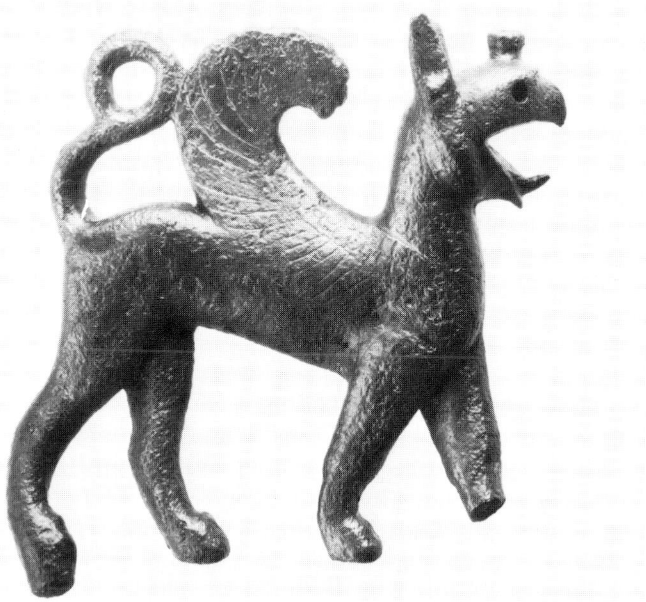

43 Schreitender Greif von einem archaischen Stabdreifuß – Olympia, Museum

Oberfläche etwas nachmodelliert. So wurden in die Schnauze des Pferdes Kerben eingedrückt, Ohren und Schnauze leicht abgesetzt und als Augen kleine Wachskügelchen eingedrückt. Kaum aufwendiger war es, die herausgewandten Köpfe des Stiers und des Hirschs zu bilden, für die das Volumen der Wachsplatte nicht genügte. Auch hier wurde nur der Umriß der beiden Köpfe mit Geweih und Hörnern herausgeschnitten und auf diesen Hintergrund die vorspringenden Teile des Schädels mit der Schnauze angesetzt, verknetet und die Fuge mit Wachs verschmiert. Aus freier Hand sind dann die auf der oberen Stange sitzenden Tierprotomen modelliert. Nur bei Stierköpfen hat man wiederum die vorderen Teile auf Wachsplatten gesetzt.

Die Modellierung des figürlichen Beiwerks wie auch des Gestänges wird also noch weitgehend von der Wachsarbeit bestimmt. Zu der Wirkung seiner Oberfläche gehört immer noch die rauhe, nicht überarbeitete Gußhaut. Darin steht dieser Stabdreifuß noch ganz in der Tradition von Bronzearbeiten des 8. Jh. v. Chr. (S. 23 ff.).

Obgleich von weiteren griechischen Stabdreifüßen des 7. Jh. v. Chr. keine ähnlich umfangreichen Reste auf uns gekommen sind, lassen kleinere Einzelglieder, bronzene Verbindungstüllen eiserner Gestänge, Aufsatzfiguren oder als Rinderhufe oder Löwenpranken gebildete Füße erkennen, daß sich den Bronzekünstlern vielerorts bereits neue Ansprüche stellten.[12]

Während die rauhe Haut eines nicht oder kaum überarbeiteten Rohgusses zum Reiz vieler geometrischer Tierfiguren gehörte, gibt es unter ihnen, wie auch unter den späteren Dreifüßen solche, aus deren Ausarbeitung bereits das Bedürfnis nach höherer Präzision und härteren Umrissen und Formen spricht.

Stabdreifüßen der 1. Hälfte des 7. Jh. v. Chr. sind unter anderem einige Statuetten schreitender Greifen zuzuschreiben, die mit den Zapfen unter ihren Füßen wohl in eiserne Querstreben eingelassen waren (Abb. 43).[13] Glatt geschliffen und poliert wirken diese nun nicht mehr wie in Bronze umgesetzte Wachsplastiken. Die Modellierung und vor allem auch die Kaltarbeit duldet hier keine Unbestimmtheiten und verwaschenen Übergänge mehr. Vielmehr ist jede Kontur und jede Einzelform aufs genaueste festgelegt und herausziseliert.

Die Entwicklung dieser bestimmteren, metallischeren Form geht einher mit der Verbreitung neuer handwerklicher Methoden. Einige dieser schreitenden Greifen scheinen auf den ersten Blick fast identisch. Tatsächlich ließ sich in eine von einem derartigen Greifen zur Probe abgenommene Form ein weiterer leicht einpassen. Diese Übereinstimmung ist gewiß nicht zufällig. Sie kann auch nicht allein daraus resultieren, daß der Künstler ein vorgegebenes Modell aus freier Hand aufs genaueste nachbildete, sondern verlangt ein mechanisches Reproduktionsverfahren. Man könnte hier an wiederverwendbare Gußformen denken (S. 78f.). Wahrscheinlicher sind jedoch Model für die Wachsmodelle.

Mit Modeln, die Ornamente oder Reliefs im Negativ festhielten, hatten bereits Werkstätten des 8. Jh. v. Chr. den Reliefschmuck von Dreifüßen vervielfältigt (S. 34ff.). Mit zweischaligen, deren Umriß dem Profil des Vorbildes folgte, ließen sich auch rundplastische Formen wiedergeben. Hierzu sind bei unseren Greifen Unterschneidungen möglichst vermieden, so daß sich die Wachsmodelle leicht aus den Halbformen lösen ließen. Nur die seitlich des Schädels aufragenden Ohren waren noch eigens anzusetzen und vielleicht auch die Höhlung des weit aufgerissenen Rachens nachzuarbeiten.

Es wäre theoretisch möglich, solche Halbformen zusammenzusetzen und durch die Öffnung in den Füßen den Hohlraum mit flüssigem Wachs zu füllen, nach dessen Erstarren man die Form öffnen und die Wachsfigur herausnehmen konnte. Andernfalls hat man jede Halbform für sich mit Wachs gefüllt und die so gewonnenen Halbfiguren im Wachs zusammengekittet.

Vielleicht hat im Laufe des 7. oder auch erst des 6. Jh. v. Chr. die zweite Methode vielfach die erste abgelöst. Jedenfalls scheint die Zusammenfügung von Halbfiguren zu einem rundplastischen Wachsmodell eine der Voraussetzungen für die Technik zu sein, in der im 6. Jh. v. Chr. Statuetten hohl gegossen worden sind (S. 111ff.).

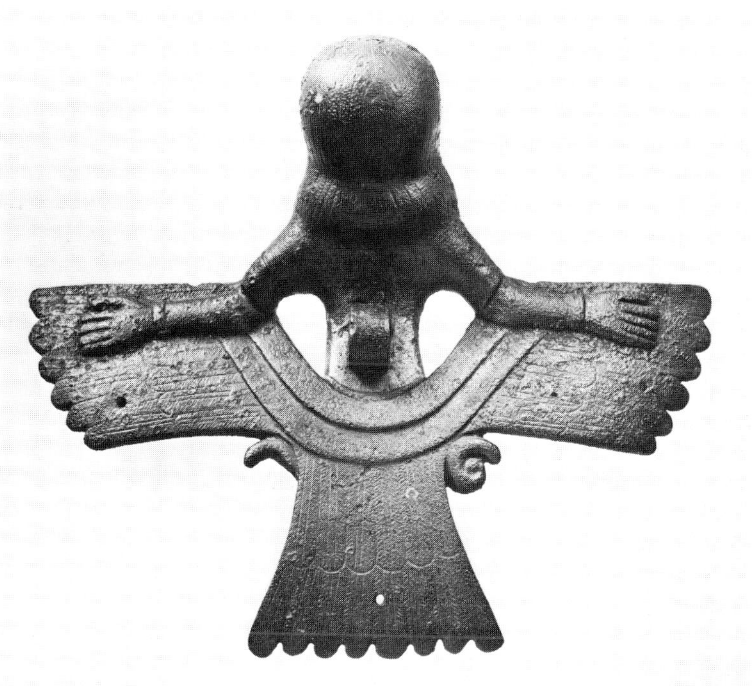

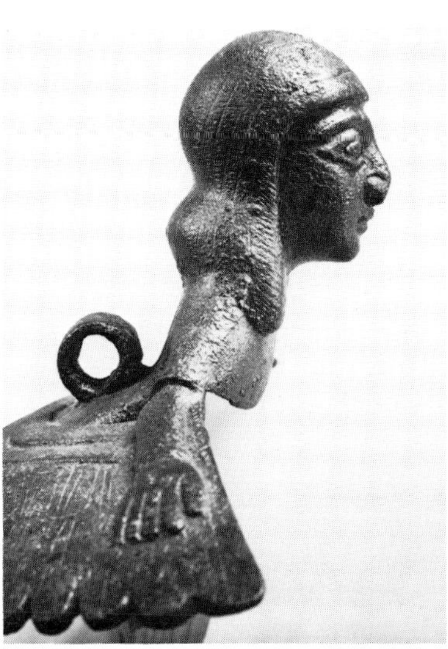

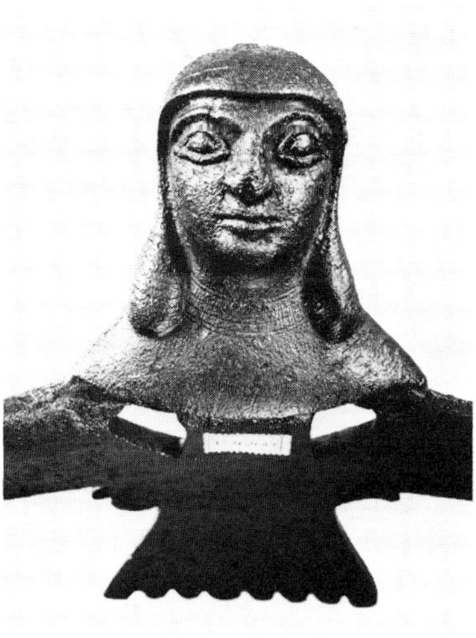

44/45 *Orientalische Kesselattasche – Olympia, Museum*

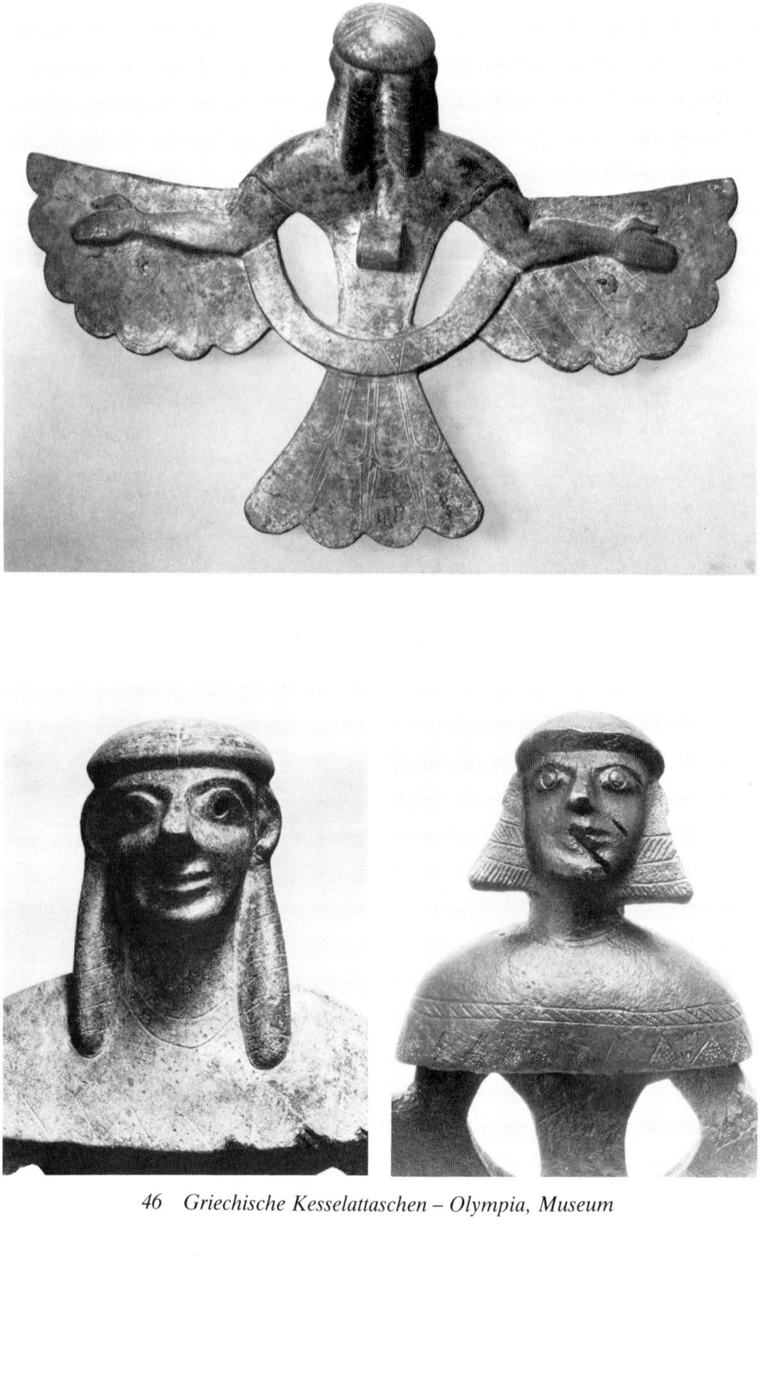

46 Griechische Kesselattaschen – Olympia, Museum

So sehr einige schreitende Greifen von Stabdreifüßen des 7. Jh. v. Chr. in ihrem plastischen Volumen übereinstimmen, so sehr unterscheidet sie dann wieder ihre Zeichnung. Abweichungen im Verlauf der Federn, wie auch zahlreiche andere Details zeigen deutlich, daß die Hilfsnegative für die Wachsmodelle nur die plastische Form, nicht aber die Zeichnung enthielten. Diese ließ sich natürlich leicht noch vor dem Guß in das Wachs eintragen. Die Schärfe der Linien zeigt jedoch, daß sie erst in die Metallhaut ziseliert oder zumindest in ihr nachgezogen sind.

Die für griechische Bronzen seit dem späten 8. und vor allem seit dem 7. Jh. v. Chr. immer wichtiger werdende Gestaltung des Erzes nach dem Guß unterscheidet diese vielfach auch von ihren orientalischen Vorbildern.

Zu den Bronzekesseln, die seit dem ausgehenden 8. Jh. v. Chr. aus dem Orient nach Griechenland eingeführt wurden, gehörten unter anderem figürliche Attaschen in Vogelgestalt mit menschlichen Köpfen.[14] Diese sogenannten „Assur-Attaschen", die im Orient eine alte ikonographische Tradition hatten, scheinen die Griechen besonders gefesselt und zur Nachahmung gereizt zu haben (Abb. 44–46). Bei den orientalischen Vorbildern wird die Oberfläche jedoch weitgehend von der rauhen, kaum überarbeiteten Gußhaut bestimmt und wirkt daher in vielen Einzelheiten ungenau, verschwommen und unbestimmt. Ganz anders die griechischen Imitationen mit ihrer ziselierten, nach dem Guß kalt nachgemeißelten und geschliffenen Epidermis und ihrer klaren, scharfen Gravierung. Diesem Gegensatz zwischen einer rauhen Gußhaut und einer intensiven Kaltarbeit entspricht im übrigen bereits die Modellierung; sie folgt einem grundsätzlich anderen Stilempfinden. Gegenüber den teigigeren Formen orientalischer Attaschen erscheinen die griechischen knapper und präziser. Die Glieder sind konsequenter aufeinander abgestimmt und aufeinander bezogen.

Zahlreiche Kessel der orientalisierenden Zeit der griechischen Kunst sind mit Protomen verbunden, mit Löwen und vor allem Greifenköpfen, die sich auf langen Hälsen vom Kesselrand emporrecken.[15] Obwohl diese Greifen wie auch die Löwenbilder ikonographisch orientalischen Ursprungs sind, ist bis heute unklar, ob derartige Protomenkessel orientalische Vorbilder haben, oder ob erst in Griechenland orientalische Bildmotive zu solchen Protomenkesseln umgebildet wurden. Bei einigen sind zwar die „Assur-Attaschen" orientalisch, doch schließt dies nicht aus, daß griechische Werkstätten vom Osten importierte Kessel mit eigenen Schöpfungen verbanden und die Protomen selbst aufnieteten.

Technisch gliedern sich diese Protomen in drei Gruppen. Wir unterscheiden getriebene, gegossene und eine kombinierte Gattung, bei der die Köpfe gegossen und die Hälse getrieben sind (Abb. 47–49). Unter ihnen sind die Getriebenen die ältesten, die Gegossenen die jüngsten, doch gibt es bei allen drei Gruppen wesentliche zeitliche Überschneidungen. Nur für die frühesten getriebenen Protomen wird von einigen Forschern eine Herkunft aus dem Nahen Osten erwogen, während andere alle Protomen für griechisch halten.[16] Neue Funde könnten das Bild wesentlich verändern, denn bislang ist noch kein einziger Greifenkessel im Orient ausgegraben worden.[17] Dies mag davor warnen, frühe Greifenprotomen in Griechenland orientalischen Werkstätten zuzuschreiben. Freilich bleibt zu bedenken, daß auch die orientalische Toreutik des 8. und 7. Jh. v. Chr. in den Heiligtümern Griechenlands offenbar besser überliefert ist als in ihren Heimatländern, und daß die Ausgrabungen in Olympia, Samos oder Delphi sich für ihre Kenntnis als ergiebiger erwiesen haben als solche in der Türkei, Syrien oder dem Libanon.

Soweit wir wissen, sind die getriebenen Protomen (Abb. 47) aus der freien Hand und nicht in eine in Holz oder anderem Material vorgebildete Form gehämmert. Sie scheinen im wesentlichen aus einem einzigen Stück Blech zu bestehen.[18] Jedenfalls sind keine Fugen oder Nähte zu erkennen. Zwar lassen sich Bleche so dicht miteinander vertreiben, daß die Verbindung zunächst unsichtbar wird, doch hätte die starke Korrosion, der viele von diesen Protomen über zweieinhalb Jahrtausende lang ausgesetzt waren, diese wieder an den Tag gebracht.

Mit ihren oft recht dünnen, langen, geschwungenen Hälsen und der komplizierten Form ihrer Köpfe mit den emporragenden Ohren und vorschnellenden, geöffneten Schnäbeln können diese Protomen als wahre Meisterleistungen der Treibkunst gelten. Da im Innern der Hälse zum Hämmern zu wenig Raum war, konnte dies nur von außen erfolgen. Als Gegenlager bedurfte man dann freilich eigens geformter Ambosse, die in das Innere der Protomen griffen und, um deren Extremitäten zu erreichen, der Gestalt und Bewegung dieser Kesselaufsätze zu folgen hatten. Von außen wurden auch graphische Details, Linien und Muster eingraviert und sich häufig wiederholende Schuppen mit Punzen aufgetragen.

Das Ganze verfestigte dann eine Füllung aus Sand und Bitumen. Man hat dies als Beweis für die orientalische Provenienz dieser Protomen angeführt, doch treten Teerquellen auch in Griechenland mancherorts zutage.[19]

Als in der 1. Hälfte des 7. Jh. v. Chr. die Ansprüche an die formale Durchbildung der Protomen wuchsen und man vor allem von den Köpfen größere Genauigkeit, Bestimmtheit und Detailfülle erwartete, war es offenbar nicht mehr möglich, sie nach wie vor aus einem einzigen Stück Blech zu treiben. Von nun an ist der Kopf häufiger für sich gearbeitet und auch in diesem das Innere des Schnabels (Abb. 130–131) eingesetzt.[20] So blieb genügend Raum, das Metall von innen wie von außen zu hämmern. Für die Füllung des Rachens hat man zu guter Letzt am Rand der Außenseite des Schnabels einen schmalen Falz nach außen gebogen, um den dann von innen der Rand des Gegenstücks nach außen greift. Auch andere Partien wurden bei späteren Protomen eigens eingesetzt.

Einem der jüngeren unter ihnen fehlt der Knauf auf der Stirn, der dort

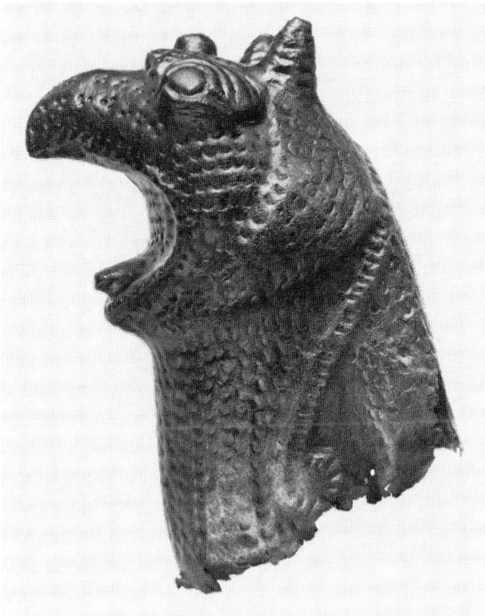

47 Getriebene Greifenprotome – Olympia, Museum

sonst regelmäßig erscheint und fest zum Bild dieser Fabelwesen gehörte[21] (Abb. 130–131). Er müßte somit für sich getrieben und aufgesetzt gewesen sein. Dafür fehlt jedoch ein Nietloch. Der Knauf kann daher nur auf eine andere Art mit dem Schädel verbunden gewesen sein. An Weichlot wäre hier zu denken, doch fehlt es bisher an sicheren Hinweisen für dessen Gebrauch in der Mitte des 7. Jh. v. Chr. Eher käme demnach wohl Harz, Teer oder Leim als Klebstoff in Frage, doch bleibt auch dies reine Spekulation.

Vor allem bestehen bei den jüngeren getriebenen Protomen die Augen nicht mehr wie der Kopf aus Bronze, sondern waren durch farbige Einlagen belebt, wobei sich von den aus Bein geschnittenen Augäpfeln die aus anderem Material geschnitzte Iris abhob. In deren Mitte erschien als Pupille der Nietkopf, mit dem man das Ganze häufig an den Hintergrund heftete.[22]

Den jüngsten und stattlichsten getriebenen Greifenprotomen fehlte die Füllung mit Bitumen. Sie sind hohl und daher so verformt und verknittert auf uns gekommen, daß es bei der künstlerisch bedeutendsten unter ihnen erst einer Rekonstruktion bedurfte, um wenigstens einen allgemeinen Eindruck der einstigen Gestalt zu gewinnen (S. 187 ff., Abb. 130–131).[23]

Der Verzicht auf diese die Form bewahrende Füllung resultierte möglicherweise aus der Größe und Höhe, die derartige Protomen um die Mitte des 7. Jh. v. Chr. erreicht hatten. Die stattlichsten von ihnen mögen von der Schulter des Kessels bis zu den Ohren über 70 cm hoch gewesen sein. Mit schwerem Sand und Bitumen gefüllt hätten sie vielleicht ein Gewicht erge-

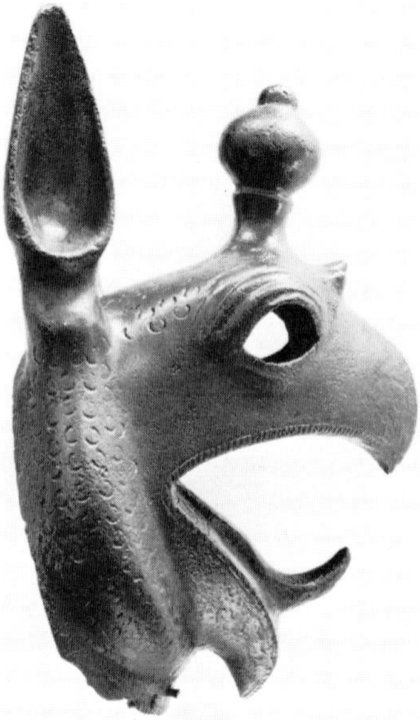

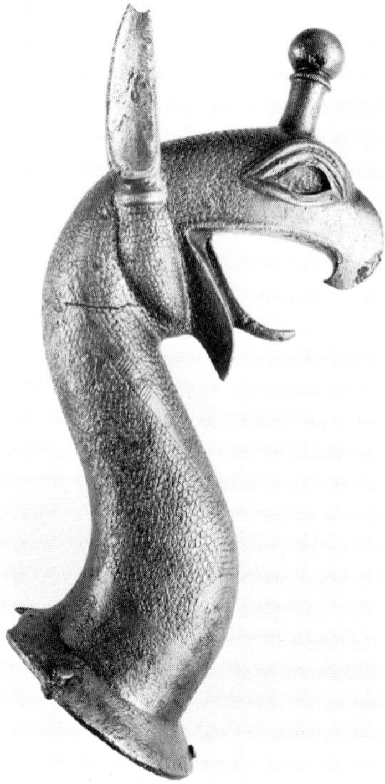

48 Gegossener Kopf einer ehemals mit einem getriebenen Hals kombinierten Greifenprotome – Olympia, Museum

49 Gegossene Greifenprotome – Olympia, Museum

ben, dem die Nietungen, mit denen sie auf den Kesselrand geheftet waren, nur schwer standgehalten hätten. Hohl belassen waren die Protomen freilich ungleich empfindlicher. Um vor allem dem Kopf eine dauerhaftere Gestalt zu geben, ist man, noch bevor die getriebenen Protomen ihre größten Dimensionen erreicht hatten, in einigen Werkstätten dazu übergegangen, gegossene Köpfe (Abb. 48) mit getriebenen Hälsen zu verbinden, wobei eine schmale Bronzeleiste die Fuge überdeckte.[24] Es war dabei wohl nicht allein die größere Festigkeit, die dazu drängte, mit dem Kopf einem besonders wesentlichen Teil der Protome größere Dauerhaftigkeit zu geben. Den Ausschlag gab vielleicht auch die komplizierte Gestalt dieser Köpfe mit ihrem hohen Stirnknauf, den langen, schlanken Ohren und den gekrümmten, scharfen Schnäbeln. Anders als die kompakteren frühen Protomen waren solche ausladenderen Formen ungleich schwerer in Blech zu treiben; sie waren sehr viel leichter in Wachs zu modellieren und im Wachsausschmelzverfahren zu gießen. Man brauchte dazu zwar wesentlich mehr

Metall, doch wog der geringere Arbeitsaufwand diese zusätzlichen Kosten auf.

So große und massige Protomen ließen sich jedoch nicht mehr massiv gießen. Das Schwinden des Metalls beim Erkalten hätte sonst unausweichlich dazu geführt, daß die Oberfläche mehrfach einsank und sich große Krater bildeten. So setzt mit den gegossenen Greifenköpfen in Griechenland der Hohlguß ein, der die Entwicklung der Bronzetechnik und Bronzeplastik in Griechenland in der Folge wesentlich bestimmte.

Die Technik des Hohlgusses war im Orient zu dieser Zeit schon seit langem bekannt. Ihre Frühform vertritt dort der bekannte akkadische Fürstenkopf aus Ninive aus dem 3. Jahrtausend v. Chr.[25] Große Teile, vor allem der Nackenpartie, sind hier noch massiv, doch geht von den Augen eine Höhlung aus, die den größten Teil des Schädelinneren umfaßt.

Als Importe aus dem Orient lernten die Griechen um 800 v. Chr. tiergestaltige Attaschen kennen, die freilich nicht eigentlich hohl sind, bei denen aber eine oft nur wenige Millimeter dicke Bronzewand einen tönernen Kern umschließt, was im übrigen später auch für die meisten sogenannten Hohlgüsse in Griechenland gilt.[26] Bei diesen Tierfiguren war das Gußmodell also nicht mehr nur aus Wachs gebildet wie in geometrischer Zeit. Am Anfang stand vielmehr ein tönerner Kern, um den herum man die Wachsgestalt schuf. Bei den frühen „Hohlgüssen" ist dieser Kern noch sehr schlicht. Nur eine walzenförmige Masse, die sich noch nicht bis zu den Gliedmaßen und dem Kopf erstreckt, steckt in ihrem Innern. Bei den Jüngeren folgt der Kern dagegen getreuer der äußeren Gestalt.

Damit der Kern, nachdem das Wachs ausgeschmolzen war, sich nicht verschob, mußte man ihn im Mantel mit durchgehenden Stiften verankern. Bei den frühesten griechischen Hohlgüssen, den Greifenköpfen, stellte sich dieses Problem freilich noch nicht, da hier in den Öffnungen des Halses und der Augen der Gußkern unmittelbar in den Mantel überging. Es ist daher vielleicht auch kein Zufall, daß die griechischen Bronzegießer an ihnen den Bronzehohlguß erstmals erprobten. Noch Generationen später hat man Statuetten vorzugsweise dann hohl gegossen, wenn ihre Gestalt ähnliche Möglichkeiten bot. Das gilt zum Beispiel für gelagerte Figuren oder hockende Tiere mit relativ großer offener Grundfläche, an der sich der Kern an den Mantel anschließen ließ. Dagegen sind stehende Figuren, vor allem kleineren Formats, die nur mit der Sohle auf der Grundfläche stehen, selbst in klassischer und hellenistischer Zeit überwiegend massiv.

Nicht als einzelne Geschöpfe, sondern zu sechsen oder mehr wachsen die Greifenprotomen vom Kesselrand auf und recken ihre Hälse empor. Wie bei den Sphingen ägyptischer Prozessionsstraßen oder den hockenden Löwen, die im Heiligtum von Delos nebeneinander aufgereiht sind, gehört es zur Wirkung und Bedeutung dieser Greifenkessel, daß ihre Vervielfältigung den Eindruck dieser mythischen Schreckenswesen steigert. Das verlangte von der Bildung der Protomen, daß nicht jede für sich gestaltet war, sondern daß die Köpfe sich möglichst identisch wiederholten. Tatsächlich gleichen einander aber nicht nur die Greifen ein und desselben Kessels. Innerhalb einer stilistischen Entwicklung, die die Greifen über anderthalb Jahrhunderte hin erfahren haben, begegnen uns vielmehr mehrfach bestimmte Standardtypen, die, von führenden Werkstätten immer wieder wiederholt, Kessel schmückten, die die verschiedensten Heiligtümer, die Delphi, Olympia oder auch die Akropolis von Athen erreichten.[27] Andere Gießereien haben sich gleichfalls an erfolgreichen Vorbildern orientiert. Für den einzelnen Kessel kam es aber vor allem darauf an, eine bewährte und verbindliche Form mehrfach wiederzugeben. Bei den schreitenden Greifen der Stabdreifüße hat man sich hierzu mit Hilfsnegativen für das Wachsmodell beholfen (S. 70). So mag man sich solcher auch für die Greifenköpfe bedient haben. Indessen ließ sich das Verfahren für die Greifenprotomen bislang nicht sicher nachweisen. So sehr viele Köpfe sich auch gleichen, hat sich unter ihnen bislang noch kein Paar gefunden, dessen Maße ebenso genau übereinstimmen. Es mag dies damit zusammenhängen, daß die Protomen sehr viel rundplastischer konzipiert sind als die einansichtigen schreitenden Greifen. Sie waren daher sehr viel schwieriger abzuformen. Statt Hilfsnegativen hat man sich daher vielleicht auch mit Schablonen beholfen. Anders als die massiven Figuren auf dem Gestänge der Untersätze waren die Protomen hohl zu gießen, eine Technik, die die Werkstätten sich ohnehin erst anzueignen hatten. So scheute man sich vielleicht, die Herstellung durch weitere ungewöhnliche Verfahren zusätzlich zu erschweren. Dennoch drängte die identische Form nach mechanischer Wiederholung und führte in der Spätzeit der Greifenprotomen dazu, daß man – soweit wir sehen – zum ersten Mal in Griechenland eine plastische Gestalt durch wiederverwendbare Gußformen serienmäßig reproduzierte.[28] Solche Teilformen sind uns zwar nicht im Original erhalten, aber aus drei in Samos gefundenen Fehlgüssen zu erschließen (Abb. 50). Über diese drei Fehlgüsse laufen vorn und hinten einander gegenüber, dem Umriß der Köpfe folgend, gerade Stege. Das sind die Stellen, an denen die Formschalen aneinanderstießen. Im wesentlichen genügten somit zwei Schalen. Nur zwischen den Ohren war noch eine dritte, kleinere Teilform einzusetzen. Es stellt sich danach noch die Frage, wie man bei diesem Verfahren den Kern bildete. Vermutlich wurde die ganze Hohlform erst mit Formerde ausgegossen. Diesen Abguß hat man dann um die Dicke der beabsichtigten Bronzewandung abgearbeitet und den Kern dann in gleichmäßigem Abstand von der Innenwand der Teilformen sicher verankert, als man diese wieder zusammensetzte. Andernfalls ließen sich die Teilformen mit Wachs auskleiden, bevor man die Kernmasse einfüllte. Das Ganze wurde dann in eine Gußgrube gesetzt und ringsum Sand festgestampft, so daß sich die Teilstücke der Form unter dem Druck des Metalls beim Guß nicht verschieben konnten. Nach dem Erkalten der Bronze wurden die Teilformen wieder abgenommen und standen für einen weiteren Guß bereit.

Ähnlich wird auch heute serienmäßig gegossen. In der Antike scheint sich das Verfahren jedoch nur beschränkt durchgesetzt zu haben. Die mit Teilformen gegossenen Greifenprotomen stehen dort merkwürdig isoliert. In der griechischen Kunst sind danach verhältnismäßig selten und auch nur einfachere Gegenstände so gegossen worden, und auch in römischer Zeit ist das Verfahren nur ausnahmsweise nachzuweisen.[29]

Greifenkessel sind im übrigen zwar die beliebtesten, aber nicht die einzigen Protomen, die in der orientalisierenden Zeit der griechischen Kunst als Kesselschmuck erscheinen. Bei einigen frühen Kesseln wechseln sich getriebene Greifen mit Löwenköpfen ab.[30] Darüber hinaus hatte man im Orient auch Kessel mit Rinderprotomen kennengelernt und diese nach Griechenland importiert.[31] Auch solche Rinderprotomen hat man offenbar nachgeahmt und in eine spezifisch griechische Formensprache übertragen. So wurde in Olympia ein großer getriebener Rinderkopf mit langem Hals gefunden, den man als Protome eines Kessels interpretieren könnte, der dann freilich zu den größten seiner Art gehörte.[32] Aus der Mitte des 7. Jh. v. Chr. stammt weiterhin ein gleichfalls in Olympia ausgegrabenes Augenpaar von einem gegossenen Rinderkopf, der allerdings nicht unbedingt zu einer Kesselprotome gehört haben muß. Auch an eine vollständige Rinderstatue wäre zu denken, die in dieser Zeit gewiß nicht ganz aus gegossenen Teilen bestanden hätte, sondern ähnlich den Greifenprotomen der kombinierten Technik (s. S. 76) gehämmerte und gegossene Teile in sich vereinte.[33]

50 Mit Teilformen gegossene Greifenprotome – Samos, Museum

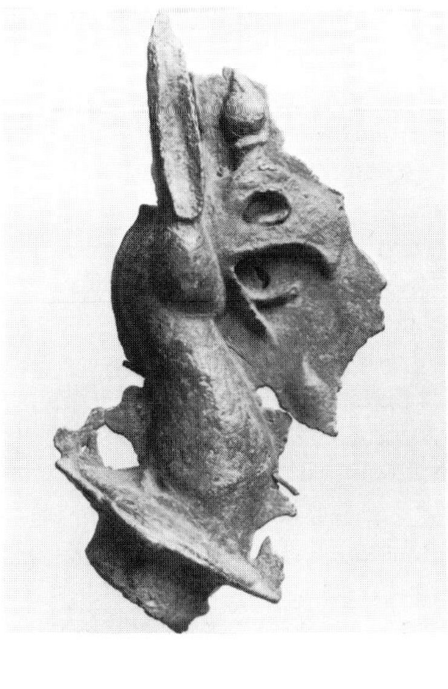

Kratere und andere Gefäße

Neben den Dreifüßen, die nach wie vor in griechische Heiligtümer geweiht wurden, gehörten die Protomenkessel zu den stattlichsten Weihegaben der frühgriechischen Kultur. Außer ihnen hat man aber nicht nur Waffen (S. 48ff.), sondern mancherlei anderes Gerät der Gottheit übereignet, so daß uns die Funde in den großen Heiligtümern Griechenlands ein sehr breites Bild von der Entwicklung griechischer Bronzekunst in archaischer Zeit vermitteln.[1] Hinzu kommen die reichen Beigaben in etruskischen Gräbern, die nur zum Teil in Italien selbst entstanden sind. Zwar hat der Export von Bronzegefäßen aus Griechenland wohl nie den Umfang erreicht wie bei den schwarz- oder rotfigurigen Tongefäßen. Dennoch sind griechische Bronzegefäße sogar weit über Italien hinaus nach Gallien und selbst nach Skandinavien gelangt.

Wie die attischen und korinthischen Töpfer und Vasenmaler weitgehend auf den Export angewiesen waren, zogen wohl auch die griechischen Bronzewerkstätten des 7. und 6. Jh. einen guten Teil ihres Gewinns aus dem Handel mit den Barbaren. Wie bei den Vasen müssen auch die Bronzegießereien und Werkstätten exportorientierter griechischer Stadtstaaten auf den Märkten des Mittelmeers miteinander konkurriert haben. Anders als bei den Vasen ist es bei Bronzegerät jedoch selten möglich, es einer bestimmten Landschaft zuzuweisen. So ist immer noch umstritten, ob der berühmte Krater von Vix (S. 83ff., Abb. 53–54) aus einer lakonischen oder unteritalienischen Werkstatt stammt.[2] Der Form nach ist er zwar ein „lakonischer Krater“, aber wie „argolische Rundschilde“ oder „korinthische Helme“ auch andernorts hergestellt wurden, blieb dieser in Lakonien entwickelte Gefäßtypus nicht auf jene Landschaft beschränkt. Jedenfalls ist die Gestalt und Form dieser Gerätschaften in Griechenland für griechische Bedürfnisse entwickelt worden, und griechische Gefäße, die in Italien oder Gallien gefunden worden sind, entsprechen daher solchen, die auch im Mutterland selbst benützt wurden. Zwar ist uns in Griechenland kein archaisches Prunkgefäß ebenso vollständig erhalten wie der reich verzierte Krater von Vix, doch läßt ein Henkelbruchstück in Olympia auf einen ähnlichen großen und anspruchsvollen schließen.[3] Nach wie vor geben uns die Funde in den Heiligtümern in Griechenland selbst Kunde von der Entwicklung und Gestalt griechischer Bronzegefäße. Aber wie geometrische Dreifußkessel zwar nur aus Heiligtümern bekannt sind, nach dem Zeugnis Homers[4] aber auch in den Versammlungsräumen des Adels den Reichtum ihrer Besitzer vor Augen führten oder bei Kampfspielen als Preis ausgesetzt werden konnten, spiegeln auch die bronzenen Schalen, Becken, Kannen und Mischkrüge das Selbstgefühl einer Oberschicht, die bei Gelagen ihren Reichtum zur Schau stellte, an dem sie auch die Gottheit durch Weihegeschenke teilhaben ließ.

In demselben Maße, wie gegen Ende des 7. Jh. v. Chr. Bedeutung und Beliebtheit der Greifenkessel sinken, steigen Aufwand und Pracht bei anderem Bronzegeschirr. Zwar hatten auch im 8. und früheren 7. Jh. v. Chr. Gefäße, die für den täglichen Gebrauch aus Ton bestanden, durch den Bronzeschmied dauerhaftere Gestalt erhalten. Mehr und mehr werden sie nun aber mit Ornamenten und figürlichem Schmuck bereichert.

Diese Entwicklung geht überein mit der Erfindung oder zumindest der Vervollkommnung eines neuen Verfahrens, verschiedene Teile zu einem Ganzen zu vereinen. Wie bei den Dreifüßen Henkel oder Beine und bei den Greifenkesseln Attaschen oder Protomen mit Nieten an den Gefäßleib geheftet wurden, hat man zwar nach wie vor Gefäßhenkel angenietet, doch war es den Künstlern von nun an auch möglich, solche anzulöten.

Wir unterscheiden heute zwischen Weichlot, einem Metall mit niedrigem Schmelzpunkt (unter 450°), also vor allem Blei oder Zinn und Hart- oder Hammerlot, einem Verbindungsmetall oder einer Legierung, deren Schmelzpunkt dem der Bronze nahekommt und die Einzelteile daher dauerhafter miteinander vereint.

In den antiken Textquellen ist zwischen beiden nicht grundsätzlich unterschieden. Verwirrend kommt hinzu, daß Plinius, dem wir die meisten technischen Mitteilungen über das Löten verdanken, selbst nur ganz ungefähre Vorstellungen vom Bronzehandwerk hatte und Verschiedenes miteinander verwechselte. Als Lötmasse nennt er daher Materialien, die dafür kaum in Frage kommen.[5] Tonerde für Eisen war natürlich kein Bindemittel, sondern diente nur dazu, die Form zu bilden, die die Lötmasse beim Löten an der Nahtstelle hielt; sie wurde nach dem Erkalten abgeschlagen. Öl und vor allem Harz zur Verbindung von Zinn und Blei mag dagegen tatsächlich bei Gegenständen, die keiner Hitze ausgesetzt waren, als Klebstoff gedient haben. Wahrscheinlich benützte man sie jedoch wie noch heute, um zu verhindern, daß das Metall beim Löten zu stark der Luft ausgesetzt wurde, da es bei größerer Hitze sonst zu schnell oxydiert und das Lot dann nicht mehr haftet.

Als Erfinder des Lötens von Eisen nennt die antike Literatur Glaukos von Chios.[6] Von seiner Hand stammte der Dreifuß, den der Lyderkönig Alyattes, der um 600 v. Chr. regierte, nach Delphi geweiht hatte (S. 66), während nach Eusebios die Erfindung des Lötens bereits in der 22. Olympiade (692 v. Chr.) gelang. Von dem Stabdreifuß des Alyattes berichten Herodot und Pausanias ausdrücklich, daß die einzelnen Stücke nicht vernietet seien, sondern durch eine Verbindungsmasse zusammengehalten würden, über deren Art wir jedoch nichts Näheres erfahren.

Den praktischen Anforderungen hatte die Niettechnik an sich durchaus genügt. Flicken an Kesseln zeigen, daß man auch mit Nieten Bleche wasserdicht an andere zu heften wußte und die Nietköpfe an Henkeln so gut zu vertreiben verstand, daß das Gefäß seinen Inhalt bewahrte. Tatsächlich sind während der ganzen Antike immer wieder Gefäße zusammengenietet worden. In erster Linie entsprang die Löttechnik wohl dem ästhetischen Bedürfnis, die Einzelteile eines Geräts unsichtbar miteinander zu vereinen. Entsprechend hat man auch dort, wo man auf Nieten nicht zu verzichten wagte, sie doch möglichst zu verbergen gesucht. Attaschen wurden daher nun nicht mehr ausschließlich durch Nieten, die von innen nach außen reichten und beiderseits in Köpfen endeten, an einen Kessel geheftet, sondern immer häufiger waren sie bereits beim Guß mit einem Stift versehen, dessen Ende nur im Inneren des Gefäßes erschien.

Während das Nieten verlangt, daß die Teile übereinandergreifen, lassen sie sich durch Löten scheinbar spurlos verbinden. Der technische Aufwand wird damit unsichtbar. Wie die geometrischen Dreifüße oder die Greifenkessel der orientalisierenden Zeit, bestehen auch die archaischen Kratere, Schalen oder Becken aus gegossenen und aus getriebenen Teilen. Nach wie vor sind Henkel, Füße und das figürliche Beiwerk, sowie jetzt auch die Gefäßmündungen gegossen, der eigentliche Gefäßleib aber ist getrieben. Die Fugen entsprechen hierbei der formalen Gliederung des Gefäßes. Bei dem Fuß liegen sie in der Einziehung am unteren Rand des Gefäßkörpers, während oben oft an dem Knick zwischen der Schulter des Gefäßkörpers und dem Hals die gegossene Partie beginnt.

Um die Verbindungsfläche zu vergrößern und damit die Haltbarkeit zu steigern, verlaufen die Fugen oft nicht senkrecht zur Außenwand, sondern sind schräg geschnitten (Abb. 51). Noch in römischer Zeit ist in die Fügungsfläche der gegossenen Teile oft auch eine Kerbe eingeschnitten, in die die Blechränder auch noch eingehämmert werden konnten (Abb. 52).

Das Blech der Gefäßkörper ist in der Schulterzone oft wesentlich dicker als in den unteren Partien. Da getriebenes Metall der Korrosion sehr viel weniger widersteht als Gußstücke, blieb außer den gegossenen Teilen nicht selten nur jene dickere Schulterpartie bewahrt.

Die wechselnde Dicke resultierte auch aus der unterschiedlichen Beanspruchung der einzelnen Gefäßteile, denn die flächigeren Schulterzonen besaßen von sich aus eine geringere Stabilität, als die stärker gewölbten unteren Partien. Aber auch aus dem Ablauf des Treibens konnten sich solche Differenzen ergeben. Trieb nämlich der Kupferschmied zunächst aus der Mitte einer Kupferplatte den unteren Gefäßteil heraus, wurde vor allem das Blech der steileren Seitenpartien stärker ausgedünnt, während die nach innen eingeschlagene Schulter entsprechend dicker ausfiel. So jedenfalls würde heute ein Handwerker vorgehen, der seinen Werkstoff als Blech gleichmäßiger Dicke aus einem Walzwerk bezieht. Das Auswalzen von

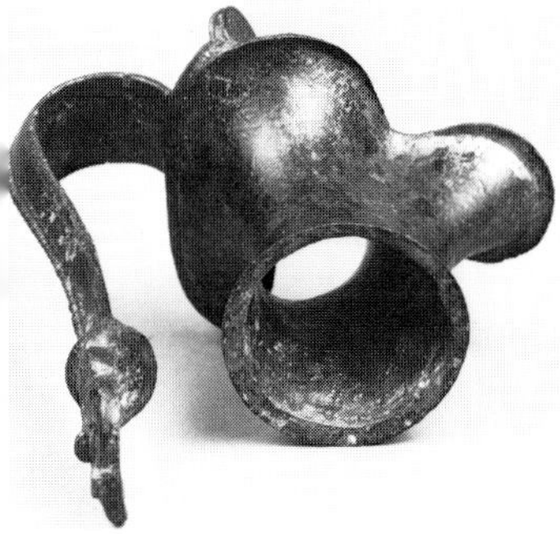

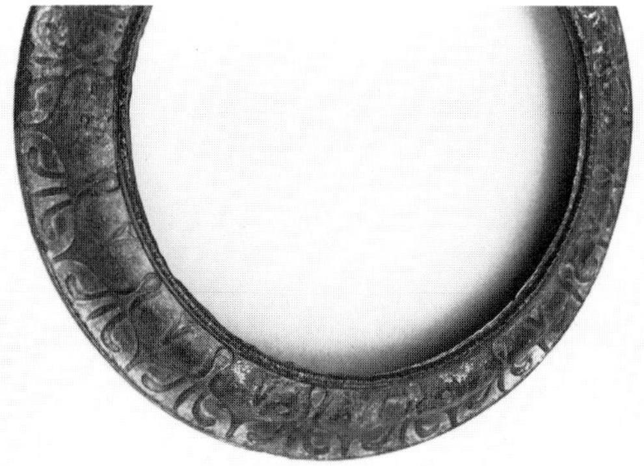

51 Gegossener spätarchaischer Kannenhals mit schräg geschnittenem unteren Rand – Frankfurt a. M., Liebieghaus

52 Kaiserzeitlicher Gefäßfuß mit Kerbe für den getriebenen Gefäßkörper – Frankfurt a. M., Liebieghaus

Kupfer war in der Antike jedoch wohl unbekannt. Statt dessen konnte man zwar Bronzeplatten gießen, doch waren diese immer noch mehrere Millimeter dick, und bei reinem Kupfer war auch dieser Weg durch die geringe Gießfähigkeit dieses Metalls weitgehend verstellt. So werden die griechischen Gefäßschmiede vielleicht nicht von Blechen, sondern von Barren oder mehr oder weniger amorphen Kupferklumpen ausgegangen sein. Dann aber erübrigte es sich, das Metall zunächst flach zu schlagen. Auch ohne diesen Umweg ließ es sich in die gewünschte Form treiben.

Wie unter den Waffenschmieden scheinen auch bei der Gestaltung aufwendiger Bronzegefäße die Werkstätten der Peloponnes führend gewesen zu sein. Neben dem korinthischen und argivischen blühte jedoch noch bis ins 5. Jh. v. Chr. vor allem das spartanische Kunsthandwerk. Einer spartanischen Werkstatt verdanken wir vielleicht auch das wohl stattlichste griechische Bronzegefäß, das bislang vollständig geborgen werden konnte, den nicht weniger als 1200 Liter fassenden, 164 cm hohen Krater, der in Frankreich in Vix zutage kam und sich heute in Chatillon sur Seine befindet (Abb. 53–54).[7]

Der riesige Kesselleib ist in reiner Kaltarbeit getrieben, ohne ihn beim Hämmern, bei dem das Metall seine Geschmeidigkeit mehr und mehr verliert, zu erhitzen. Dennoch erscheint das dünne Blech makellos, ohne Fehler und Reparaturen. Mit dem Schaber und mit Schleif- und Poliermitteln ist die Oberfläche so fein geglättet, daß die Abdrücke des Hammers nur unter dem Mikroskop noch zu erkennen sind. Wie der Vasenkörper mit dem Hals wurde auch der Fuß aus Blech getrieben, aber aufgelötet. Die Gefäßmündung setzt sich aus zwei gegossenen Hälften zusammen. Einzeln oder in Gruppen gegossen und sorgfältig nachgearbeitet sind die Figuren des Frieses, der sich um den Gefäßhals zieht. Das Ganze bekrönt eine freistehende Statuette auf einem Deckelsieb, durch das man den Wein in das Mischgefäß goß. Henkel und andere Einzelteile sind aufgenietet, wobei ihre Plazierung teilweise Versatzmarken in alphabetischer Reihenfolge markierten. Mit diesen Versatzmarken wurde die Theorie begründet, daß man zur Transporterleichterung die Henkel getrennt mitlieferte. Bei einem Gewicht von jeweils 45 kg gegenüber einem Gesamtgewicht von über 208 kg wäre dies durchaus sinnvoll, doch scheint gerade der Platz für die Henkel nicht durch Versatzmarken bestimmt zu sein. Im übrigen hat man in der Antike auch gewichtigere Kunstwerke intakt zu transportieren gewußt. In Gallien wurde der Krater in einem Grab gefunden. Wir wüßten gerne, an was für eine Bestimmung der griechische Meister dachte, der ihn schuf. Mit einem Gelage, bei dem aus einem einzigen Gefäß 1200 Liter Wein ausgeschenkt werden sollten, wird auch er kaum gerechnet haben. Obwohl er also eine höhere, übertragene Funktion als Grabbeigabe oder Weihegeschenk im Auge gehabt haben muß, hat der Künstler das Gefäß dennoch als wirklichen Mischkrug, einschließlich des Deckelsiebes zum Filtern des Weines gebildet. Man mag dabei an Teile archaischer Tempel erinnern, wie etwa die Schwelle des Apollo-Tempels auf Naxos, die sich 120 cm über das Niveau des Pronaos und der Cella erhebt und auch nicht zu überschreiten war.

Ein ähnlicher Befund wie bei dem Krater von Vix liegt bei einem stilistisch verwandten, wenngleich wesentlich kleineren Krater in München vor, der 1981 aus Konservierungsgründen auseinandergenommen werden mußte, wobei sich wichtige Erkenntnisse für die Herstellungsweise solcher Kessel ergaben.[8] Hier entdeckte man auf der Henkelinnenseite Versatzmarken, die mit Zeichen auf der horizontalen Oberseite des Mündungsreifens korrespondierten. Von diesen Buchstaben hat einen die Bohrung für einen Stift zur Henkelmontage fast getilgt, woraus zu Recht geschlossen wurde, daß solche Marken nicht eine Zerlegung und spätere Wiederzusammensetzung nach einem Transport vorsahen, sondern tatsächlich für die Montage im Atelier gedacht waren. Nicht weniger wichtig waren genaue Untersuchungen der beiden Henkel. Sie zeigen in ihrem Innern Eindrücke und Wachstropfen, die nur entstanden sein können, als man das Wachs von innen in ein Hilfsnegativ einfügte. Für den Gebrauch von Hilfsnegativen sprechen auch die Maße, die bei beiden Henkeln nur um höchstens 2 mm differieren. Dennoch unterscheiden sich die beiden Henkel äußerlich. Von den Gorgonen, die ihre Basis bilden, ist die eine kleinteiliger und weniger akzentuiert, die andere großzügiger durchgebildet und weniger mit Ornamenten beladen (Abb. 55–56). Die Unterschiede sind so charakteristisch, daß man annehmen muß, daß zwei verschiedene Meister eine durch einen gemeinsamen Model festgelegte Grundform entweder im Wachs nach der Abnahme der Hilfsnegative oder in Kaltarbeit ausgestalteten. Dabei waren die Unter-

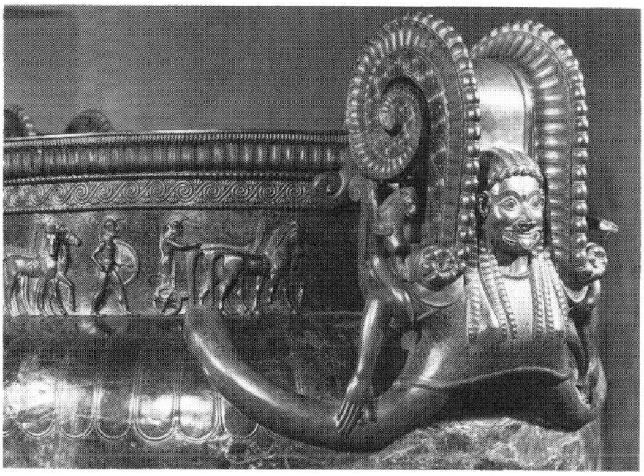

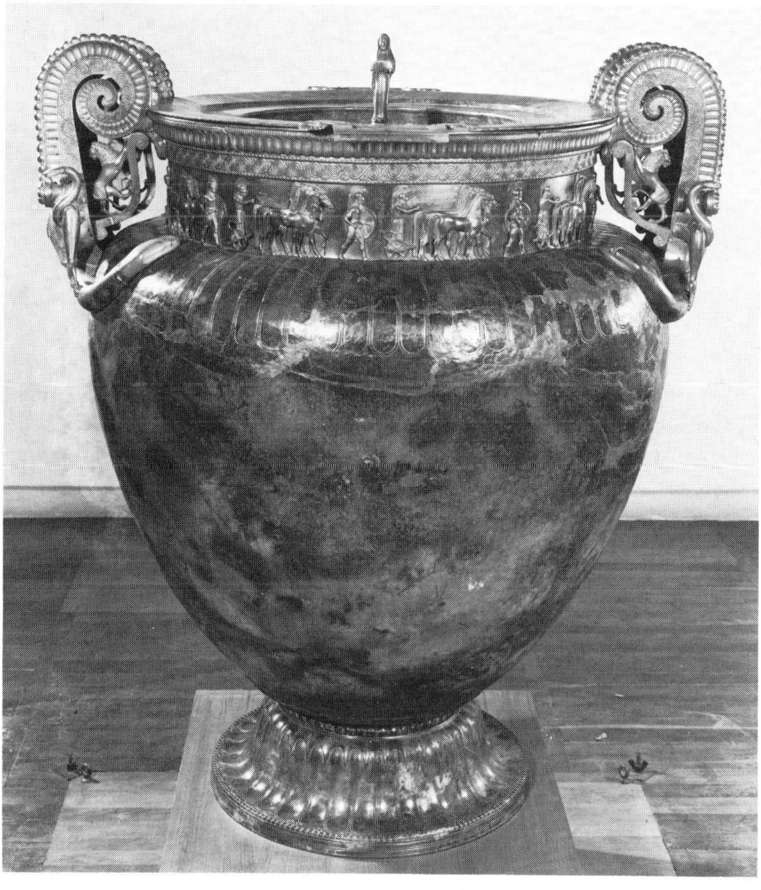

53/54 *Lakonischer Krater des 6. Jh. v. Chr. aus Vix – Châtillon sur Seine, Museum*

schiede durchaus zu vermeiden und der Arbeitsaufwand nicht so groß, als daß man nicht ein und demselben Meister die Ausarbeitung der entsprechenden Teile hätte überlassen können. Vielmehr sind die Abweichungen wohl nur mit einem Stilwillen zu erklären, der innerhalb der Einheitlichkeit Vielfalt fordert (vgl. a. S. 110ff.). Ein so einfühlsames, sorgsam eingehaltenes Variationsbedürfnis sticht deutlich ab von vielen, wesentlich serienmäßiger behandelten Gefäßteilen des 5. Jh., mit denen man eine offenbar sehr stark ausgeweitete Massenproduktion ermöglichte.[9] Abgesehen von Sparta, wo im Laufe des 5. Jh. v. Chr. alles künstlerische Leben erstarb (vgl. a. S. 64), haben jedoch auch im 5. und 4. Jh. v. Chr. vor allem offenbar peloponnesische Werkstätten ihre handwerkliche Tradition gewahrt.[10] Korinthische Gefäße waren noch Jahrhunderte später bei römischen Sammlern so begehrt, daß nach der Zerstörung der Stadt und der Vertreibung ihrer Bewohner die von Caesar dort angesiedelten Soldaten die Nekropolen nach Gefäßen durchwühlten,[11] die von Kennern teuer bezahlt wurden.

Im ganzen geht freilich im 5. und 4. Jh. v. Chr. vor allem die Bedeutung der Gieß- und Kaltarbeit zumal bei dem Gefäßhenkelschmuck zurück. Dennoch hat auch das 4. Jh. v. Chr. noch so meisterhafte Gefäße wie den Krater von Derveni hervorgebracht.[12]

Dieser Krater (Abb. 57), vermutlich ein Werk einer korinthischen Werkstatt, wurde in einem Grab nördlich von Thessaloniki gefunden. Dort war er einem makedonischen Aristokraten ins Jenseits mitgegeben worden. Andere Prunkgefäße aus griechischen Werkstätten hat man in den Donauländern, ja selbst in Südrußland entdeckt. Wie einst die Etrusker wichtigste Abnehmer archaisch-griechischen Kunsthandwerks waren, scheinen die griechischen Toreuten der späten Klassik nicht zuletzt für den mächtigen Feudaladel des nördlichen Balkan gearbeitet zu haben, der, anders als die Etrusker, die in ihrer Machtsphäre keine fremden Kolonien duldeten, durch griechische Pflanzstädte der nördlichen Ägäis und an den Schwarzmeerküsten eine engere Symbiose mit der griechischen Kultur eingegangen war.

Obgleich immerhin 91 cm hoch, steht der Krater von Derveni hinter dem von Vix an Größe weit zurück. Während fast alle anderen antiken Bronzen im Laufe der Jahrhunderte eine hell- oder dunkelgrüne, bisweilen auch schwarze oder silbergraue Patina angenommen haben, prangt der Krater von Derveni noch in dem ursprünglichen Goldglanz, der der Bronze eigen ist.

Die hier vollplastischen Figuren der Halszone und die zwischen ihnen im Relief gegebenen schreitenden Tiere und Efeuranken sind gegossen und dann auf den getriebenen Gefäßkörper appliziert. Dabei heben sich die silbernen Ranken farblich von dem goldfarbenen Bronzegrund ab. Ebenso die Weinranke, die das Gefäß unterhalb der Schulterzone umschlingt. Darunter sind Darstellungen des Dionysos und der Ariadne mit ihrem Gefolge aus dem Blech des Gefäßleibes herausgetrieben. Von außen hat der Toreut

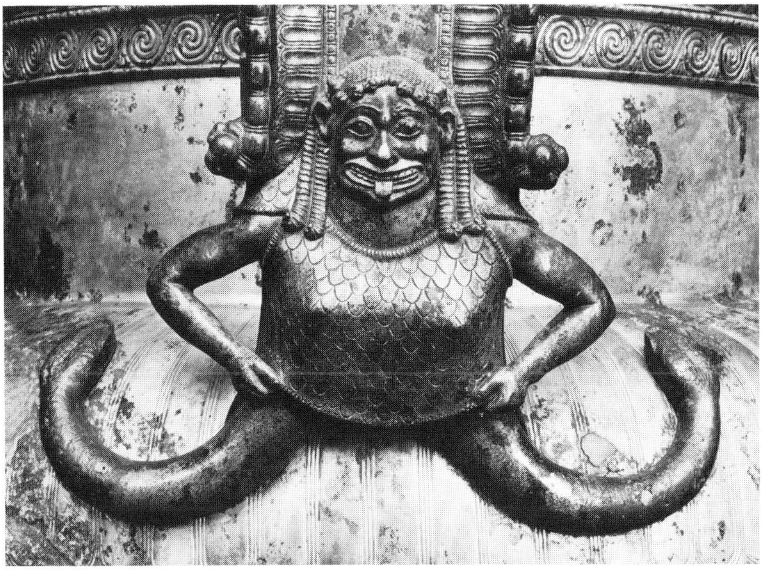

55/56 Gegossene Henkelfiguren eines lakonischen Kraters des 6. Jh. v. Chr. – München, Antikensammlungen

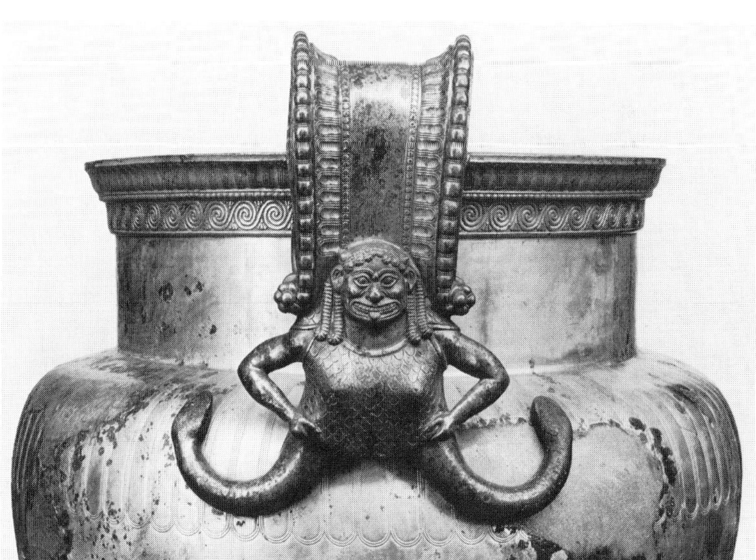

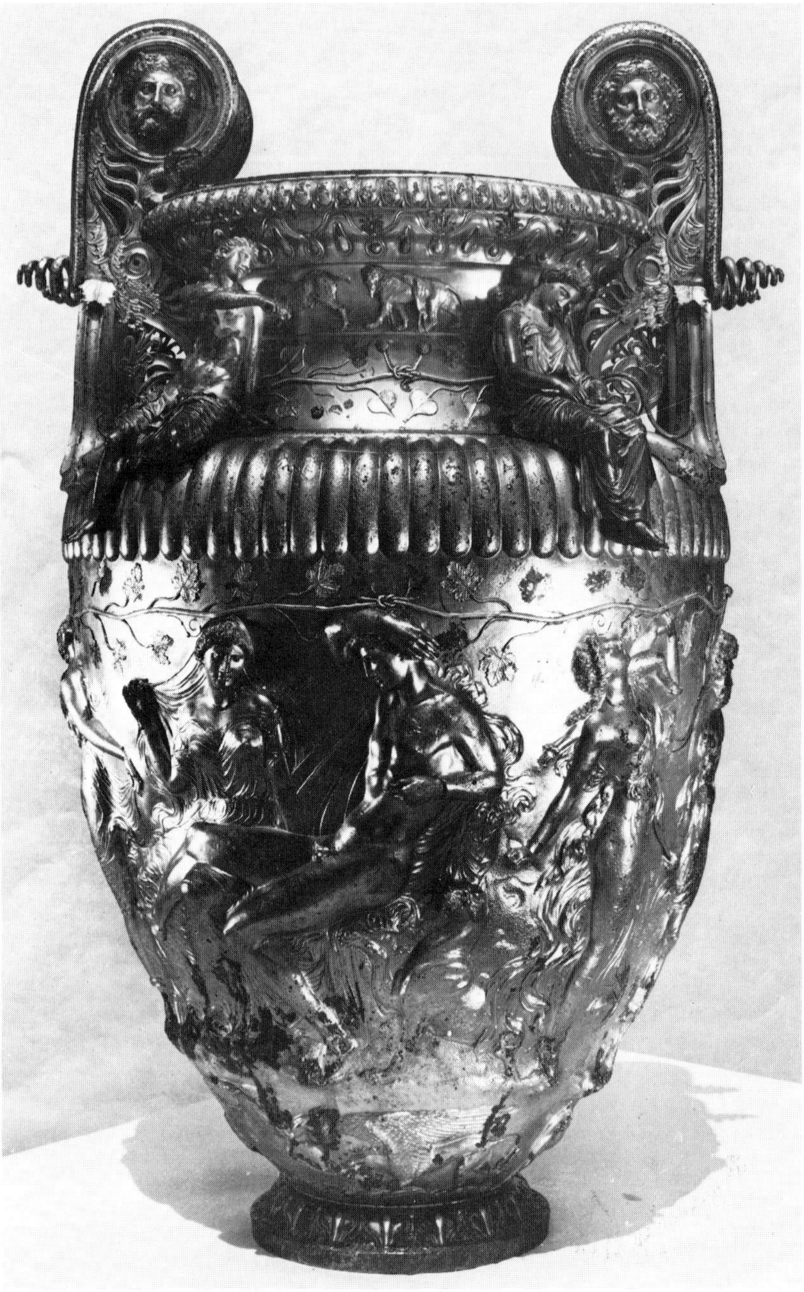

57 *Spätklassischer Krater aus Derveni – Thessaloniki, Museum*

dann die Konturen nachgezogen sowie die Oberfläche geglättet und nachgearbeitet. So wurden zur Wiedergabe der Felsen mit einer Punze kleine Punkte dicht nebeneinander eingeschlagen. Einzelne Partien, wie etwa ein Arm oder Schmuck, sind auch hier für sich gearbeitet und aufgelötet. Anders als bei archaischen Schildbandreliefs ist hier auf wiederverwendbare Model offenbar verzichtet. Jede Figur ist vielmehr individuell gestaltet und modelliert.

Die Kombination verschiedener Techniken und Materialien, für die gerade der Krater von Derveni Zeugnis gibt, zeigt, daß die Forderung nach technischer und materieller Einheitlichkeit, wie sie in neuerer Zeit gelegentlich gefordert wurde, der Antike völlig fremd blieb. Die Methode ergab sich allein aus dem Ziel, und an diesem orientierten sich die Mittel. So hat man Metallgefäße auch in Ton nachgeahmt oder formal ähnliche Gefäße nicht durchweg getrieben, sondern unter Umständen auch gegossen.[13]

Genauere technische Analysen von Gefäßen mit gegossenem Körper liegen mir nicht vor. Vermutlich sind sie im Wachsausschmelzverfahren mit verlorener Form gewonnen, wobei der Bronzebildner sich der Methoden der Töpfer bedienen konnte. Der Gußkern wäre dann auf der Töpferscheibe gedreht und auf dieser auch mit Wachs umkleidet worden. Der Rohguß ließ sich dann ebenfalls auf der Scheibe gleichmäßig glätten und ziselieren. Deswegen sind in der Regel auch die Henkel nicht mit dem Gefäßkörper zusammen gegossen, sondern erst nachträglich appliziert.

Ähnlich solchen gegossenen Gefäßen ließen sich auch die runden Zierköpfe der Nägel aufwendigerer Tore rotierend gestalten, was umlaufende Reifen oder Linien, die entweder im Modell oder beim Rohguß eingedrechselt worden sind, immer noch bekunden.[14]

Ein Prachtgefäß wie der Krater von Derveni zeigt, daß die in archaischer Zeit entwickelten Methoden der Toreutik in der späten Klassik bereits völlig ausgereift waren. Auch die hellenistische und römische Zeit scheint hier nichts wesentlich Neues gebracht zu haben. Allenfalls könnte in römischen Werkstätten ein Verfahren entwickelt worden sein, um aus dünnem Blech ohne Hämmern Gefäßkörper auszuhöhlen: das sogenannte Metalldrücken.[15] Hierzu bedarf es einer Maschine ähnlich einer Drehbank. Auf deren Drehspindel wird ein hölzernes Modell geschraubt und auf dieses eine maßgerecht geschnittene Blechscheibe so gedrückt, daß sie sich konzentrisch mit dem Holzmodell dreht. Mit ,,Drückstählen", kräftigen, vorn mehr oder weniger gerundeten Metallstäben, die in einem hölzernen Schaft stecken, wird dann das rotierende Blech an das Holz gepreßt. Mit schärferen Instrumenten lassen sich dann auch Rinnen in den Gefäßleib ziselieren.

Spiegel

Von der Eigenschaft des Metalls, das Licht zu reflektieren, profitierten naturgemäß im besonderen die Spiegel. Nach ägyptischen Vorbildern waren solche bereits in kretisch-mykenischer Zeit hergestellt worden.[1] In archaischer Zeit, als die Wirtschaftsverbindungen im östlichen Mittelmeer wieder enger wurden, hat man auch Spiegel erneut aus Ägypten importiert und bald auch in Griechenland nachgeahmt. Wie die ägyptischen bestehen auch die griechischen aus einer runden Scheibe mit einem Griff, der häufig figürliche Gestalt erhielt.[2] Bei Standspiegeln steht diese Stützfigur, oft sind es reich gekleidete Koren oder auch nackte Mädchen, auf einer Basis (Abb. 136). Bei anderen Spiegeln war ein einfacherer Griff aus Bein oder Holz durch ein figürliches Zwischenglied mit dem Spiegel verbunden.[3]

Im 5. Jh. v. Chr. kam eine neue Gattung von Spiegeln auf, bei der ein aufklappbarer Deckel oder eine Kapsel die empfindliche, polierte Spiegelfläche schützte. Diese waren mit figürlichen Appliquen oder getriebenen Reliefs verziert.[4]

Sonst konnte außer den Griffen, für deren Gestaltung man sich der in der Kleinplastik üblichen Techniken bediente, noch die Rückseite Schmuck aufnehmen. Bei einfacheren sind hier auf der Drehscheibe Kreismuster einziseliert oder eingraviert. Vor allem die Etrusker schätzten als Rückseitenbilder neben gravierten Ornamenten mythologische Darstellungen, so daß die Handspiegel neben den Zisten zu den ergiebigsten Quellen etruskischer Flächenkunst zählen.[5]

Getriebene Reliefs erscheinen bei einigen archaischen Spiegeln zwischen der Scheibe und dem Griff. Ein solcher in Berlin (Abb. 58) trägt dort ein Bild, das uns aus ganz anderem Zusammenhang bekannt ist: Priamos, der von Achill die Leiche seines gefallenen Sohnes Hektor erfleht – ein für einen Toilettengegenstand überraschend heroisches Thema.[6] Tatsächlich ist dieses Relief aus einem Model gewonnen, der sonst der Herstellung von Schildbändern diente, und auf einem Schild gewinnt dieser Sagenstoff ja auch Sinn und Bezug. Wie aber kommt ein Spiegelschmied zu einem Bronzerelief aus der Werkstatt eines Waffenmeisters, denn daß ein einziger Großbetrieb vom Spiegel bis zur Rüstung alle möglichen Bronzegegenstände fertigte, ist für die archaische Zeit zumindest unwahrscheinlich. Die Erklärung ist vielleicht in der handwerklichen Struktur griechischer Städte zu suchen. Wie in Athen oder Korinth die Töpfer ihr eigenes Viertel hatten, den Kerameikos, werden sich auch die Bronzeschmieden in Athen, wo Bezirk und Tempel des Hephaist offenbar in der Nähe des Schmiedeviertels

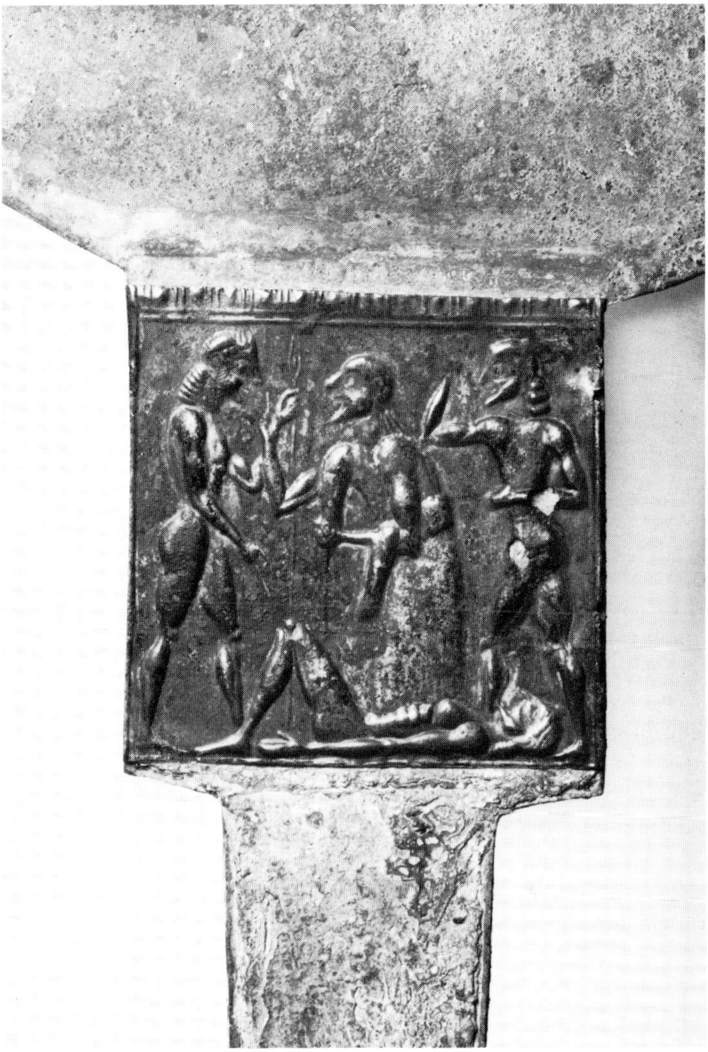

58 Relief von einem archaischen Spiegel – Berlin, Antikenmuseum

lag und an anderen Orten, nicht über die ganze Stadt verteilt, sondern in eigenen Quartieren zusammengeschart haben. In ihnen mag durchaus einmal ein Werkzeug, ein Model oder auch ein getriebenes Relief aus einem sonst vielleicht mißlungenen Schildbandstreifen nachbarlich von Hand zu Hand gegangen sein.

Ähnlich den uns vertrauten waren übrigens in der Antike spätestens seit der Kaiserzeit Spiegel mit einer mit Zinn hinterlegten Glasscheibe bekannt.[7]

Bronze in der Architektur

Als sich um 600 v. Chr. der Steinbau in der Tempelarchitektur durchsetzte, waren mit Blei vergossene und dadurch vor Korrosion geschützte Eisen- oder Bronzedübel das Bindemittel, das die Quadern miteinander verklammerte. Seit der Spätantike sind sie vielen Bauten zum Verhängnis geworden, da man, um an das Metall zu gelangen, die Blöcke auseinanderriß. Selbst bei aufrecht stehenden Mauern sieht man häufig bis zu den Klammern reichende Löcher grob eingeschlagen, und noch heute hört man gelegentlich von älteren Männern, sie hätten sich in ihrer Jugend das Blei für ihre Gewehrkugeln in antikem Mauerwerk besorgt.

Die Steckdübel, die übereinandergeschichtete Blöcke in ihrer Lage hielten und die Z-, U- oder schwalbenschwanzförmigen Klammern, die benachbarte verbanden, wurden aus Stäben oder Platten geschnitten und gebogen oder geschmiedet, seltener auch serienmäßig aus Teilformen gegossen. Jedenfalls ist bei einer urtümlich großen Schwalbenschwanzklammer in Olympia noch deutlich die Naht zwischen den beiden Teilformen zu erkennen.[1]

Aber nicht nur aus technischer Notwendigkeit, sondern auch zur Zierde wurde Bronze an Bauten verwendet. In den Voluten ionischer Kapitelle zeugen Dübellöcher noch von bronzenen Beschlägen. Die Türlaibung des Erechtheions trägt gleichfalls noch die Stiftlöcher, in denen metallene Blütenkerne eingezapft waren.[2] Auch in Kassettendecken waren sie gelegentlich zu finden. In Stein nachgebildet haben sich solche von der Tholos in Epidauros noch erhalten (Abb. 59), und einige, in Olympia gefundene, mögen demselben Zweck gedient haben.[3] Auch die Akrotere der Giebel konnten aus Bronze bestehen.[4] Recht unbefangen hat man selbst steinerne Bauplastik mit Bronzeteilen vervollständigt. Hier konnten Locken in Metall angesetzt werden.[5] Im Ostgiebel des Zeustempels in Olympia war die Marmorstatue des Pelops sogar in einen Metallpanzer gekleidet.[6] Auch das Zaumzeug der Gespanne, ja selbst die Wagen bestanden dort aus Bronze.[7]

Ungleich wesentlicher als für den Steinbau waren Bronzeteile aber offenbar für die ältere Holzarchitektur, die wohl weitgehend mit Bronze umkleidet werden konnte. Wenn Homer das Haus des Hephaist als „erzern" schildert, mag er an bronzebeschlagene Tempel gedacht haben.[8]

Genaueres erfahren wir dank der Beschreibung des griechischen Reiseschriftstellers Pausanias von dem Tempel der Athena auf der Akropolis von Sparta, der den Beinamen Chalkioikos-Erzhaus trug.[9] Der einheimische Künstler Gytiades hatte ihn offenbar im 6. Jh. v. Chr. mit zahlreichen Bron-

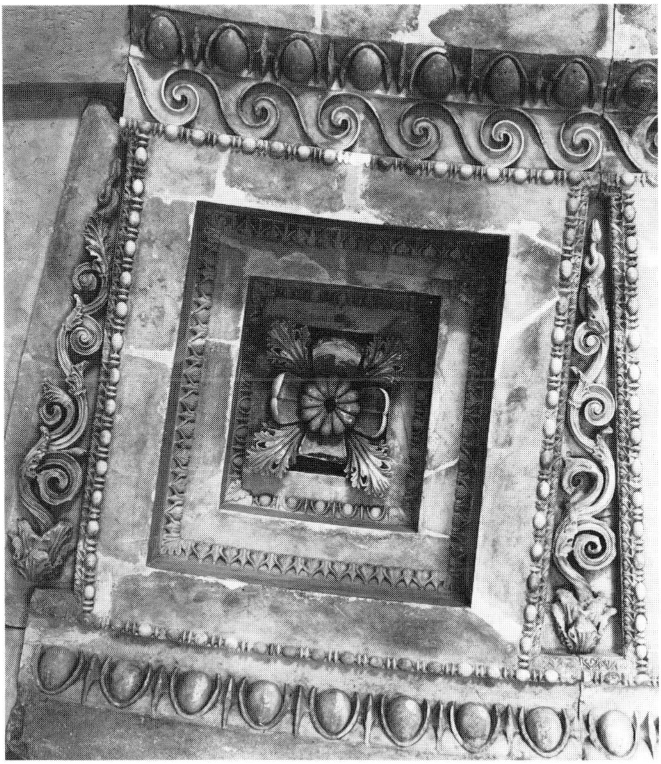

59 Kassette der Tholos von Epidauros – Epidauros, Museum

zereliefs geschmückt. Von vielen Themen, die auf diesen Reliefs abgehandelt waren, nennt Pausanias die Taten des Herakles und der Söhne des Tyndareos, Hephaist, wie er seine Mutter Hera von den Fesseln befreit, Nymphen, die Perseus die Schuhe schenken, mit denen er durch die Luft fliegen kann, die Geburt der Athena und Poseidon und Amphitrite. Es war demnach ein umfangreiches Bildrepertoire aufgeführt, in dem Themen von lokalem Rang neben den großen des griechischen Mythos standen.

Rätselhaft ist dagegen, was es mit den beiden Thalamoi, den bronzenen Gemächern auf sich hat, die wiederum nach Pausanias' Aussage Myron, der Großvater des Tyrannen Kleisthenes, der in der 1. Hälfte des 6. Jh. v. Chr. über Sikyon herrschte, nach Olympia stiftete.[10] Eine Inschrift gab das Gewicht des kleineren der beiden mit 500 Talenten an. Nach attischem Maß wären dies 13 Tonnen. Das erklärt wohl, weshalb in dem Schatzhaus, in dem sie aufgestellt waren, nicht einfach Steinplatten den Fußboden bildeten, sondern ein im hinteren Teil aufgeschichtetes tiefes Fundament.[11] 13 Tonnen Kupfer füllen etwa 200 000 cm^3. Da den Thalamoi im Innern des Schatzhauses auf dem durchgeschichteten Fundament nur eine Fläche von etwa 5,5 × 4 m zur Verfügung stand, müßten, wenn auch die Decken und die Böden der Thalamoi aus Bronze waren, die sechs Seiten wenigstens 3 mm dick gewesen sein. Nimmt man anderseits massiv gegossene Ecken, Verstrebungen und Träger an, könnten die eigentlichen Flächen auch aus dünnem, gehämmertem Blech bestanden haben. Geht man umgekehrt von gegossenen Bronzeplatten aus und rechnet wie bei den Greifenköpfen archaischer Kessel mit einer Gußstärke von 5 mm, bedeckten die 13 Tonnen Bronze eine 40 m^2 große Fläche und reichten somit für einen würfelförmigen, etwa 240 cm hohen Thalamos aus, der damit groß genug gewesen wäre, die drei Diskoi, die Rüstung, die Apollonstatue aus Buchsbaum mit vergoldetem Kopf und die übrigen Weihegeschenke, die Pausanias dort gesehen hat, aufzunehmen.

Erhalten sind aus dieser Zeit vor allem getriebene Bleche, die hölzerne Bauglieder verkleidet oder geschmückt haben könnten. So hat man eine ihr Junges säugende Greifin als Beschlag der Metope eines Holzbaus interpretiert.[12] Die Silhouette der Figur ist aus Bronzeblech ausgeschnitten. Ihre Formen sind von innen herausgetrieben und von außen mit reichen Gravuren gefüllt.

Ebenfalls in Olympia wurde ein getriebenes, kreisrund geschlossenes Blech mit einem umlaufenden Wulst und blattüberfallartigem Abschluß gefunden, das offenbar das Ende eines dicken, vermutlich hölzernen Säulenschafts umhüllte.

Ansonsten beschränkt die Steinarchitektur die Bronze seit dem 6. Jh. v. Chr. mehr und mehr auf bestimmte Funktionen oder Partien. Daß im übrigen noch Jahrhunderte später selbst bei anspruchvollsten Steinbauten größere Partien mit Bronze bedeckt sein konnten, dafür mag das Pantheon in Rom aus dem 2. Jh. n. Chr. als Beispiel genügen, das mit seinem Bronzereichtum für ein ganzes Jahrtausend zur Ressource wertvollen Metalls wurde. Bereits Constantius II. raubte ihm 663 n. Chr. sein Bronzedach, und die bronzene Decke seines Pronaos reichte unter Papst Urban VIII. nicht nur für 80 Kanonen, mit denen er die Engelsburg bestückte, sondern auch noch für die Bronzesäulen des Baldachins in St. Peter.[13]

Neben dem im Jahre 309 n. Chr. von Kaiser Maxentius für seinen Sohn Romulus errichteten Tempel und den von der Kurie übernommenen Türflügeln der Lateransbasilika ist das Pantheon einer der wenigen antiken Bauten, dessen bronzeverkleidete Türflügel mit großen Metallpaneelen, gegossenen Profilen und nach dem Guß nachgedrechselten Ziernägelköpfen noch erhalten sind.[14]

Von griechischen Tempeltüren aus Bronze, von denen die antike Literatur einige nennt, könnten diverse getriebene Bleche oder Relieffragmente stammen, ohne daß dies im einzelnen nachzuweisen ist;[15] so unter Umständen auch das bereits erwähnte Greifenblech. Auch die Ziernägel, von de-

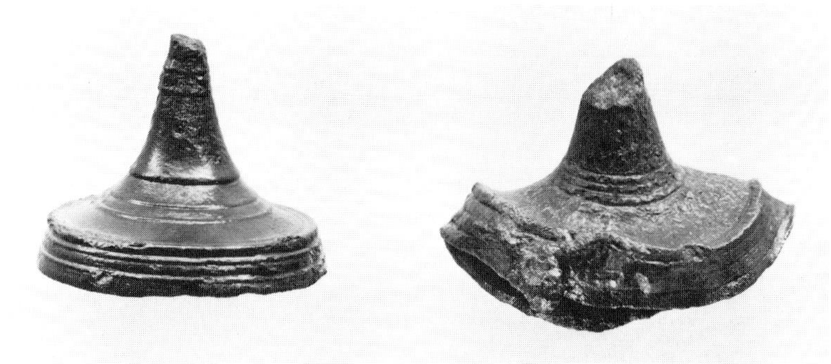

60 Nach dem Guß ziselierter Ziernagelkopf und unbearbeiteter Rohguß – Olympia, Museum

nen bereits die Rede war (s. S. 89, vgl. Abb. 60), dürften zum guten Teil von Türen stammen. Ein ganzer Satz solcher Nägel ist im Nekyomanteion von Ephyra gefunden worden.[16]

Jedem, der in Ausgrabungen griechischer Heiligtümer die steinernen Türschwellen betrachtet, sind überdies die Aussparungen in deren Ecken vertraut. Nicht selten sitzen hier noch die bronzenen Türpfannen. Ihre rund 1 cm eingesenkten, kreisrunden Vertiefungen bildeten Auflager und Angelpunkt der Türflügel, die mit entsprechenden Bronzezapfen versehen waren.

Die uns vertrauteren Scharniere findet man dagegen bei den beweglichen Wangenklappen von Helmen oder den Armbügeln einiger Schilde. Auch für Kisten und Truhen hat man sie verwendet, während bei schweren Türflügeln Türpfannen als Auflager bis in unser Zeitalter üblich blieben.

Außer den Türbeschlägen bestanden bei antiken Tempeln auch die Gitter aus Bronze, die oft in Pronaos und Opisthodom und teilweise auch in der Ringhalle den Zwischenraum zwischen Säulen oder Pfeilern verschlossen.[17]

So übergroße Bronzewerke, wie die Türflügel des Pantheons, des Romulus-Tempels oder der Kurie stellten die Gießereien vor beträchtliche technische Schwierigkeiten, die sie dadurch meisterten, daß sie zur Herstellung der verschiedenen Teile auch verschiedene Methoden einsetzten.[18] Die Vorstellung, daß ein Werk „aus einem Guß" oder doch „wie aus einem Guß", das heißt auch technisch einheitlich sein sollte, war der Antike schon immer fremd (vgl. S. 89). Unbefangen hatte man schon in geometrischer Zeit Getriebenes mit Gegossenem kombiniert.

Bei den Türen sind die großen Platten, die die Paneele füllen, schon wegen ihrer großen Masse, dann aber auch wegen der Schwierigkeit, im Wachsguß völlig ebene Partien gleichmäßiger Stärke zu gewinnen, im sogenannten Herdguß hergestellt, der im Grunde primitivsten und einfachsten Art des Gusses. Hierzu wird die Bronze auf eine ebene Unterlage gegossen, über die hinauszufließen sie ein Rahmen hindert. Dabei bleibt die eine Seite beim Erkalten offen und zeigt daher Unregelmäßigkeiten und Fehler, die indessen nicht weiter störten, wenn man die Bronzeplatte so intensiv überarbeitete, wie es in der Antike üblich war. Im übrigen konnte man bei Türen die beim Guß offene Oberseite nach innen kehren, so daß nur die der Unterlage entsprechend völlig ebene ,,Unterseite" sichtbar blieb.

In diesem Herdguß, der bis in unser Zeitalter noch der Herstellung eiserner Herdplatten diente, waren nicht nur einfache Platten, sondern auch kompliziertere Formen, ja sogar figürliche Reliefs zu gießen, falls deren Rückseite eben sein durfte. Bestand die Unterlage aus bildbarem Material, ließen sich in sie Formen eindrücken und eintiefen, die die Bronze dann annahm. Insbesondere kommt hier nur schwach mit Ton gebundener Sand in Frage, der an der Luft getrocknet, leicht zu gestalten war. Mit Schablonen, die man einer Leiste entlangführte, ließen sich in diesem Formsand wie mit einem Hobel leicht regelmäßige Profile einziehen. So sind auch bei den Türen des Pantheons die 4 cm dicken Randleisten im Herdguß gefertigt. Für die Tür des Romulus-Tempels sind im Herdguß nur die Platten der Füllung gegossen. Für die Rahmen der Türblätter benützte man dagegen ein dem modernen Sandguß entsprechendes Verfahren. Die Gußunterlage, der mit Formsand gefüllte sogenannte ,,Sandkasten", hielt hier im Negativ die Gestalt der Türvorderseite fest. Im Gegensatz zum offenen Herdguß hat der ,,Sandkasten" jedoch auch einen Deckel, dessen Formsandfüllung die Gestalt der Rückseite trug. Zwischen beiden blieb nur eine Lücke von wenigen Millimetern, die beim Guß die flüssige Bronze füllte. Wir haben es bei dem ,,Sandkasten" also im Grunde mit wiederverwendbaren Teilformen zu tun, wie sie in etwas anderer Art bereits in archaischer Zeit zum Guß von Greifenköpfen verwendet wurden (S. 78), danach aber für Jahrhunderte weitgehend außer Gebrauch geraten waren.

Wie bei den Greifenköpfen sich die Technik aus der Aufgabe ergab, serienmäßig identische Stücke zu gewinnen, hat sich in römischer Zeit dieser ,,Sandguß" vor allem bei der industriellen Herstellung von Architekturteilen, wie den erwähnten Türen oder auch bei Bronzebeschlägen durchgesetzt, während wir ihm in der römischen Plastik kaum begegnen.

Bei figürlichen römischen Bronzen sind überwiegend Serien, wie etwa die Gorgonen und andere Gestalten, die z. B. die bronzenen Ruderköpfe der Schiffe des Nemi-Sees zierten, dergestalt gewonnen.

Wie die Werkstätten, die die Türen des Pantheons oder des Romulus-Tempels herstellten, werden auch griechische Künstler, wo sie sich nicht mit getriebenen Reliefs begnügten, die Türbeschläge im Herdguß gegossen haben. Zu entscheiden ist dies bei der dünnen Überlieferung bislang kaum. Ein für einen anderen Zweck bestimmtes Relief, das auf Delos gefunden wurde, ist so flach gehalten, wie wir es bei Türen erwarten dürfen; da es jedoch in einen Steinpfeiler eingelassen[19] ist, gäbe erst, wenn man es aus diesem löste, die Rückseite zu erkennen, welche Technik angewandt wurde.

Sphyrelata

Obwohl in der Antike Waffen und anderes Gerät viel zahlreicher war, denkt man bei dem Wort Bronze doch zuallererst an Bronzestatuen. Auch in der antiken Literatur nimmt ihre Beschreibung und Aufzählung viel mehr Raum ein als der anderen Gegenständen des selben Materials gewidmete. Im Laufe der Jahrhunderte ist Bronze zum wichtigsten und vornehmsten Stoff künstlerischen Gestaltens geworden und behauptete meist einen höheren Rang als die Marmorplastik.

Bereits in frühgriechischer Zeit wurden Bronzefigürchen in griechische Heiligtümer geweiht (S. 22ff.). Als gegen Ende des 8. und im frühen 7. Jh. v. Chr. das Bedürfnis nach größeren, monumentaleren Weihegaben wuchs, sah sich auch die Bronzetechnik vor neue Aufgaben und Anforderungen gestellt. Wir hatten gesehen, daß in dieser Zeit die Dreifußkessel dank neuer Techniken und Methoden doppelte Mannshöhe erreichten (S. 36). Im 7. Jh. v. Chr. setzte sich diese Tendenz fort. Die Größe der Protomen der Dreifußkessel steigerte sich um die Mitte des 7. Jh. v. Chr. ins Monumentale; dasselbe gilt auch für die Freiplastik.[1] Im Widerstreit zu der immer bestimmender werdenden staatlichen Autorität haben seit dem späten 8. Jh. v. Chr. vor allem landbesitzende Adlige in monumentalen Weihegeschenken ihren persönlichen Rang und Einfluß dargestellt;[2] aber auch kühnen Seefahrern, wie jenem Kolaios, der den Seeweg nach Tartessos (S. 10) öffnete, gelang es, durch glückliche Handelsunternehmen oder auch bei Kaperfahrten erhebliche Reichtümer einzubringen, die sie dann in Heiligtümer weihten.

Im Grunde war bereits das von den Achäern als Votiv an Athena ausgegebene „trojanische Pferd" ein gigantischer Bruder der nur wenige Zentimeter hohen gleichzeitigen Tiervotive (vgl. S. 18ff.). Anders als bei der Holz- oder auch Steinplastik, stieß man bei den Bronzefiguren bald an die Grenzen der gewohnten Technik. Bereits bei einem 45,5 cm hohen, massiv gegossenen Bronzepferd (S. 28) bedurfte es bis zum Erfolg eines zweiten Gußversuchs. Zwar war an den Greifenprotomen (S. 65ff.) der Hohlguß bis zur Mitte des 7. Jh. v. Chr. bereits zu beachtlicher Meisterschaft entwickelt worden, bei der Verbindung gegossener Teile war man jedoch immer noch auf die altertümliche Niettechnik angewiesen. Nicht zuletzt deshalb waren die größten Greifenköpfe gegossen, jedoch mit getriebenen Hälsen vereint. Ein geflügelter Löwe des späten 7. Jh. in Malibu besteht zwar ganz aus gegossenen Teilen,[3] die Fuge, an der diese zusammenstoßen, tritt am Leib jedoch ebenso aufdringlich hervor wie die Köpfe der Nieten, die das Ganze zusammenhalten.

Wie man gegossene Greifenköpfe mit getriebenen Hälsen kombinierte, wird man auch Figuren aus anderem Material und von andrer Technik gelegentlich gegossene Köpfe aufgesetzt haben. So scheint ein Bronzekopf des mittleren 7. Jh. v. Chr. in Karlsruhe einen Körper aus anderm Material bekrönt zu haben[4] (Abb. 61). Zum Kopf einer in gemischter Technik hergestellten Statue oder Protome (S. 79) gehörten vielleicht auch zwei lebensgroße Rinderaugen in Olympia.[5] Weder hier noch bei dem Köpfchen in Karlsruhe ist jedoch zu erkennen, aus welchem Stoff die Körper bestanden. Vor allem zu dem menschlichen Kopf könnte man sich einen steinernen Rumpf denken, wobei der Gegensatz von Stein und Bronze den Farbkontrast zwischen Inkarnat und Gewandung wiedergegeben hätte. Umgekehrt war etwa ein monumentaler Marmorkuros, den die Naxier gegen Ende des 7. Jh. v. Chr. nach Delos weihten, mit einem Bronzeband umgürtet, wie ja auch der Jahrhunderte jüngere Pelops des Ostgiebels in Olympia eine metallene Rüstung trug.[6]

Nur schemenhaft lassen archaische Funde die Bedeutung der Holzplastik dieser Zeit erkennen. Einzelne Dreifußfragmente zeigen immerhin an, daß verschiedene Werkstätten solche Kessel mit hölzernen Beinen bildeten, denen sie mit bronzenen Beschlägen einen metallenen Anschein gaben (s. S. 36ff.).

Die antike Literatur berichtet dafür von einer Reihe archaischer Holzstatuen. In Olympia waren bis zum späten 6. Jh. v. Chr. Siegerstatuen aus Holz geschnitzt.[7] Vergoldet war der Kopf einer Apollon-Statue aus Buchsbaumholz im Schatzhaus der Sikyonier in Olympia.[8] Andere Holzstatuen dürften bronzene Beschläge getragen haben. So wurde ebenfalls in Olympia eine unterlebensgroße spätarchaische Beinschiene gefunden, die ihrer Form nach zwar keine Statue, wohl aber ein Holzrelief mit der Darstellung eines Bewaffneten geziert haben könnte.[9] Von einem monumentalen, aus Holz geschnitzten Stier ist in Delphi die in diesem Falle nicht bronzene, sondern silberne Metallverkleidung erhalten geblieben.[10] Solche in Blech gehüllte Figuren sind im übrigen nicht nur aus Griechenland bekannt. Auch in ganz anderen Kulturkreisen und Epochen ist diese Technik immer wieder zu beobachten. So gehört ein eichener, mit Bronzeblech umkleideter germanischer Stier, der bei Rüsselsheim gefunden wurde, erst dem 4. Jh. n. Chr. an.[11]

Auch die überwiegend aus Bronzeblech geschnittenen und möglicherweise auch einige gegossene Locken, die einzeln in verschiedenen griechischen Heiligtümern gefunden worden sind[12], wird man vorzugsweise archaischen griechischen Holzstatuen zuschreiben können. Auf der Akropolis von Athen hat man sogar eine ganze Perücke ausgegraben, ein ehemals die Kalotte bedeckendes Blech, auf das zahlreiche, aus Bronzeblech geschnittene, korkenzieherartig gedrehte Locken aufgenietet sind.[13] Eine gegossene Bronzeperücke der 1. Hälfte des 5. Jh., die gleichfalls zu einer Statue aus anderem Material gehört haben dürfte, ist in Reggio erhalten.[14]

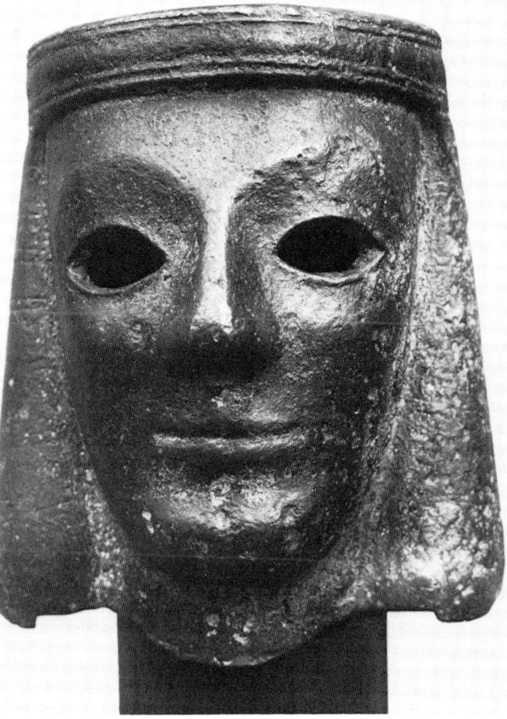

61 Gegossener Kopf des 7. Jh. v. Chr. – Karlsruhe, Badisches Landesmuseum

Offenbar schon früh wurde auf den Holzkern verzichtet oder man hat ihn durch ein Gerüst ersetzt. Solche „Sphyrelata" (von Sphyra = Hammer) werden uns immer wieder als besonders altertümliche Bildwerke genannt. Eine aus getriebenen Blechstücken zusammengenietete Statue des Zeus Hypatos des Klearchos im Tempel der Athena Chalkioikos in Sparta wird von Pausanias dieser Technik halber als die älteste Bronzestatue Griechenlands[15] bezeichnet. Andere Quellen deuten jedoch darauf hin, daß der Künstler Klearchos erst gegen Ende des 6. Jh. v. Chr. gelebt hat.[16] Daß Pausanias diese Statue dennoch als die älteste aus Bronze erwähnt, mag als Indiz dafür angesehen werden, wie altertümlich so ein Sphyrelaton auf einen Betrachter des 2. Jh. n. Chr. wirkte. Pausanias führt denn auch eine Legende an, die Klearchos zu einem Schüler des Daidalos, des mythischen Begründers der griechischen Kunst, macht.[17]

Noch vor wenigen Generationen waren wir ganz auf die antike Literatur angewiesen, um uns von solchen Sphyrelata ein Bild zu machen. Erst seit rund einem Jahrhundert sind uns Fragmente auch im Original bekannt

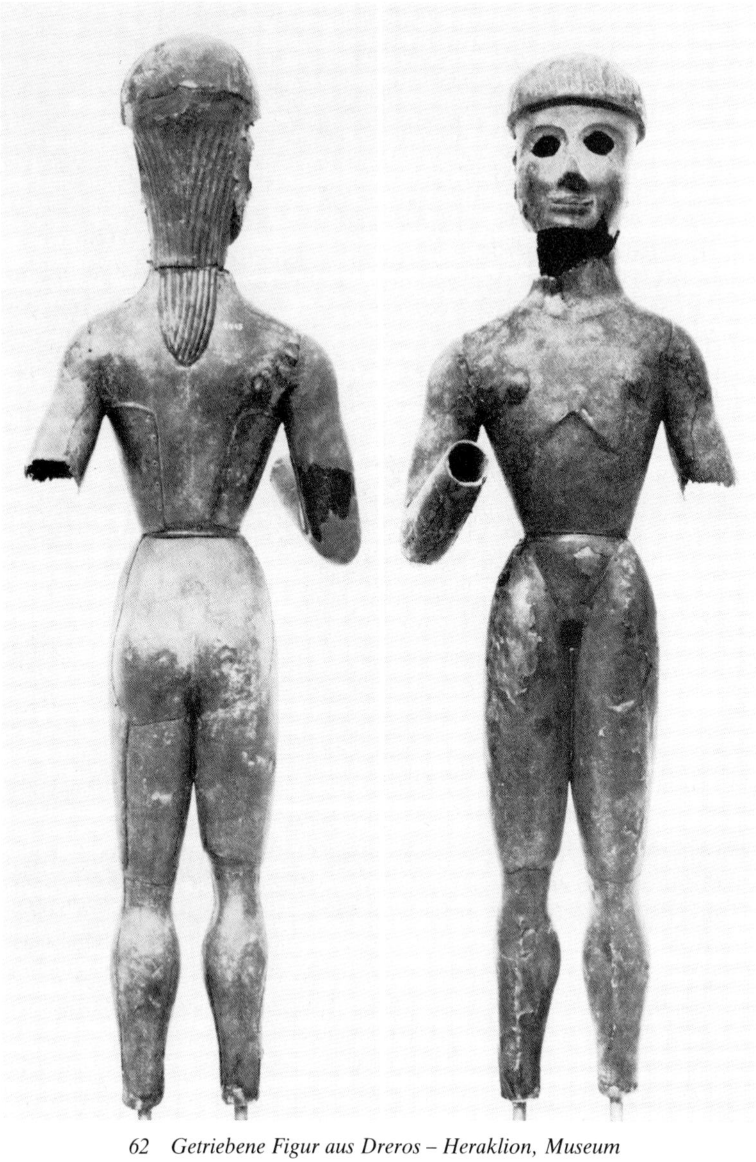

62 Getriebene Figur aus Dreros – Heraklion, Museum

geworden. Damals wurden in Olympia die ersten Bruchstücke solcher gehämmerten griechischen Sphyrelata gefunden.[18] Bezeichnenderweise hat man nur die besser erhaltenen Partien auch als solche erkannt, während z. B. ein stark zerknittertes Gesicht damals noch unter den insignifikanten

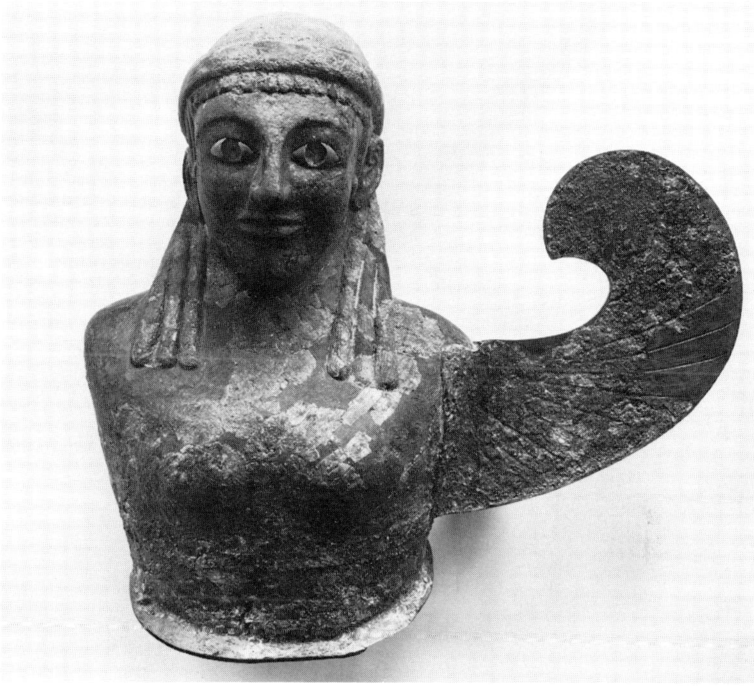

63 *Mischwesen aus getriebenem Bronzeblech, 6. Jh. v. Chr. – Olympia, Museum*

Fragmenten unbeachtet in den Bronzemagazinen verschwand und aus ihnen erst hundert Jahre später herausgezogen wurde.

Eine ganze Trias unterlebensgroßer, aus getriebenen Teilen zusammengenieteter Götterfiguren des 7. Jh. v. Chr. ist bei Ausgrabungen in dem Heiligtum von Dreros auf Kreta gefunden worden (Abb. 62).[19] Weitere Fragmente solcher Götterfiguren hat man beim Ausheben archaischer Brunnenschächte in Olympia entdeckt. Diese Brunnenschächte waren vor allem rund um das Stadion jeweils zu den Spielen angelegt worden. Verfielen sie in der Zwischenzeit, so füllte man sie mit Schutt oder auch mit verrotteten älteren Weihegaben, die als Eigentum der Gottheit somit im Heiligtum verblieben. Aus einem solchen Brunnen hat man beispielsweise den etwas zusammengedrückten und durchkorrodierten, aber doch vergleichsweise wohlerhaltenen Oberkörper eines aus Blech getriebenen weiblichen Mischwesens aus der Mitte des 6. Jh. v. Chr. geborgen[20] (Abb. 63). Anders als der über einen Holzkern getriebene delphische Stier oder die Sphyrelata von Dreros kam dieses olympische Sphyrelaton von Anfang an ohne einen Holzkern aus und war offenbar als freitragende Bronzeplastik konzipiert.

Da Sphyrelata, bevor sie in die Brunnen versenkt wurden, oft bereits zerstört waren oder willentlich auseinandergerissen wurden, ist es schwierig, isolierte Fragmente solcher Figuren aus Bronzeblech zu erkennen. Die Ausgrabung eines anderen archaischen Brunnens in Olympia, der mit verschiedenartigem Abraum aus dem Heiligtum gefüllt war, förderte einen höchst merkwürdigen Komplex ziselierter und getriebener Bleche zutage, die seit ihrer Entdeckung die besondere Beachtung vieler Archäologen auf sich lenkten.[21] Die getriebenen Reliefs auf einigen von diesen Blechfragmenten waren offensichtlich orientalischen Ursprungs. Die Gravuren anderer dagegen zeigen deutlich griechische Handschrift. Jedoch sind auch Bleche beider Gattungen fest miteinander vernietet. Die eigentümlichen Kombinationen der verschiedenartigen Beschläge entzündete die Phantasie der Archäologen und brachte die merkwürdigsten Deutungen hervor, von denen jedoch keine überzeugen konnte. Erst zwei Jahrzehnte nach der Entdeckung nahm sich eine neue Mitarbeiterin der Grabung diese Bleche aufs neue vor.[22] Während ihre Vorgänger die Lösung von den größeren, zusammenhängenderen Partien erwartet hatten, untersuchte sie noch einmal sorgfältig alle kleinen Fragmente und Blechschnitzel, die mit geborgen worden waren (Abb. 64). Dabei erkannte sie Reste von Händen und Haaren und, dadurch auf die Spur gebracht, endlich auch Aussparungen für Füße. Aus dem ganzen Komplex konnte sie drei getriebene Bronzestatuen rekonstruieren, denen sie in der Nähe gefundene Teile von Gesichtern zuschreiben konnte. Die stattlichste von ihnen muß annähernd lebensgroß gewesen sein. Für die Gewänder dieser Statuen hatte demnach ein griechischer Künstler aus dem Orient importierte, getriebene Bronzereliefs benützt und sie durch neu ziselierte und bearbeitete ergänzt.

Mit diesen noch im 1. Drittel des 7. Jh. v. Chr. geschaffenen Sphyrelata wurden die frühesten uns bislang bekannten griechischen Großplastiken wiedergewonnen, die rund eine Generation älter sind als die ersten menschengestaltigen Steinbilder. Damit steht offenbar nicht die Marmorskulptur, sondern die aus Bronze am Anfang der Entwicklung der griechischen Großplastik möglicherweise in enger Verbindung mit der Holzschnitzerei.

Die Voraussetzungen für solche Statuen aus getriebenem Blech sind einesteils in Griechenland zu suchen, wo man bereits früher kleine Figuren aus Blech ausgeschnitten hatte oder hölzerne Dreifußbeine mit Blech umkleidete.[23] Ebenso wesentlich waren aber wohl ägyptische Vorbilder. Monumentale Holzbilder sind uns auch von dort bekannt. Außerdem hat man in Ägypten bereits im 3. Jahrtausend v. Chr. Statuen aus Blech getrieben oder wie bei den griechischen Greifenprotomen getriebene Teile und gegossene miteinander kombiniert und vernietet.[24] So ist möglicherweise nicht nur das archaische Bild der stehenden Jünglinge, der ,,Kuroi", durch ägyptische Vorbilder angeregt, sondern auch die Gattung der Sphyrelata von dort übernommen.

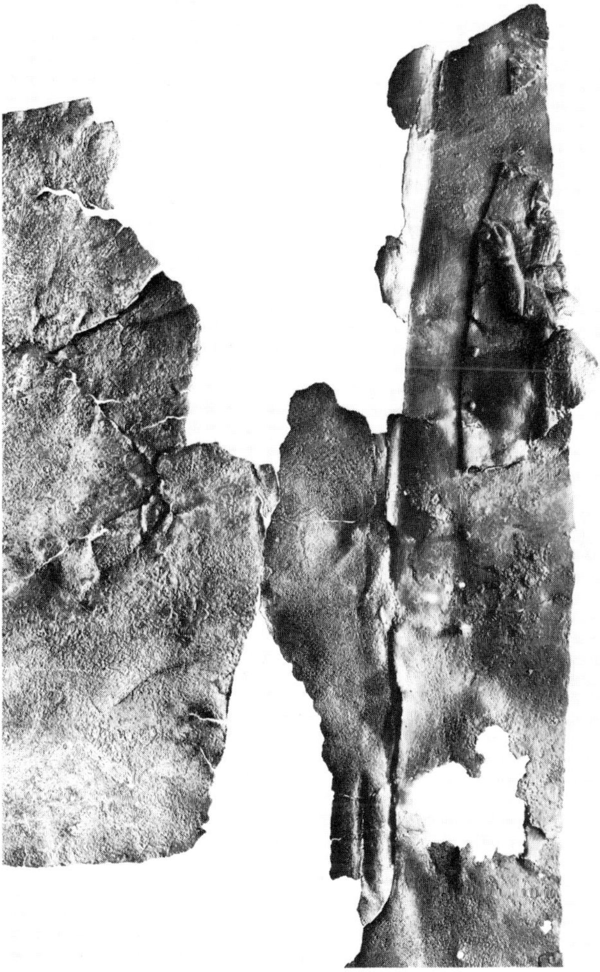

64 Fragment von einem Sphyrelaton des 7. Jh. v. Chr. Rechts ein Rest der orientalischen Beschläge. In der Mitte unten zwei Finger, links griechische, ziselierte Partien – Olympia, Museum

Als frühe Form eines Sphyrelatons kann möglicherweise auch das Kultbild des Apollon von Amyklai bei Sparta gelten, das von Pausanias – abgesehen von Gesicht, Füßen und Händen – beschrieben wird als ein wie eine Bronzesäule wirkendes mit Helm, Lanze und Bogen gerüstetes altes und kunstloses Denkmal.[25]

Sphyrelata beherrschten die archaische Bronze-Großplastik bis in das späte 6. Jh. v. Chr. Neben freitragenden hohlen, wie dem bereits erwähnten geflügelten Mischwesen in Olympia, gab es solche, bei denen getriebene Bleche eine Holzfigur ganz oder teilweise umkleideten.

Rein formal ist die Technik des Treibens dem Bronzeguß durchaus ebenbürtig. Die Sphyrelata sind keineswegs nur primitive Vorgänger gegossener Standbilder. In antiker und nachantiker Zeit lebte die Technik daher immer wieder auf. Wie viele andere Denkmäler der Neuzeit waren z. B. die Figuren über dem Giebel des 1881 eingeweihten Frankfurter Opernhauses nicht gegossen, sondern getrieben. Der entscheidende Nachteil solcher getriebener Statuen ist jedoch ihre geringere Festigkeit, und so stehen auch die neueren Sphyrelata meist an unerreichbarer Stelle auf Firsten, Triumphbogen oder Dächern. Wenn seit dem ausgehenden 6. Jh. v. Chr. gegossene Statuen in Griechenland die Sphyrelata weitgehend verdrängten, dann wohl vor allem deshalb, weil diese im Freien aufgestellt, längere Dauer versprachen.

Einzelne Statuen wurden allerdings auch in klassischer und hellenistischer Zeit noch getrieben, vermutlich aus technischen Gründen; dies gilt insbesondere für die wenigen Statuen aus Eisen, von denen die antike Literatur berichtet, für einen Herakles mit Hydra in Delphi, einen Löwen und einen Eberkopf in Pergamon oder auch für den Thron des Pindar.[26]

Auch bei vielen Statuen aus Edelmetall kann man aus Kostengründen vermuten, daß sie nicht gegossen, sondern getrieben waren, wie etwa das acht Ellen hohe Goldbild des syrischen Königs Eupator und dessen silberne Ausführung; des weiteren auch die silbernen Statuen des Parnakes und des Königs Mithridates Pontos oder die drei goldenen Götterstatuen des Pompeius sowie der goldene Koloß des Mithridates, den Lucull bei seinem Triumphzug als Beute mitführte.[27] In der Nachfolge der Goldelfenbeinstatuen, die die antike Literatur als Höhepunkt klassischer Kunst preist, setzen diese Statuen aus Edelmetall die Tradition archaischer Sphyrelata über Jahrhunderte hin fort.

Von der Athena Parthenos des Phidias, der Hera des Polyklet und den Statuen der makedonischen Herrscher in Olympia und anderen von antiken Autoren gerühmten klassischen Goldelfenbeinstatuen ist ebensowenig erhalten wie von dem Zeus des Phidias in Olympia, einem der sieben Weltwunder, über das aber immerhin der Werkstattabraum einigen Aufschluß gibt.[28] Allerdings wurden in Delphi zusammen mit dem schon mehrfach erwähnten silbernen Stier unter dem Pflaster der heiligen Straße Teile mehrerer Goldelfenbeinstatuen ausgegraben. Anders als bei den Bronze-Sphyrelata, bei denen nur die Augen in Bein eingesetzt waren, bestanden hier alle nackten Partien aus Elfenbein, während die Augen aus anderem Material eingesetzt waren und somit farblich von dem Inkarnat abstachen. Einzelne Gewandpartien, Schmuckteile und auch die Haare sind aus Goldblech getrieben. Größere Teile der Gewandung sind leider nicht erhalten geblieben. Man kann jedoch davon ausgehen, daß der Leib aus Holz bestand, das nur stellenweise von getriebenem Gold bedeckt war.[29]

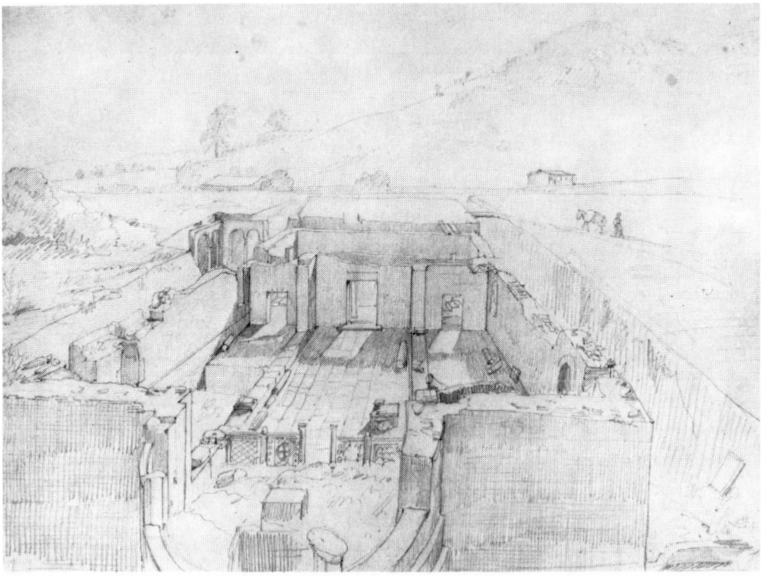

65 Die Werkstatt des Phidias während der Ausgrabungen, Zeichnung von Adler – Freiburg, Archäologisches Institut der Universität

Hatten schon zu diesen archaischen Goldelfenbeinbildern verschiedene Werkstoffe und Techniken beigetragen, so gilt das vermehrt für ihre klassischen Nachfolger. Ihren Kern bildeten offenbar Holzgerüste, an die Goldbleche und Elfenbeinschnitzereien angesetzt waren. Zur Konservierung des Elfenbeins hat man bereits im Altertum die Innenräume des Parthenon und des Zeustempels klimatisiert, wie wir das heute von Museen mit Holz- oder Elfenbeinskulptur gewöhnt sind. Vor dem olympischen Zeus war daher eine Öllache angelegt, die nach Angabe des Pausanias die Luftfeuchtigkeit konstant hielt.[30] Vor der Athena Parthenos erhöhte ein flaches Wasserbekken künstlich die Feuchtigkeit, während man in Epidauros auf derartige Maßnahmen verzichten konnte, da die Statue selbst sich angeblich über einem Brunnen erhob.[31] Die goldenen Gewandteile der Athena Parthenos und vermutlich auch die anderer Goldelfenbeinstatuen konnte man abnehmen und so das Goldgewicht kontrollieren. Aus der Rede des Perikles zu Beginn des peloponnesischen Krieges geht hervor, daß das Gold der Parthenos auch als Geldreserve für den Notfall galt.[32]

Die Pracht der Goldelfenbeinstatuen wurde durch Einlagen und Verzierungen mit bunten Steinen und Glas gesteigert. Verschiedene Partien, bei der Athena Parthenos des Phidias zum Beispiel die Basis, die Seitenflächen der Sandalen, das Äußere von Schild und Helm, waren mit Reliefs verziert, das Innere des Schildes farbig ausgemalt.[33] Alle Sparten der griechischen

Kunst trugen also zu einem solchen Wunderwerke bei. Auch ihre führenden Meister waren daran beteiligt. So hat den Schmuck des Schildes der Athena Promachos des Phidias der Künstler Mys nach Entwürfen des Malers Parrhasios gestaltet, während beim Zeus von Olympia der Maler Paneiros die das Kultbild umgebenden Schranken schuf.[34]

Außer einigen stark vereinfachten Wiedergaben sind wir vor allem auf die Schilderungen antiker Autoren angewiesen, die uns die Athena Parthenos und den Zeus in Olympia recht ausführlich beschreiben und auch auf die Wirkung dieser Meisterwerke eingehen. Zu diesen literarischen Quellen traten vor wenigen Jahrzehnten umfangreiche Funde in Olympia, die Einblick in den Herstellungsprozeß des phidiasischen Zeus gaben, obgleich von diesem selbst so wenig erhalten ist wie von der Athena Parthenos.

Pausanias hatte noch im 2. Jh. n. Chr. die inzwischen andern Zwecken zugeführte Werkstatt, in der Phidias gearbeitet hatte, und deren Größe jener der Cella des Zeustempels entsprach, gesehen. Später hat man dieses Gebäude in eine byzantinische Kirche umgebaut, deren Mauerkrone noch sichtbar war, als vor über hundert Jahren die großen Ausgrabungen in Olympia einsetzten[35] (Abb. 65). Trotz verschiedener Veränderungen blieben von der ursprünglichen Anlage noch der Mauersockel und die Laibungen der großen Atelierfenster erhalten. Da der Fußboden nachträglich aufgeschüttet worden war, entdeckte man bei Tiefgrabungen in und vor der Anlage Reste der Werkstatteinrichtung. Offenbar hat man innerhalb der Werkstatt einen Keramik-Brennofen nachträglich in einen Bronze-Schmelzofen umgebaut. Daneben blieb in einer Gußgrube das Unterteil einer Gießform erhalten. Außerdem fand man hier tönerne Düsen, die ursprünglich mit Blasebälgen verbunden waren, und Reste von Tiegeln.[36] Aufregender waren die Ergebnisse der Ausgrabungen südlich der Werkstatt. Man stieß dort auf eine Schuttschicht mit Teilen des Werkstattabraums. Scherben bargen Spuren von Farbsubstanzen. In ihnen waren offenbar die Farben verrieben worden, mit denen man Teile des Kultbildes bemalte. Neben einer geringen Zahl von Elfenbeinsplittern enthielt diese Schicht eine größere Zahl Gelenkstücke von Rinderknochen, die als Abfall liegengeblieben waren, während man die geraden Stücke für Schnitzereien, als Armierungen für Gipsformen oder für das Skelett der Statue verwendete. Als unmittelbarstes Zeugnis aus der Hand des Phidias gab der Boden den Scherben eines kleinen Gefäßes preis mit der Inschrift Φειδίου εἰμί – ich gehöre dem Phidias.

Enger in unsern Zusammenhang gehören einige Wimpernbleche (Abb. 66), die verschiedene Rätsel aufgeben.[37] Bei der vollendeten Kultstatue müssen zumindest die sichtbaren Wimpernhaare golden gewesen sein. Selbst bei einer, freilich besonders aufwendig ausgestatteten Bronzestatue, die vor der Küste Unteritaliens im Meer gefunden wurde, sind sie aus teurem Silber, und da von dem Zeus des Phidias berichtet wird, daß seine

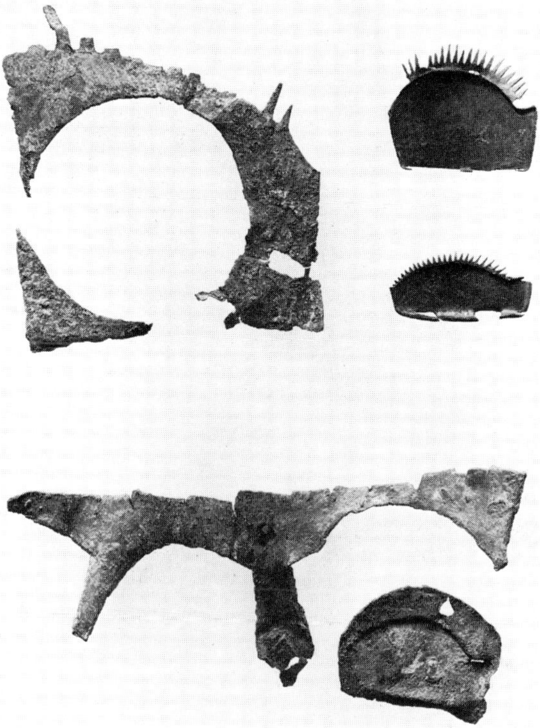

66 Wimpernbleche aus der Werkstatt des Phidias – Olympia, Museum

Locken aus Gold waren, wird man für die Wimpern dasselbe voraussetzen dürfen. Die Wimpernbleche aus der Werkstatt des Phidias sind jedoch aus Bronze oder Kupfer – nur eines ist aus Blei. Sie waren demnach nicht für das Kultbild bestimmt, sondern dürften für andere in dieser Werkstatt geschaffene Statuen gedacht gewesen sein oder bei der Herstellung des Kultbildes eine Rolle gespielt haben. Möglicherweise wurden solche Einzelheiten in einfacherem Material vorgebildet, und erst wenn ein derartiges Modell befriedigte, griff man zu dem kostbareren Edelmetall. Ebenso undenkbar wie eine Bronzewimper ist bei einem Goldelfenbeinbild eine solche aus Blei. Für ein Modell oder eine Studie brachte das leicht formbare Material aber gewiß Vorteile. Wie weitere Funde aus dem Werkstattschutt anzeigen, hat man aus Blei auch sonst gerne Schablonen, z. B. für Schmuckelemente, geschnitten.

Problematisch ist auch die Größe der Wimpernbleche. Einige lebensgroße könnten sich auf das Beiwerk, die Nike in der Hand des Zeus oder die Figuren, die seinen Thron schmückten, beziehen. Die Bleiwimper erreicht

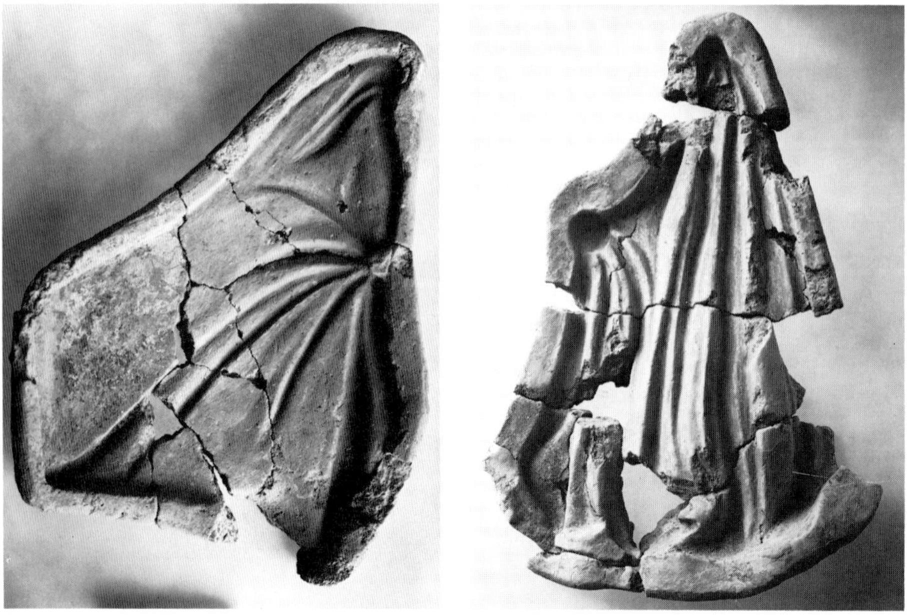

67 *Tonmodeln aus der Werkstatt des Phidias – Olympia, Museum*

jedoch fast das Doppelte der natürlichen Wimpernbreite, und das Fragment einer weiteren läßt auf ein Auge von fünffacher Lebensgröße schließen. Beide Wimpern sind für das schmückende Beiwerk viel zu groß, aber auch wesentlich kleiner als die Augen des Kultbildes. Ob in der Werkstatt des Phidias während oder bald nach der Vollendung des Kultbildes noch andere monumentale Skulpturen entstanden sind? Freilich ist auch damit zu rechnen, daß dem Zeus des Phidias Modelle in verschiedenen Maßstäben, also wohl unter anderen eines in doppelter und eines in fünffacher Lebensgröße vorausgingen, wobei derartige Bozzetti natürlich nicht unbedingt die ganze Statue zu umfassen brauchten, sondern sich auch auf Ausschnitte beschränken konnten. Indessen ist es müßig, darüber zu spekulieren, ob solche Detailstudien sich vielleicht nur auf den Kopf oder gar ausschließlich auf die Augen bezogen.

Noch rätselhafter sind die Tonmodel aus der Werkstattschicht (Abb. 67)[38]. Sie bestehen aus relativ schwach gebranntem und entsprechend zerbrechlichem Ton, den mitunter Eisen- oder Blecharmierungen verstärken. Diese Model halten bis zu 45 cm große Ausschnitte einzelner Gewandpartien fest. Sie werden außen von einem erhabenen Rand eingefaßt. Während die Unterseiten der Böden dieser Model völlig eben sind, erhebt sich dieser Rand, mehr oder weniger der Bewegung des Gewandes folgend, verschieden hoch über die Grundfläche. Dieser Rand kann demnach nicht dazu bestimmt gewesen sein, flüssiges Material, das in die Model gegossen wurde, am Auslaufen zu hindern, da sein Pegel sich ja an keinem durchgehenden Niveau orientiert. Als Gußformen waren die Model also kaum zu gebrauchen. Ebenso ungeeignet sind sie jedoch für Treibarbeiten. Dazu sind sie viel zu fragil, und tatsächlich hat eine moderne Nachahmung eines solchen Models einem derartigen Versuch nicht standgehalten. Allerdings wurde für dieses Experiment ein relativ dickes Silberblech verwendet. Das Gold, das Phidias für sein Zeusbild benützte, war nicht nur weicher, sondern wahrscheinlich auch wesentlich dünner. Wir wissen zwar nicht, wieviel Gold Phidias für den olympischen Zeus verbrauchte, doch mag es dem entsprochen haben, was Phidias für seine Athena Parthenos verwendete. Dort waren 44 Talente verarbeitet.[39] Falls damit die Gewichtseinheit für Gold gemeint ist, die etwa 25 gr. entspricht, ergäbe dies 980g. Für eine Riesenstatue wie die Parthenos ist dies jedoch viel zu wenig, da wir wissen, daß die Goldschicht abnehmbar und nachwiegbar war und demnach nicht nur aus Blattgold bestand. Legt man dagegen das übliche Gewicht von 26 kg zugrunde, käme man auf 1100 kg. Bei Gold entspricht dies 55–60 Litern. Die Athena Parthenos war 26 Ellen, also ca. 13 m hoch. Die Basis und den Kopf abgerechnet blieben für die goldene Gewandpartie 10 m. Den in Kopien überlieferten Proportionen nach zu schließen, wird sie ca. 4 m breit gewesen sein. Da das Kleid der Parthenos tiefe Falten durchziehen, hätte es ausgebreitet wenigstens 200 m^2 bedeckt. Bei 60000 cm^3 Gold blieb somit ein Kubikzentimeter für eine ca. 30 cm^2 große Fläche. Selbst wenn man darüber hinwegsieht, daß auch andere Partien, z.B. die Haare aus Gold bestanden, war das Goldblech keinesfalls dicker als ⅓ Millimeter.

Einigermaßen reines Gold ist bei dieser Dünne schmiegsam genug, ohne gewaltsamen Druck zumindest einfachere Formen anzunehmen. Bei stärkeren Wölbungen hätte man auf Hammer und Punze dennoch kaum verzichten können, und sie müßten in dem weichen Ton der Model ihre Spuren hinterlassen haben.

Man hat vermutet, daß in diesen Modeln knetbares Material, Ton oder Wachs, eingeformt worden sei.[40] Auch an Teer als Grundlage für das Hämmern des Goldblechs wäre zu denken. Aus all diesen Interpretationen ergaben sich indessen wiederum neue Probleme. Erst jüngst gelang jedoch eine wirklich überzeugende Erklärung. Neuere Untersuchungen haben nachgewiesen, daß mit diesen Formen gläserne Gewandpartien gebildet wurden, die man möglicherweise mit Gold hinterlegte.[41] Dazu wurden Glasscheiben auf die Formen gelegt, die sich bei einer Temperatur von 600^0 der Oberfläche der Model anschmiegten.

Ob dieser neuen Deutung hätten die Model somit bei der Darstellung antiker Metallurgie übergangen werden können. Indessen zeigen sie, in welch ungeahntem Umfang im 5. Jh. v. Chr. mit Negativformen gearbeitet wurde.

Statuetten

Große, aus Blech getriebene Statuen, wie die Goldelfenbeinbilder des Phidias, wurden in klassischer Zeit zur Ausnahme. Nur besonders kostbares Material scheint die Technik damals noch gerechtfertigt zu haben, und bei antiken Autoren gelten bronzene Sphyrelata nicht umsonst von vornherein als besonders altertümlich. Die archaische Zeit war dagegen bis zur 2. Hälfte des 6. Jh. v. Chr. noch weitgehend auf die Treibtechnik angewiesen, um große Metallstatuen zu schaffen. In der Kleinplastik setzte sich jedoch der Bronzeguß vollends durch, der bereits in der geometrischen Bronzeskulptur dominiert hatte.

Wie ihre geometrischen Vorläufer sind kleinere Figuren in archaischer Zeit überwiegend massiv gegossen. Merkwürdigerweise scheint der Guß mit wiederverwendbaren Teilformen, eine nach Ausweis der Greifenprotomen (S. 78) auf Samos bereits im 7. Jh. v. Chr. zur Reife entwickelte Technik, von anderen Werkstätten nicht übernommen worden zu sein, offenbar selbst dann nicht, wenn man für einen größeren Zusammenhang gleichartige Figürchen brauchte. Wie Gefäßappliquen lehrten (S. 84f.), hat man hierzu Model für das Wachsmodell benützt. Bei rundplastischen Figuren scheint jedoch auch dies nicht die Regel gewesen zu sein. So fand man in Olympia Darstellungen von lagernden, zechenden Satyrn (Abb. 68–70), die vermutlich nebeneinander auf einem Weinkessel oder dessen Untersatz aufgereiht waren.[1] Größe und Haltung ist bei allen gleich, sie wurden offensichtlich alle nach einem gemeinsamen Vorbild geschaffen. Verschieden sind dagegen Modellierung und Gliederung, was darauf schließen läßt, daß deren Ausführung mehreren Händen oblag, die entsprechend verschiedene Wachsfiguren für den Guß schufen. Ebenso unterschiedlich wie die Modellierung fiel auch die Ziselierung aus. Der Satyr, bei dem schon die Bewegung, der Aufbau und die Gliederung am meisten befriedigen, übertrifft seine Kumpane auch durch eine besonders sorgfältige und empfindsame Kaltarbeit. Diese durchgehenden Abweichungen sind vielleicht charakteristisch für die Arbeitsweise in griechischen Bronzewerkstätten. Auch ein größerer Betrieb mit mehreren Gehilfen hat die Produktion nicht oder zumindest nicht prinzipiell dem technischen Ablauf entsprechend aufgeteilt, so daß etwa ein Spezialist die Figuren in Wachs modelliert und ein anderer sie ziseliert hätte. Vielmehr schufen nach einem gemeinsamen Muster verschiedene Künstler die Wachsfiguren und übernahmen auch die Ziselierung, gestalteten also die Statuetten von Anfang bis Ende. Diese Aufteilung gilt auch noch für klassische Großbronzen. Selbst bei archai-

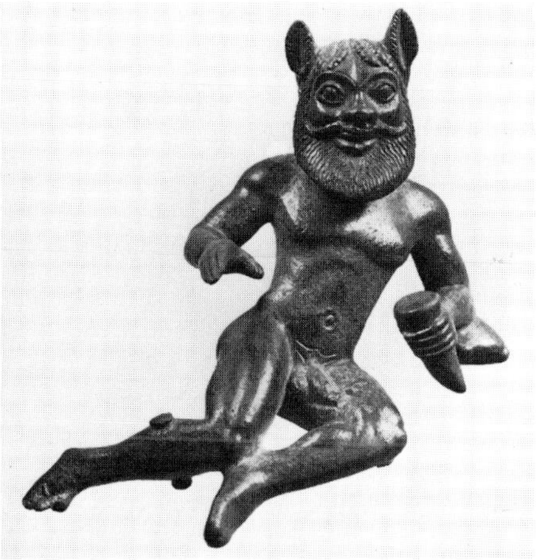

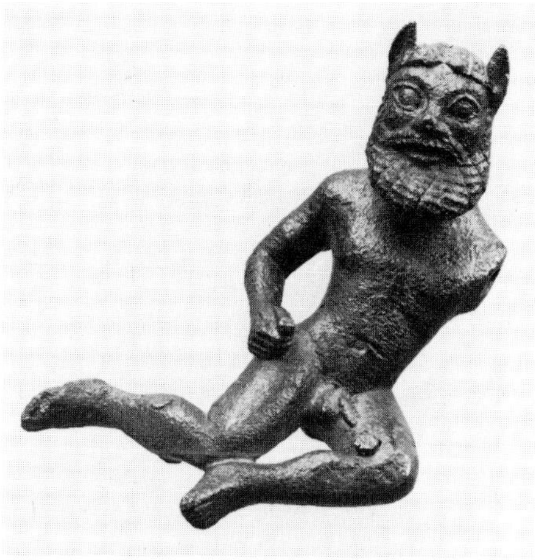

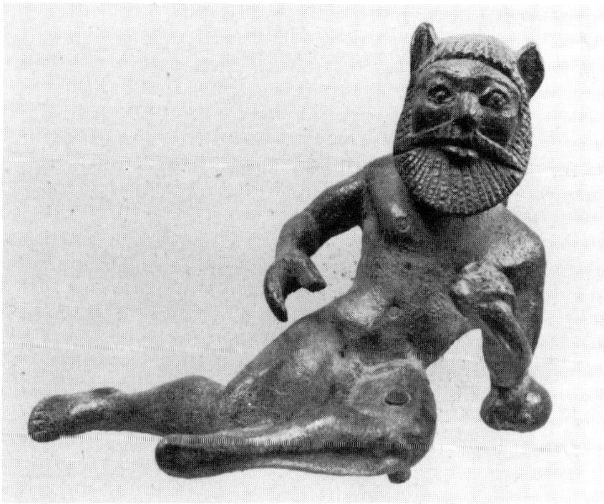

68–70 Statuetten zechender Satyrn – Olympia, Museum

schen Gefäßteilen, die aus demselben Model gewonnen sind, hatten wir ja beobachtet, daß unterschiedliche Hände die vorgegebene Grundform durchaus eigenständig interpretieren konnten (S. 84).

Hilfsnegative, wie bei den Gefäßappliquen, benützte man daher auch nicht unbedingt nur zur Vervielfältigung, sondern sogar bei Werken, die von vornherein als Einzelschöpfungen gedacht waren. Waren sie früher wie bei den schreitenden Greifen der Stabdreifüße (s. S. 70) vor allem dort verwendet worden, wo die einfache Gestalt schlichte Model ermöglichte, wurde die Technik im Laufe des 6. Jh. v. Chr. so vervollkommnet, daß man sie auch zu komplizierteren Hohlgüssen einsetzte.

Besonders gut untersucht ist diese Herstellungsweise bei einer Kurosstatuette in Berlin (Abb. 71).[2] Ein Röntgenbild der Figur (Abb. 72) zeigt eine deutliche Linie, die dem seitlichen Umriß des Körpers folgt. Diese Linie ergibt sich daraus, daß die Dicke der Bronze vorn und hinten ganz verschieden ausfiel. Dieses Phänomen ist nur damit zu erklären, daß von einem Modell ein Hilfsnegativ hergestellt worden war, dessen zwei Schalen an der Flanke zusammenstießen. In beide Schalen wurde nun eine Wachsschicht aufgetragen, der übrige Hohlraum dann mit Formerde als Gußkern gefüllt. Dann erst hat man die beiden Halbfiguren aus den Modeln gelöst, sie zusammengefügt, die Wachshaut wohl auch noch einmal übergangen und die ganze Figur schließlich in den Gußmantel gehüllt, um sie in der gewohnten Weise weiterzubehandeln.

Letztlich entspricht eine solche Produktionsweise der seit archaischer Zeit auch bei Terrakotten üblichen mit dem Unterschied, daß statt des Wachses bei den Terrakotten eine Tonschicht in die Model gepreßt wurde, die nach dem Herausnehmen nur noch zu ergänzen und zu brennen war, während sich bei den Bronzen eben die aufwendigere Umsetzung des Wachses in Metall anschloß. Im Gegensatz zu den Bronzebildnern waren die Koroplasten jedoch mehr auf Massenproduktion eingestellt. Dies äußert sich auch darin, daß bei Terrakotten oft nur die Vorderseite aus einem Model stammt, die Rückseite dagegen aus freier Hand angetragen und häufig nur grob skizziert erscheint, während bei den Bronzestatuetten die Rückseite der Vorderseite meist auch qualitativ entspricht. Am ehesten wird man daher jene selteneren Tonfiguren mit denen aus Bronze vergleichen, bei denen auch die Rückseite durchmodelliert ist, wo auch für diese ein Model zur Verfügung stand.

Als Beispiel hierfür mag eine Tonpuppe (Abb. 73) genügen, an deren Seiten deutlich die Naht zu sehen ist, an der Vorder- und Rückseite zusammenstoßen.[3] Im Innern ist noch zu erkennen, daß auf die Fuge noch eine Tonschicht aufgetragen wurde. Entsprechend wird man bei den Wachsfiguren für Bronzegüsse flüssiges Wachs aufgegossen oder aufgespachtelt haben (s. S. 120f.), zumindest dann, wenn die Kernmasse nicht bereits in die Halbfigur eingesetzt worden war, sondern erst in die zusammengefügte Gestalt eingefüllt werden sollte. Die Vor- und Nachteile beider Verfahren sind heute nicht mehr ganz abzuschätzen, da moderne Gießereien andere Form- und Kernmassen verwenden und wir von deren Erfahrungen hier nicht profitieren können. Fügte man die Wachshälften ohne den Kern zusammen, hatte dies den Vorteil, daß man sie auch von innen mit Wachs verbinden konnte. Dafür mußte die Kernmasse jedoch relativ dünnflüssig sein, damit sie sich überhaupt gießen ließ, und damit die in der Form eingeschlossene Luft noch nach oben steigen konnte. Entsprechend stärker schwindet der Ton indessen auch beim Trocknen, das bei einer weitgehend von Wachs umgebenen Kernmasse nur sehr langsam vor sich geht. Demge-

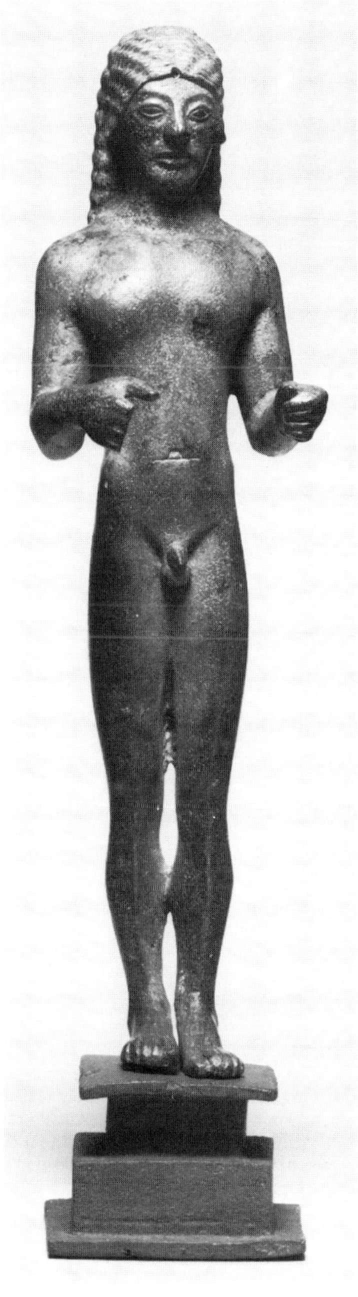

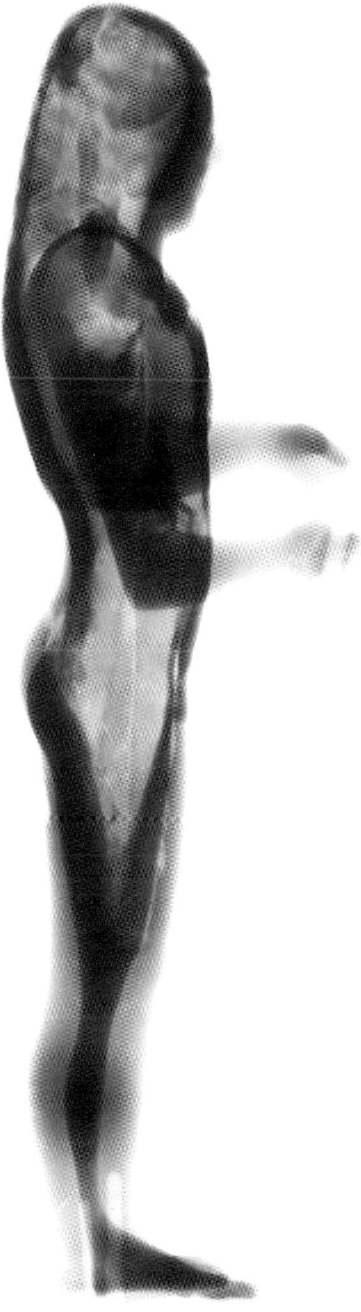

71/72 Archaische Kurosstatuette und Röntgenbild – Berlin, Antikenmuseum

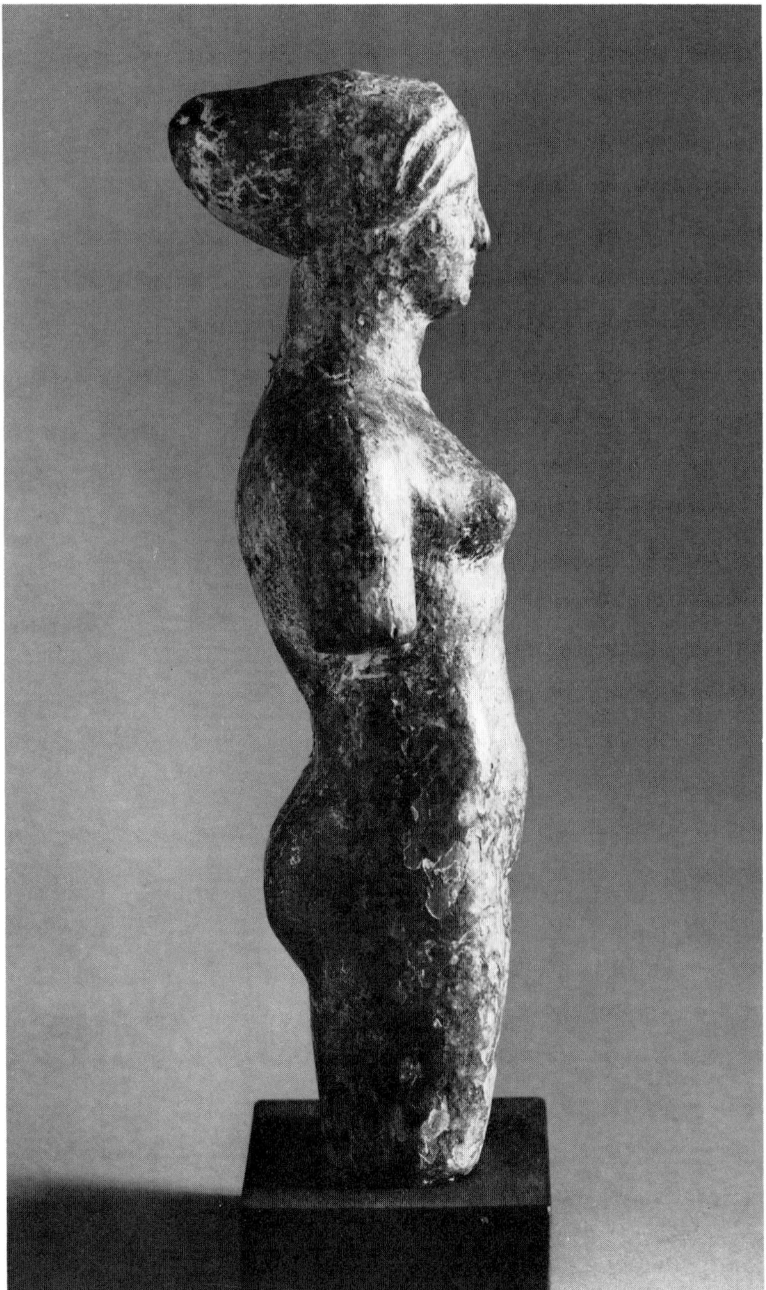

73 *Tonpuppe aus Terrakotta, 5. Jh. v. Chr. – Frankfurt a. M., Liebieghaus*

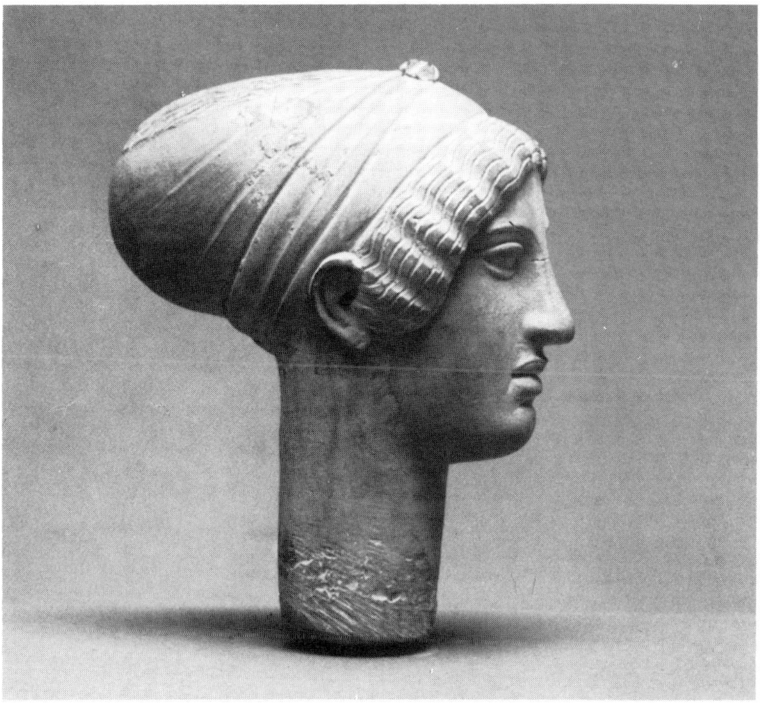

74 Kopf einer Statuette des 5. Jh. v. Chr. – Frankfurt a. M., Liebieghaus

genüber konnte man in offene Halbformen nach dem Auftragen der Wachsschicht eine relativ feste Kernmasse einsetzen. Freilich ergab sich dann eine Fuge zwischen den beiden Hälften des Kerns, in der zwangsläufig auch Luft eingeschlossen war, die bei der Erhitzung durch die flüssige Bronze beim Gießen den Kern sprengen konnte.

Bei der Tonstatuette (Abb. 73) ist außer der Fuge an der Flanke ein Bruch am Hals und an der Seite des Kopfes zu sehen. Diese Brüche entstanden an Nahtstellen, an denen noch ungebrannte Tonteile zusammenstießen. Demnach war nicht nur der Rumpf aus zwei Teilen zusammengesetzt, sondern auch der Kopf aus einer eigenen Form gewonnen. Terrakottawerkstätten verfügten offensichtlich über ein ganzes Repertoire einzelner Köpfe oder Gliedmaßen, und mit Ähnlichem dürfen wir auch bei den Bronzeateliers rechnen.

Wie das Modell für einen Kopf einer Bronze- oder Tonstatuette aussehen konnte, zeigt ein Köpfchen aus Ton, das sich von der gewöhnlichen Tonware bereits durch seine überragende Qualität abhebt (Abb. 74).[4] Im Vergleich zu den verwaschenen Formen der Tonpuppe (Abb. 60) zeigt dieses Köpfchen noch die scharfe und präzise Linienführung eines Prototyps.

Die Hilfsnegative der Bronzegießer wie der Koroplasten dürften überwiegend aus Ton bestanden haben. Schon aus archaischer Zeit sind uns jedoch auch solche aus Bronze erhalten.[5] Vermutlich seit dem 4. Jh. v. Chr. ist man mehr und mehr zu Gipsformen übergegangen. In größerer Zahl sind uns solche Gipsmodel, denen freilich nicht immer anzusehen ist, ob sie für Ton- oder Bronzearbeiten gedacht waren, aus späthellenistischer und römischer Zeit erhalten.

Ein Reliefmodel aus gebranntem Ton (Abb. 75) zeigt eine Gestalt mit Mantel und Hut – vermutlich Hermes –, die einem Pferd in die Zügel fährt.[6] Auf den ersten Blick könnte man diese Negativform für den Abdruck eines fertigen Reliefs halten, das dergestalt reproduziert wurde. Der Reliefgrund hinter und unter dem Pferdekopf ist jedoch völlig ungestaltet, obwohl die zu dem Pferdekopf gehörigen Vorderhufe mit denen eines weiteren Pferdes neben dem linken Bein des Hermes erscheinen. Daraus geht hervor, daß das Relief, das dann nur als Modell gedient haben kann, vor der Abformung in einzelne Partien zerschnitten worden war, deren jede vermutlich eine Figur oder Figurengruppe umfaßte. Nur bei Überschneidungen, wie bei den Hufen der Pferde mit dem Bein des Hermes oder bei dem Pferdekopf in dessen Armen, hat man einen Teil der einen Figur der anderen zugeordnet. Solche Teilmodel ließen sich leichter in Wachs oder Ton ausformen, und diese Wachspartien dann wieder zusammenzusetzen war gleichfalls kein Problem.

Sehr viel jünger, vermutlich erst aus hellenistischer oder römischer Zeit, ist ein Model aus Gips, der die Außenseiten eines rechten und eines linken Arms umfaßt (Abb. 76).[7] Zwischen den Vertiefungen für die Arme sind Noppen zu erkennen, die die Halbformen in ihrer Lage halten. Demnach wurden aus solchen Modeln die Vorder- und Rückseiten nicht getrennt gewonnen und zusammengefügt, sondern die leeren Hohlformen wurden zusammengesetzt und dann ausgegossen. Damit kann unser Model allerdings kaum für eine Terrakotta bestimmt gewesen sein. Zwar läßt sich darüber spekulieren, ob man für Gußkerne den Ton so weit verdünnte, daß er sich gießen ließ. Für das sichtbare Äußere verwendete man auf jeden Fall festere Tonerden. Überdies liegen bei unserem Gipsmodel die Eingußöffnungen einander gegenüber. Bevor man also den einen Arm gießen konnte, mußte der andere einigermaßen erstarrt sein. Somit kommen eigentlich nur zwei Gußmaterialien in Frage: Gips oder – als Vorstufe zu einer Bronzestatuette – Wachs.

Wie bereits bei dem Hermes-Relief war auch das Modell zu dieser Gipsform nicht intakt, sondern in Einzelteile zerlegt, da es nur so möglich war, die Außenseiten beider Arme in einem einzigen Gipsnegativ festzuhalten.

Wenn die Hände nicht wie in unserem Fall mit einem bestimmten Attribut verbunden sind, bietet sich natürlich die Möglichkeit, Einzelteile, die nicht von Anbeginn einander zugeordnet waren, zu kombinieren. Bei den

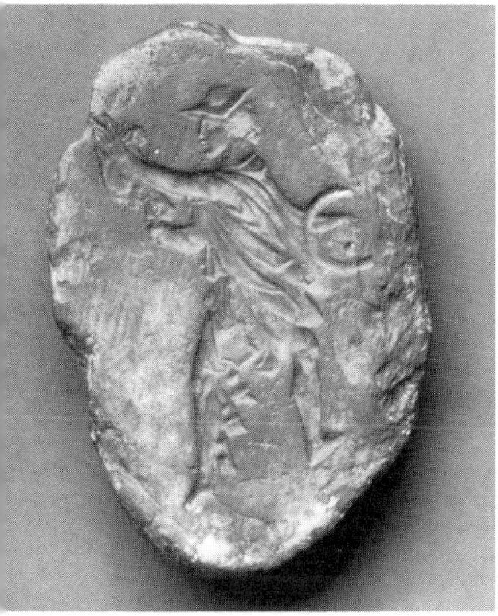

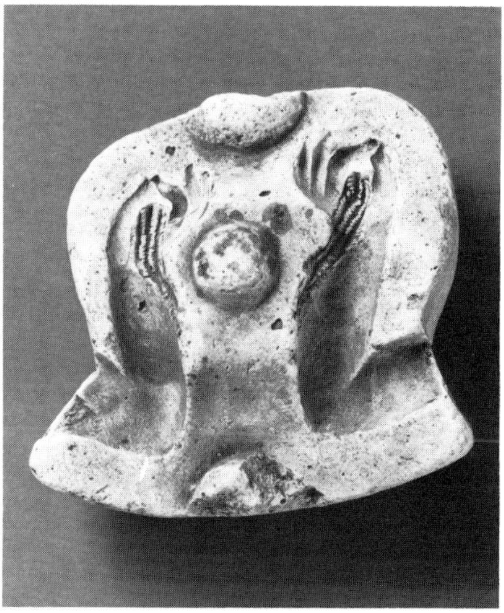

75 Tonnegativ für ein Relief des 5. Jh. v. Chr. – Frankfurt a. M., Liebieghaus
76 Römisches Gipsmodel für zwei Arme – Frankfurt a. M., Liebieghaus

relativ wenigen Bronzestatuetten konnte dies zwar bislang noch nicht beobachtet werden. Immerhin hat man bei einem Kriophoros in Berlin vermutet, daß der Widder auf seiner Schulter aus dem Model für ein aufrecht stehendes Tier gewonnen ist.[8] Auch kommt es bei Terrakotten immer wieder vor, daß etwa für den Kopf einer Kinderfigur der Model eines Mädchens diente. Analog hierzu ist auch bei Bronzewerkstätten damit zu rechnen, daß sie eine ganze Sammlung von Modeln bereithielten, die sie bei wechselndem Bedarf verschieden verwendeten.

Großbronzen

Der Beginn des Gusses von Bronzestatuen

Antiker Überlieferung zufolge hat Theodoros von Samos als erster Bronzestatuen geschaffen. Seine Erfindung kann, wie die vorangehenden Abschnitte gezeigt haben, natürlich nicht der Bronzeguß und ebensowenig der Hohlguß oder auch nur die Fertigung größerer Gußstücke gewesen sein. Zu Lebzeiten des Theodoros, also um die Mitte des 6. Jh. v. Chr., ging man indessen dazu über, einzelne Werkstücke, wie einst die Bleche der Sphyrelata oder die gegossenen und getriebenen Teile von Kesseln, nicht mehr zu vernieten, sondern sie mit aufgegossener Bronze miteinander zu verschmelzen. Ist diese technische Neuerung vielleicht mit dem Namen des Theodoros zu verbinden? Die antiken Quellen berichten darüber freilich nichts. Allenfalls könnte die merkwürdige Erzählung von zwei an verschiedenen Orten gegossenen und dann wundersam zusammenpassenden Teilen einer Statue den Schatten der Erinnerung an die im 6. Jh. v. Chr. gewonnene Fertigkeit bewahren, Gußstücke dauerhafter und unsichtbarer als durch Nieten miteinander zu verbinden.[1]

Die ältesten Funde, die auf gegossene Bronzestatuen hinweisen, kamen auf der Agora von Athen zutage und gehen auf das mittlere 6. Jh. v. Chr. zurück, also auf die Zeit des Theodoros von Samos. Demnach hätte man die neue Technik in Athen schnell übernommen, während in anderen Kunstzentren, wie z. B. auch Olympia, sowohl die Funde als auch die schriftliche Überlieferung anzeigen, daß sich gegossene Bronzestatuen erst eine Generation später überall in Griechenland durchsetzen.[2]

Die Form

Wie bei Marmorskulpturen ging auch bei Bronzestatuen der Ausführung ein Entwurf voraus, an dem der Auftraggeber sich vergewissern konnte, ob der Plan des Künstlers seinen eigenen Vorstellungen und Ansprüchen entsprach. Aus der frühen Kaiserzeit ist von einem solchen Modell ein etwa zweidrittel lebensgroßer Terrakottakopf erhalten.[3] Er ist mit leicht gelblich schimmernder, roter Farbe bemalt, die offenbar den Ton der Bronze wiedergeben sollte (Abb. 77). Da bei Großbronzen die Augen nicht mitgegossen wurden, sind sie auch hier ausgespart (s. S. 150ff.), während bei Terrakottaköpfen sonst üblicherweise die Augen nur aufgemalt sind.

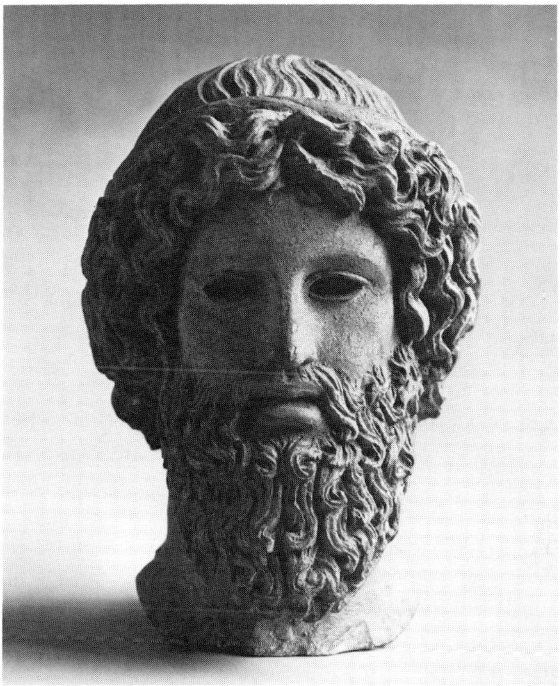

77 Tonmodell eines Bronzekopfs. Frühe Kaiserzeit – Frankfurt a. M., Liebieghaus

Analog zu den Verfahren, die in archaischer Zeit für andere Bronzen üblich waren, haben wir auch bei Großbronzen mit verschiedenen Methoden zu rechnen: dem direkten Wachsguß und dem über Hilfsnegative und theoretisch auch mit festen, wiederverwendbaren Gußformen, wie man sie im 7. Jh. v. Chr. gelegentlich für Greifenprotomen benützt hatte. Für solche lohnte der Aufwand allerdings nur bei einer Serienproduktion, die bei Statuen die Ausnahme geblieben sein wird.

Bei dem *direkten Wachsguß* wird zunächst mit Stangen aus Metall (Bronze oder Eisen) oder aus Holz oder Röhricht ein Skelett aufgebaut, das den Gußkern trägt. Der Kern wird dann mit Wachs umkleidet und dessen Oberfläche weitgehend die gewünschte Form gegeben, bevor man sie ihrerseits in den Mantel aus Formerde hüllt. Mantel und Gußkern werden durch Kernhalter, d. h. durch Stäbe aus Eisen oder Bronze, so gegenseitig verankert, daß sie ihre Lage nicht verändern. Solche Kernhalter konnte man entweder nachträglich durch Mantel und Wachs in den Kern treiben, oder diesen von Anfang an damit versehen, so daß sie zunächst wie Stachel hervorragten und erst mit dem Fortschritt der Arbeit in Wachsschicht und Mantel verschwanden.

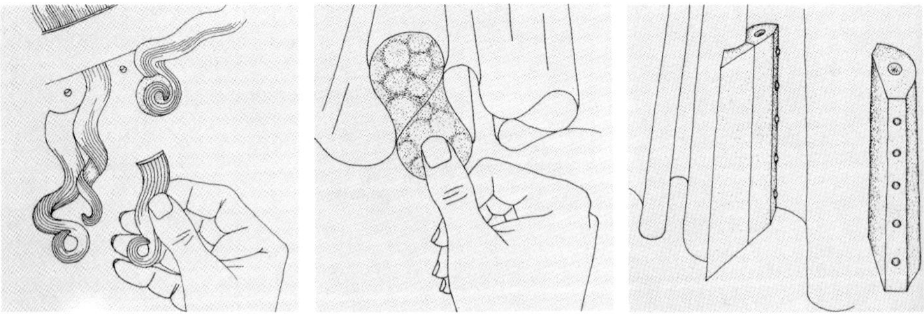

78/79 Zurichtung zum Abformen und Teilformen für tiefere Gewandfalten

Beim *Guß mit Hilfsnegativ* wird zunächst das Modell in der endgültigen Größe bis ins Detail ausgearbeitet. Von diesem werden, wie wir es bei der Kleinplastik gesehen hatten (S. 112), Negative genommen. Für solche Negative, die heute gewöhnlich aus elastischem Silikonkautschuk oder ähnlichem Material bestehen, konnte man in der Antike entweder Ton oder Gips verwenden. In beiden Fällen, bei Gips freilich mehr als bei Ton, der sich auch in halbfestem Zustand abnehmen ließ, hatte man alle Überschneidungen zu vermeiden. Das Modell mußte für das Abformen also entsprechend zugerichtet werden. Besonders augenfällig machen uns diesen Prozeß einige römische Gipsabgüsse in Baiae, für die das Original ganz entsprechend vorbereitet werden mußte wie beim Bronzeguß das Gußmodell.[4] Für den Abguß wurden freier sich entwickelnde Partien, z.B. die Locken, entfernt (Abb. 78), oder man füllte untergriffige Partien mit Ton aus. Wohl nur zögernd und vermutlich nur bei kleineren Partien mag man außerdem bereits in der Antike elastische Formstoffe wie Gelatine benützt haben.[5] Wie die Unterschneidungen hinter Locken konnte man natürlich auch die Enden von Röhrenfalten mit Ton verschließen. Aufwendiger war die Abbildung bewegterer Gewandpartien. Hier blieb nichts anderes übrig, als einzelne Teile oder Stückformen nacheinander abzunehmen und diese dann wieder zusammenzubauen (Abb. 79).

Während der Gipsformer die Teilformen dann wieder zusammsetzt, hat der Bronzebildner, der sich für den Gebrauch von Hilfsnegativen entschieden hat, kompliziertere Arbeitsgänge vor sich. Er muß zunächst die Innenseite der Negative mit einer Wachsschicht auskleiden. Dazu konnte er Wachsplatten verwenden, die etwas erwärmt, sich leicht der Oberfläche anschmiegen; er kann das Wachs aber auch flüssig aufgießen oder mit dem Pinsel auftragen. Alle drei Methoden haben auf der Innenseite von Bronzen oft nebeneinander ihre Spuren hinterlassen und sind demnach nebeneinander verwendet worden. So bedeckte man flächigere Partien mit Wachsplatten und bestrich bewegtere mit dem Pinsel, mit dem man auch die Fugen zwischen Wachsplatten schließen konnte, soweit sie nicht mit flüssigem Wachs übergossen wurden.[6] Immer wieder findet man auf den Innenseiten von Bronzen auch Abdrücke von Fingern, die das Wachs aufgedrückt oder verteilt hatten.[7]

Dann mußte noch der Kern aufgebaut und mit einem Gerüst verstärkt werden. Anders als beim verlorenen Wachsguß, wo sich der Kern von innen nach außen entwickelt, steht der Gießer, der mit Hilfsnegativen arbeitet, vor dem Problem, daß er eine außen weitgehend umschlossene Höhlung zu füllen hat. Moderne Gießereien benützen dazu eine gießfähige Masse aus Schamott mit Gips als Bindemittel. Aus der Antike sind dagegen nur Gußkerne bekannt, die außer organischen Beimengungen vor allem Ton und Sand enthalten. Durch Öffnungen wie zum Beispiel die Stümpfe von Beinen, Armen oder Hals mußte der Gießer die Kernmasse Stück für Stück aufbauen und dabei darauf achten, daß sich keine Luftkammern bildeten, die den Kern bei Erhitzung sprengen konnten. Vermutlich war in den meisten Fällen ein brauchbarer Tonkern nur dadurch zu gewinnen, daß man mit ihm nicht wartete, bis eine ganze Hohlform zusammengebaut war, sondern stufenweise mit dem Zusammensetzen der Form auch den Kern mit dem Kerngerüst einsetzte, so daß Negative, Wachsschicht und Kern gemeinsam Zug um Zug aufwuchsen. Danach konnte man die Hilfsnegative abnehmen, so daß die Außenhaut des Wachses sichtbar wurde, die sich dann noch einmal überarbeiten ließ. Der weitere Ablauf entsprach nun dem auch beim Wachsausschmelzverfahren mit verlorener Form üblichen.

Der Aufwand ist beim Gebrauch von Hilfsnegativen natürlich ein ungleich höherer. Dennoch scheint man diesem Verfahren zumindest seit klassischer Zeit den Vorzug gegeben zu haben, bot es doch den Vorteil, daß, wenn der Guß mißlang, Modell und Negative zu einem weiteren Versuch bereitstanden. Ein solcher muß demnach häufiger nötig geworden sein. So sind auch in der bereits erwähnten Gußgrube auf der Agora von Athen (s. S. 118) Fragmente von zwei gleichartigen Gußmänteln gefunden worden, die zumindest den Verdacht aufkommen lassen, daß erst der zweite Versuch Erfolg brachte.

Die Frage, ob ein Guß mit verlorener Form oder mit Hilfsnegativen vorliegt, ist oft nicht so leicht zu beantworten, wie man erwarten möchte. Der äußeren Erscheinung ist der Werkprozeß meist nicht anzusehen. Aufschlußreicher ist die Gestalt der Innenseite, deren Eigenart freilich bei ganzen Statuen nur ausnahmsweise bei einer Neuaufstellung oder Restaurierung zu untersuchen ist. Nur ganz selten werden Innenaufnahmen von Bronzen auch publiziert. In andern Fällen ist man auf Berichte angewiesen, die verschiedenartige Interpretationen zulassen können. Indizien für Hilfsnegative sind vor allem Fugen von Wachsplatten, Fingerabdrücke oder Spuren des Spachtels oder Pinsels (Abb. 80), mit dem das Wachs innen aufgetragen wurde.

Man hat postuliert, daß eine dicke Bronzewandung, die dem äußeren Umriß im Innern nur ungefähr folgt, auf einen direkten Wachsguß schließen lasse, während umgekehrt eine gleichmäßig dünne Wandung entsprechend den in großen Flächen aufgetragenen Wachsplatten auf einen Guß mit Hilfsnegativen zurückzuführen sei.[8] Daß bei dem Gebrauch von Hilfsnegativen die Innenseite besonders regelmäßig sein muß, widerlegt bereits die schon erwähnte Bronzestatuette in Berlin (S. 112). Umgekehrt kann auf einen detailliert ausgearbeiteten Kern auch beim direkten Wachsguß eine sehr gleichmäßige Wandung aufgelegt werden.

Es ist verfehlt, die Dicke der Bronze bei einer großen Skulptur allein technisch zu begründen. Auch der künstlerische Anspruch kann sie bedingen. Ein dünnwandiger Bronzeguß verlangt keineswegs höhere technische Meisterschaft. Im Gegenteil. Ein dickwandiger ist ungleich schwieriger, da die Bronze beim Erkalten Volumen verliert und mit der Masse des Metalls auch die Gefahr wächst, daß sich Einbrüche bilden, die aufwendig überarbeitet werden müssen. Je dicker ein Guß ist, desto eher kann er mißlingen. In jedem Falle lädt der Künstler sehr viel mehr Arbeit auf sich. Er nahm sie nur in Kauf, um größeren Spielraum für die Kaltarbeit zu gewinnen (S. 138ff.). Die Wandungsstärke bei Bronzeskulpturen hängt daher nicht nur von dem technischen Standard, sondern dem künstlerischen Ziel ab. Kaiserzeitliche Bronzen sind überwiegend dünner gegossen als ältere, weil seit dieser Zeit sorgsam ausgearbeitete Details innerhalb umfassenderer Dekorationszusammenhänge oft keine so entscheidende Rolle mehr spielten und eine intensive Kaltarbeit damit überflüssig wurde. Daher bemüht man sich nun verstärkt um dünnflüssigere und damit auch dünnwandiger gießbare Legierungen und ersetzt den Zinnanteil der Bronze ganz oder teilweise durch Blei, während zuvor leichte, dünnwandige Statuen dem künstlerischen Anspruch nachgerade zuwider liefen.

Bei einer kurosartigen Bronzestatue, die im Piräus gefunden wurde, hat man aus Eisenstangen, die in den Kern eingelassen sind, geschlossen, daß es sich um einen direkten Wachsguß handeln müsse.[9] Dies mag durchaus stimmen, ist aus dem Eisengerüst allein aber nicht zu folgern. Wie bei der Interpretation der Gußstärke hat man dieses Urteil auch hier letztlich auf moderne Vorstellungen gegründet. Heute gießt man die gipshaltige Kernmasse in eine rundum geschlossene Form, in die ein Eisengerüst kaum einzusetzen ist. Wenn die Alten sie stufenweise aufbauten und sie erst allmählich schlossen, ließen sich Eisenstangen aber noch in verschiedenen Stadien einziehen.

Übrigens sind die Eisenstangen bei der Piräus-Statue untereinander nicht verbunden, wie man es bei einem direkten Wachsguß, bei dem der Kern ja von einem Kerngerüst ausgehend von innen nach außen aufgebaut wird, erwarten würde.

Unter Umständen zeigt auch das Äußere an, ob mit oder ohne Hilfsnega-

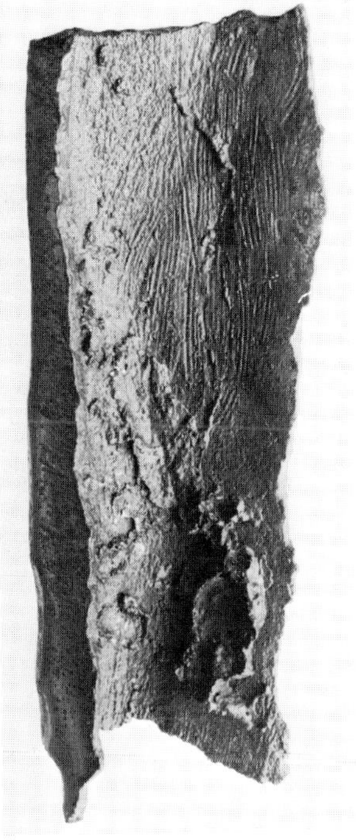

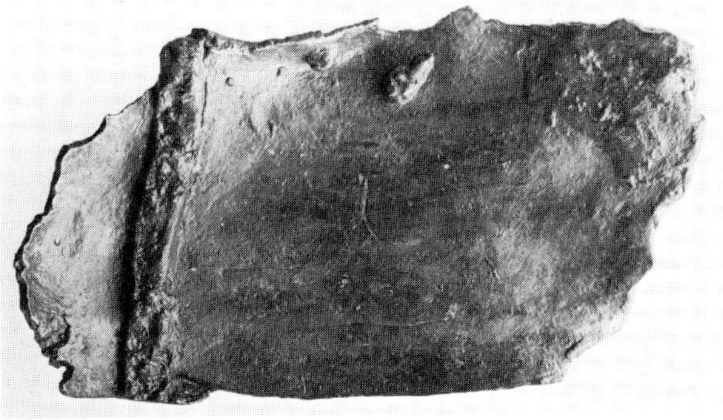

80 Innenseiten von Fragmenten von Bronzestatuen mit „Wachsplattenfuge“ und Pinselstrichen – Olympia, Museum

tive gearbeitet wurde. Wenn Partien stark vorspringen oder unterschnitten sind, aber dennoch nahtlos mit den übrigen zusammenhängen, kann man mit einem direkten Wachsguß rechnen, da andernfalls zu viele komplizierte Teilformen nötig geworden wären. Freilich sind Nähte bei sorgfältig überarbeiteten Bronzen, zumal wenn eine Patina sie überdeckt, oft nicht mehr auszumachen. Falls die Fuge nicht aufplatzt, treten sie allenfalls in leichten Farb- und Korrosionsunterschieden noch in Erscheinung. Im übrigen ließen sich die Methoden auch kombinieren. So konnte der Künstler die großen Partien mit Hilfsnegativen nach der Abnahme von Einzelteilen wie vorspringenden Locken und ähnlichem in das Wachs übertragen und diese dann frei nachmodelliert oder gleichfalls mit Negativen abgeformt der Wachsfigur anheften.

Daß eine Statue nach dem Guß durch Einzelteile vervollständigt wurde, ist immer wieder zu beobachten. Seltener ist der umgekehrte Fall, daß man zuvor gegossene Partien in das Wachsmodell einsetzte. Abb. 81a zeigt im Schnitt eine einzeln in Kupfer gegossene Lippenpartie, die sich farblich von dem bronzenen Inkarnat abheben sollte (S. 149). Schon aus der Zeichnung geht hervor, daß eine solche Lippenpartie nicht von außen in einen Bronzekopf einzupassen war. Auch von innen hätte sie sich schwerlich ohne störende Spalten einfügen lassen. Um dies zu vermeiden, hat der Gießer den kupfernen Mund in das Hilfsnegativ für das Gesicht gelegt und dann um ihn herum die Wachsschicht aufgetragen sowie den Kern hinzugefügt, in dem er die Lippen mit einer Klammer verankerte, so daß er beim Guß nicht verrutschen konnte.[10] Dabei profitierte er davon, daß der Schmelzpunkt einer Legierung unter dem des Grundmetalls liegt und das Kupfer hart blieb, während man die flüssige Bronze in die Form goß.

Eine derartige Lippenmontage, die auch äußerlich von anderen in der Antike üblichen zu unterscheiden ist (S. 149), läßt mit einiger Sicherheit auf einen Guß mit Hilfsnegativen schließen. Zwar kann man theoretisch auch beim direkten Guß einen vorgefertigten Mund in das Wachs einsetzen. Da

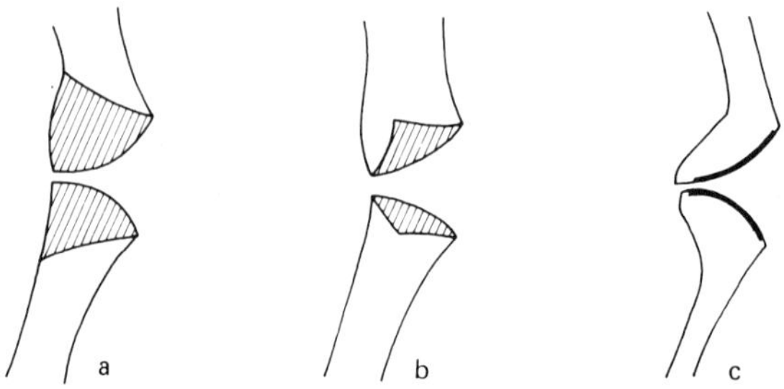

81 Lippenmontage

bei diesem Verfahren das Gesicht aber erst im Wachs seine Gestalt erhält, hätte sich diese aber an der des vorgefertigten Mundes orientieren müssen.

Bereits durch die Art der Lippenmontage geben sich mehrere Großbronzen des 5. und 4. Jh. v. Chr., wie die Krieger von Riace,[11] der Jüngling von Antikythera[12] und allem Anschein nach auch die im Meer bei Kap Artemision gefundene Zeus- oder Poseidonstatue[13] als Bronzegüsse mit Hilfsnegativen zu erkennen. Schon in der 1. Hälfte des 5. Jh. v. Chr. ist demnach wohl routinemäßig mit Hilfsnegativen gegossen worden.

Dennoch hat man vermutet, daß sich Hilfsnegative beim Guß von Bronzestatuen erst im 4. Jh. v. Chr. allgemein durchsetzten.[14] Diese Theorie gründet auf dem Bericht Plinius', daß Lysistratos, der Bruder des großen spätklassischen Bronzekünstlers Lysipp, zuerst Gipsformen eingeführt habe:[15] hominis autem imaginem gypso e facie ipsa primus omnium expressit ceraque in eam formam gypsi infusa emendare instituit Lysistratus Sicyonius frater Lysippi, de quo diximus (Lysistratos, der Bruder des Lysipp, von dem die Rede war, hat als erster das menschliche Antlitz unmittelbar in Gips abgeformt und begonnen in Gipsformen gegossene Wachsbilder zu vervollkommnen). Indessen gibt Plinius hier keine Neuerung an, die unmittelbar den Bronzeguß betrifft. Das Zitat bezieht sich vielmehr nur auf Wachsmasken mittels unmittelbar abgenommener Gipsformen, die die Gesichtszüge somit völlig naturgetreu wiedergaben. Entsprechend fährt Plinius auch fort, daß jener Lysistratos als erster damit begonnen habe, die Ähnlichkeit zu reproduzieren, während man früher Abbilder möglichst schöngestaltig wissen wollte. Es folgt dann aber noch die Mitteilung, daß derselbe auch erfunden habe, von Statuen Abbilder abzuformen, und daß dieses einen solchen Umfang angenommen habe, daß keine Skulptur ohne ein Modell geschaffen wurde. Plinius sagt hier nichts über die Technik der Bronzegießereien aus. Seine Aussage, daß seit der Zeit des Lysistratos Abgüsse von Statuen – vermutlich von berühmten Meisterwerken – verbreitet und in auswärtigen Ateliers als Vorlagen verwendet wurden, ist eher kunstgeschichtlich zu verstehen. Sie betrifft den Beginn der hellenistischen Kunst, in der die Wiederholung bewährter Vorlagen üblich wurde und man etwa auch einen Portraitkopf mit einem anerkannten statuarischen Typus verband.

Im Grunde ist die Verwendung von Hilfsnegativen für den Guß von Großbronzen spätestens seit dem 5. Jh. v. Chr. auch nicht weiter überraschend. Hatten sie sich doch in der Kleinplastik seit dem 7. Jh. v. Chr. mehr und mehr durchgesetzt (vgl. S. 111 ff.). Umgekehrt bezeugen die bereits erwähnten Fragmente von Gußmänteln von der Agora von Athen (S. 121), daß am Anfang der statuarischen Großbronzen direkte Wachsgüsse stehen.[16] Diese Fragmente sind nämlich auf zwei gleichgroße Kuroi zu verteilen, die sich im Detail jedoch unterschieden. Dies ist wohl zurecht mit einem Fehlguß erklärt worden, für dessen Wiederholung kein reproduzierbares Modell mehr zur Verfügung stand.

Das Wachsmodell

Ob nun über Hilfsnegative oder direkt gewonnen – in jedem Falle hatte man die Wachsfigur noch einmal zu überarbeiten, bevor man sie mit dem Gußmantel umgab. Wie detailliert waren solche Wachsgebilde? Die wenigen Fehlgüsse und Mantelfragmente griechischer Großbronzen, von denen aus wir sie erschließen können, geben ein zu unterschiedliches Bild und verteilen sich auf einen zu großen Zeitraum, als daß sie feste Regeln belegten. Bei den Gußmantelfragmenten von der Agora[17] ist das Haar z. B. nur pauschal gegliedert. Die für archaische Haare von Großbronzen charakteristischen dichten Linien fehlen hier ebenso wie bei der offenbar unvollendet gebliebenen Bronzestatue vom Piräus.[18] Dagegen sind die Strähnen bei der Negativform eines Reliefs mit Negerkopf in Olympia dicht gekerbt.[19] In Olympia verwahrte Fehlgüsse (Abb. 82) zeigen häufig auch feinere graphische Einzelheiten, die auf der ungeglätteten Gußhaut freilich so unbestimmt erscheinen, daß erst intensive Kaltarbeit sie zur Geltung brachte.[20] Der technische Aufwand dieser Kaltarbeit wurde an sich nicht wesentlich geringer, wenn solche Linien schon im Guß angelegt waren. Dennoch hat

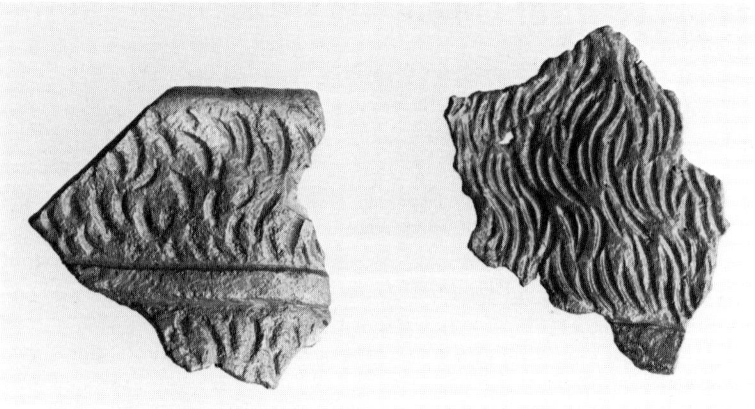

82 Fragmente von Bronzestatuen mit der Darstellung von Haar oder Fell. Links Rohguß, rechts ziseliert – Olympia, Museum

man auf solche bei dem Wachsmodell wohl nur ausnahmsweise verzichtet. Schließlich war der Aufwand vergleichsweise gering, mit einer erhitzten Nadel Linien in das Wachs zu ziehen. Auch wenn sie nach dem Guß auf der Gußhaut nur undeutlich erschienen, mochten sie der Ziselierung doch in der Art einer Vorzeichnung als Anhalt dienen. Für den künstlerischen Gestaltungsprozeß wichtiger war, daß bereits im Wachs, also in einer Phase, in der noch kleinere Änderungen möglich waren, die endgültige Gestalt möglichst genau hervortrat, so daß man also bereits im Wachs das Bild vollendete. Das in vergänglichem Wachs vorweggenommene Bild aus Erz, also einem Material von sprichwörtlicher Dauerhaftigkeit, wurde im übrigen zu einem Topos, der nicht immer allzu geistvolle Formulierungen anregte. So gebraucht Diogenes Laertios das Wachsausschmelzverfahren als Bild für Aristoteles' Entelechie-Theorie:[21] ... wie (die Statue des) Hermes im Wachs bereits alle Einzelheiten aufzuweisen habe, entsprechend dem späteren Standbild aus Bronze.

Noch sinniger wird der Vergleich mit dem Wachsausschmelzverfahren, wenn die Statue einmal einen Ikaros vorstellen soll, dem das Schmelzen des Wachses, das die Federn seiner Flügel zusammenhielt, ja den Untergang gebracht hatte:[22]
„Ikaros, Wachs hat dich vernichtet; nun aber hat in Wachs der Bronzebildner dir wieder Gestalt gegeben", wobei der Leser natürlich wußte, daß auch diese Wachsfigur nur ein flüchtiger Zustand vor der Metamorphose zur Bronzestatue war.

Merkwürdigerweise hat man beide Zitate als Testimonia für den direkten Wachsguß in Anspruch genommen,[23] obwohl das Bild von der Wachsfigur als vergänglicher aber unausweichlicher Vorform auf dem Wege zum dauerhafteren Bronzebildwerk auch dann zutrifft, wenn zuvor mit Hilfsnegativen gearbeitet worden war.

Wichtiger sind diese Quellen als Zeugnis dafür, daß in der Werkstatt das ganze Bild in Wachs vor Augen stand, denn gegossen wurde fast ausnahmslos in Teilen.

Zurichtung zum Guß

Vor dem Guß wurde die Wachsfigur in Einzelteile zerlegt. Die Gliederung ergab sich zum Teil aus der Gestalt des Modells, entsprach zum andern aber auch unterschiedlichen Gepflogenheiten. Bei fast allen Statuen ist der Kopf getrennt gegossen. Die Naht liegt bei griechischen Großbronzen meist in der Mitte des Halses, bei italischen häufiger unmittelbar unter dem Kinn.[24] Auch die Arme sind gewöhnlich eigene Gußstücke, während die Beine häufig mit dem Rumpf zusammenhängen, da ihre Richtung eher der des Körpers entspricht und beim Guß leichter mit jenem zusammen von der Bronze erreicht wurde. Mit den Beinen hat man daher oft auch den hinteren Teil der Füße gegossen, deren vordere Hälfte aber erst nachträglich angesetzt wurde.[25] Gewandstatuen sind mitunter aus mehreren trommelartigen Schichten aufgebaut.[26] Beim delphischen Wagenlenker besteht das Gewand aus zwei Teilen, deren Fuge mit dem Gürtel zusammenfiel und daher nicht ins Auge stach.[27]

War das Wachsmodell mit dem Kern in die vorgesehenen Gußstücke zerteilt, wurden aus Wachsstäben die Kanäle angelegt, durch die die Bronze die verschiedenen Partien erreichen, oder durch die die eingeschlossene Luft entweichen konnte. Durch die Anlage dieser Kanäle war auch schon vorbestimmt, ob der Guß steigend oder fallend erfolgte, ob man die Bronze also zunächst an der eigentlichen Form vorbei nach unten zur Sohle führte, von der aus sie dann anstieg, bis der Gießer an der durch die Entlüftungskanäle austretenden Bronze erkennen konnte, daß die Form gefüllt war, oder ob man umgekehrt die Bronze von oben unmittelbar in die Form füllte (Abb. 83) (s. S. 132).

Waren an der Wachsfigur Einguß- und Entlüftungskanäle durch Wachsstäbe angelegt, hüllte man das Ganze in den Gußmantel aus Ton und Sand. Mehrere Fragmente solcher Gußmäntel sind erhalten, doch ist ihre Zahl immer noch zu gering, um aus ihnen auf bestimmte Regeln oder differenziertere Gepflogenheiten zu schließen.[28] Naturwissenschaftliche Analysen fehlen fast ganz.[29] Der Augenschein zeigt Unterschiede, die technisch und chronologisch begründet sein können. Sehr häufig ist jedoch zu sehen, daß die innere Schicht des Gußmantels aus dünn aufgetragenem Ton besteht, den eine gröbere Schicht einhüllt. In dieser zeichnen sich Umrisse und Konturen organischer Beimengungen ab, die entweder beim Erhitzen der

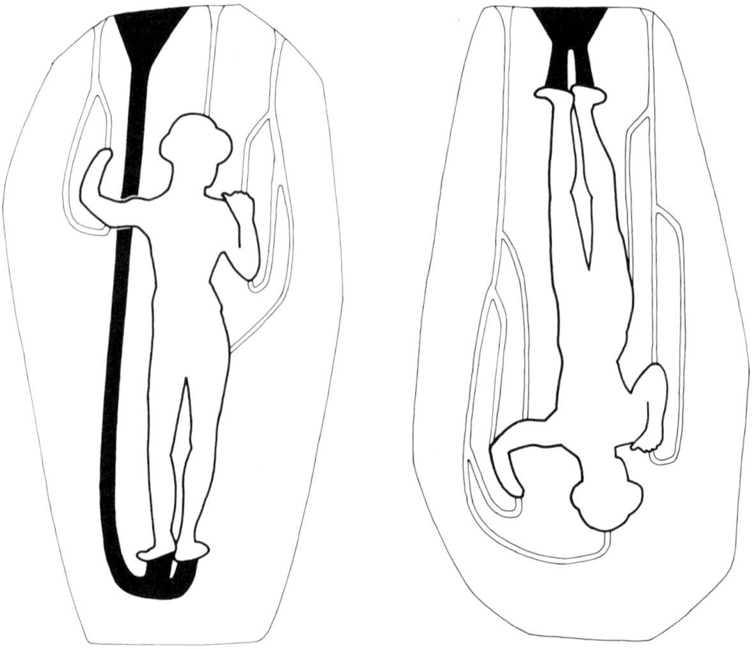

83 Steigender und fallender Guß einer Bronzestatuette

Form verkohlten oder im Laufe der Jahrhunderte verrotteten.[30] Plinius spricht von Weizenstreu, den die Bronzegießer verwendeten.[31] Auch Tierhaare werden gelegentlich genannt.[32] Sie geben dem Ganzen Halt und verhindern, daß der Mantel beim Trocknen reißt. Gleichzeitig wird der Mantel poröser, so daß Gase, die sich beim Guß entwickeln, zum Teil wenigstens unmittelbar durch diesen entweichen konnten. Auch mit Knochenstücken war Ähnliches zu erreichen.

Nach dem Guß abgeschlagene antike Mantelpartien sind innen, wo die Hitze der Bronze beim Guß am stärksten durchdrang, oft schwarz, grau oder auch rot gebrannt und werden nach außen oft merklich heller. Manchmal ist die Masse jedoch fast homogen.[33] Naturwissenschaftlich sind diese Unterschiede noch nicht analysiert worden. Vielleicht sind sie durch die Größe der Gußstücke zu erklären. Sicherlich haben die Gießereien aber auch mit Formerden unterschiedlicher Konsistenz Erfahrung gesammelt und weitergegeben. Wie wandernde Töpfer oft nicht örtlich anstehenden Ton benützten, sondern solchen aus ihrer Heimat mitbrachten, mögen auch Bronzegießer, die auswärts, etwa in Olympia oder Delphi einem Auftrag nachkamen, nicht nur ihr Handwerkszeug, sondern auch Formerde mitgeführt haben. Bislang stehen Analysen, die erweisen, ob Gußmäntel aus einheimischer oder importierter Erde bestehen, noch aus.

Der Guß

Mehr noch als bei den Formerden kam es dem Künstler sicherlich darauf an, mit einer ihm vertrauten Legierung zu gießen. Die antike Literatur preist besonders die Qualität äginetischen, delischen oder korinthischen Erzes.[34] Innerhalb der Überlieferung sind diese verschiedenen Bronzen bislang jedoch noch nicht bestimmt worden. Daß man in der späthellenistischen und der frühen Kaiserzeit zu dünnflüssigeren Legierungen überging, war oben (S. 122) schon begründet worden.

Für Kleinbronzen wurde das Erz gewöhnlich wohl in Tiegeln geschmolzen. Bei Großbronzen rechnete man bislang mit Hochöfen, aus denen das zusammen mit Holzkohle aufgeschichtete und geschmolzene Erz über einen Kanal zu der Gießgrube und dem Eingußtrichter geleitet wurde. Als Zeugnis galt ein Grabungsbefund in Olympia, den der Bildhauer und Bronzegie-

84 Außenbild der Erzgießereischale in Berlin

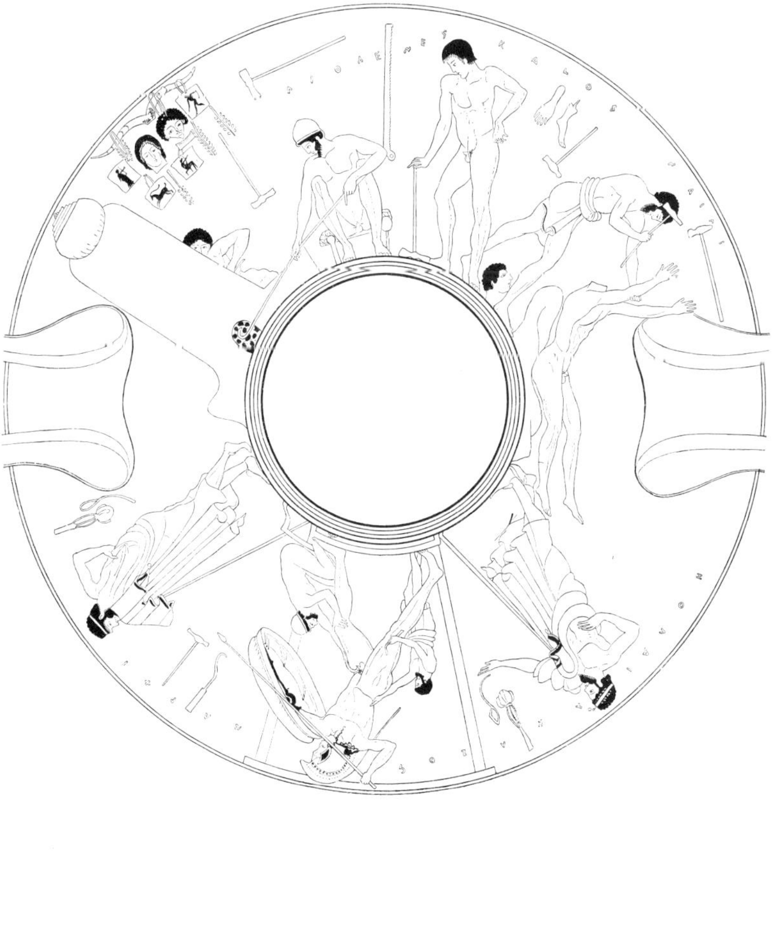

ßer E. Kluge in diesem Sinne interpretierte.[35] Neuerlich ist dagegen eingewandt worden, der Abstand zwischen Ofen und Grube sei für dieses Verfahren zu groß.[36] Dem Erzgießer Kluge wird man freilich zutrauen, daß er den Abstand gleichfalls bedachte. Tiegel für Großbronzen müßten jedenfalls schon hervorragende Eigenschaften besessen haben, um einer nicht unbeträchtlichen Masse annähernd 1000° heißer Bronze standzuhalten. Der Rumpf einer Bronzestatue des 5. Jh. v. Chr. kann durchaus einen Zentner wiegen. Entsprechend große Tiegel für Bronze sind nicht gefunden worden. Die Gußmasse auf mehrere Tiegel zu verteilen ist zwar möglich, aber auch nicht unproblematisch, da der Guß zügig und ohne Unterbrechung des Flusses ablaufen soll.

Den Beweis, daß klassische Ateliers tönerne Tiegel für kleinere Gußstükke kannten, die Bronze aber auch unmittelbar in der Esse schmolzen, brachten neuere Untersuchungen der Funde aus der Werkstatt des Phidias in Olympia. Einerseits sind hier Fragmente kleinerer Tiegel identifiziert worden, anderseits wurde aber auch festgestellt, daß an den Düsen von Blasebälgen außer Schlacken auch Bronzereste hafteten.[37] Sie reichten demnach unmittelbar ins Feuer und kamen dort auch mit der Bronze in Berührung.

Solche Blasebälge waren nötig, um die Hitze bis zum Schmelzpunkt der Bronze zu steigern. Auf der berühmten Erzgießereischale in Berlin (Abb. 84), die mehrere Phasen der Entstehung von Bronzestatuen zeigt, ist außer dem Hochofen, neben dem ein auf einem Hocker sitzender Arbeiter die Glut schürt, vom Ofen halb verdeckt, auch ein weiterer Arbeiter zu sehen, der offenbar den Blasebalg bedient. Deutlicher ist auf dem Nordfries des Siphnier-Schatzhauses ein wohl nicht für den Bronzeguß, sondern zum Schmieden bestimmter Blasebalg dargestellt, mit dem Hephaist die Esse gegen die angreifenden Giganten anfacht. Er besteht aus einem aufgeblähten Ledersack, auf dessen Rand ein Deckel liegt, mit dem er herabgedrückt wird.[38] Erhalten sind in Olympia von solchen Blasebälgen nur die tönernen Pfeifen.[39] Oben, wo sie mit dem Sack verschnürt waren, sind sie relativ dick, und ihrem Ende zu verjüngen sie sich düsenartig.

Das Brennmaterial war Holzkohle aus Kiefernholz, zu dem Theophrast und Plinius anmerken, es sei beim Bronzeguß nützlicher als Eiche.[40] In Ligurien und Olympia feuerten die Bronzegießer auch mit lokaler Braunkohle.[41]

Abb. 85 zeigt eine moderne Gießerei, in der eine antike Bronzegruppe nachgegossen wird. Zwei Arbeiter tragen einen von einem Kran emporgehieften, glühend heißen Graphittiegel zu der Gußform, die hier nicht, wie in der Antike offenbar üblich, in eine Gußgrube versenkt und dort mit Sand festgestampft, sondern in einen Block eingegossen ist, den Platten und Zwingen vor dem Bersten bewahren. Nach dem Guß müssen Bronze und Form erst einige Zeit auskühlen, bis man sie aus der Gußgrube heben oder

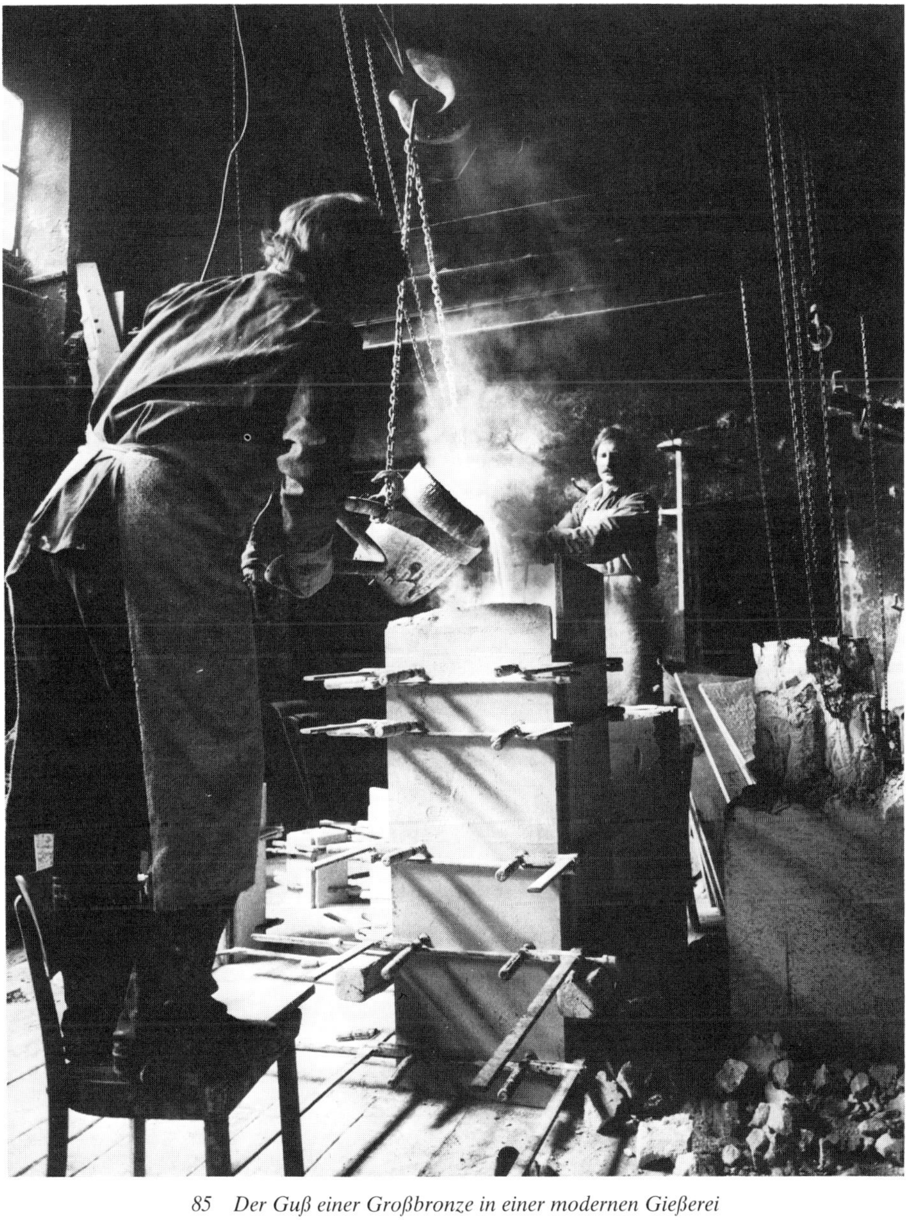

85 Der Guß einer Großbronze in einer modernen Gießerei

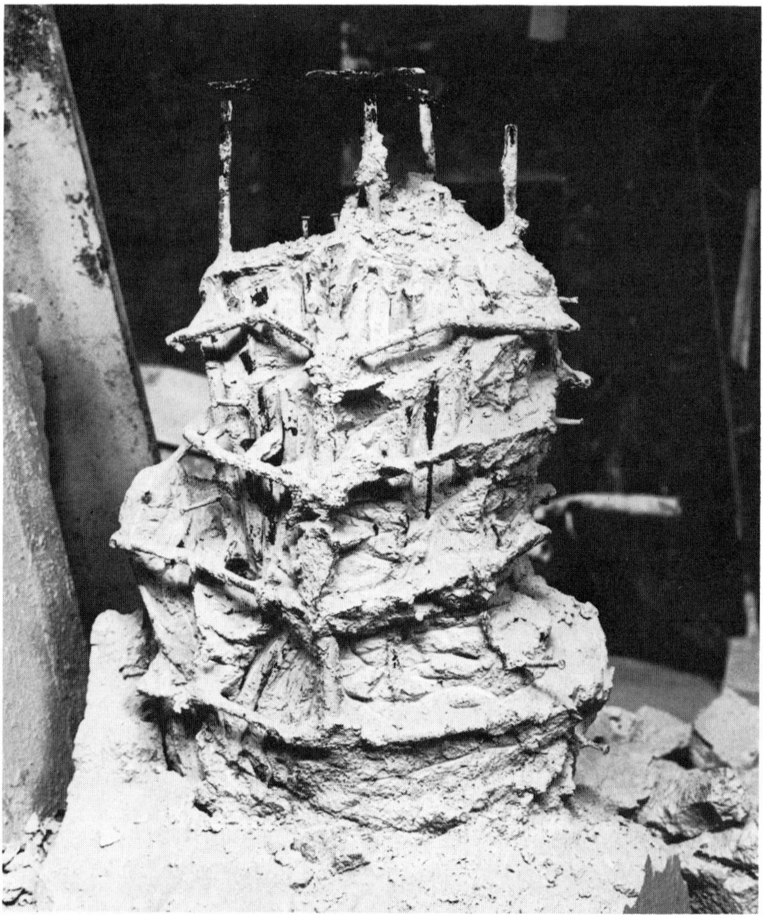

86 Ein Bronzeguß wird vom Gußmantel befreit

die Verschalung entfernen kann. Wird dann der Mantel zerschlagen, kommt zunächst ein Gestänge zum Vorschein. Auf Abb. 86 ist oben auch der Eingußtrichter zu erkennen, um den übergeflossene Bronze einen breiten Fladen bildet. Rechts enden zwei senkrechte Stangen oben in ähnlichen Placken. Das sind die Luftkanäle, in denen die Bronze, nachdem sie die Form gefüllt hatte, emporgestiegen war und mit ihrem Austritt dem Gießer angezeigt hatte, daß die Form voll ist. Links erscheint das Ende eines Nagels, eines durch Mantel und Wachsschicht hindurchgetriebenen Kernhalters, der nach dem Ausschmelzen des Wachses Kern und Mantel in ihrer Lage hielt. Deutlicher erscheinen solche Kernhalter bei dem Rohguß des Athenakopfes (Abb. 87). Auf Abb. 87 liegt er bereits weitgehend freigelegt

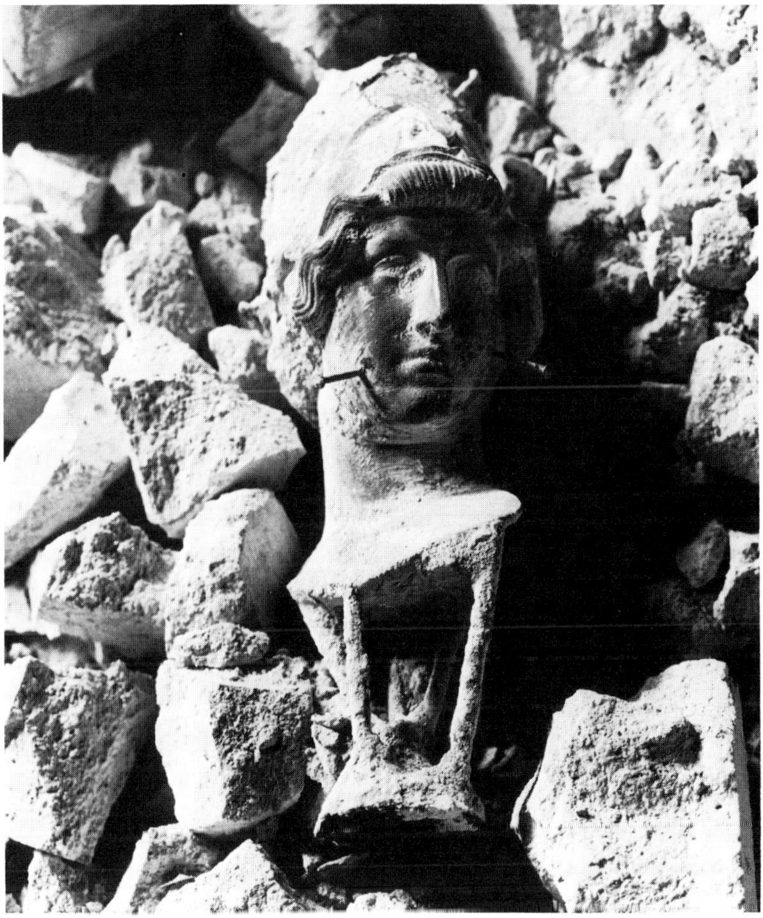

87 Bronzeguß nach dem Zerschlagen des Gußmantels

auf den Trümmern des Gußmantels. An seinem Hals hängen noch die Eingußkanäle, von denen hier fünf von einem gemeinsamen Eingußtrichter ausgehen. Abb. 88 zeigt ihn bereits gründlicher gereinigt, doch sind unten noch die Ansätze der Eingußkanäle zu sehen. Auf der Wange, hinter dem Ohr und auf der Kalotte haben die Kernhalter Löcher hinterlassen. Überall haften auf der Bronze kleinere oder größere Bronzekügelchen. An solchen Stellen waren in den Mantel kleine Luftblasen eingeschlossen, die sich beim Guß mit Bronze füllten. Noch auffälliger sind die Grate, die sich über die ganze Oberfläche ziehen. An solchen Stellen hat die Hitze der Bronze den Mantel gesprengt, und das Metall ist in die Risse eingedrungen. Am oberen Rand des Augenausschnittes des Helms ist zu sehen, daß trotz der Kernhal-

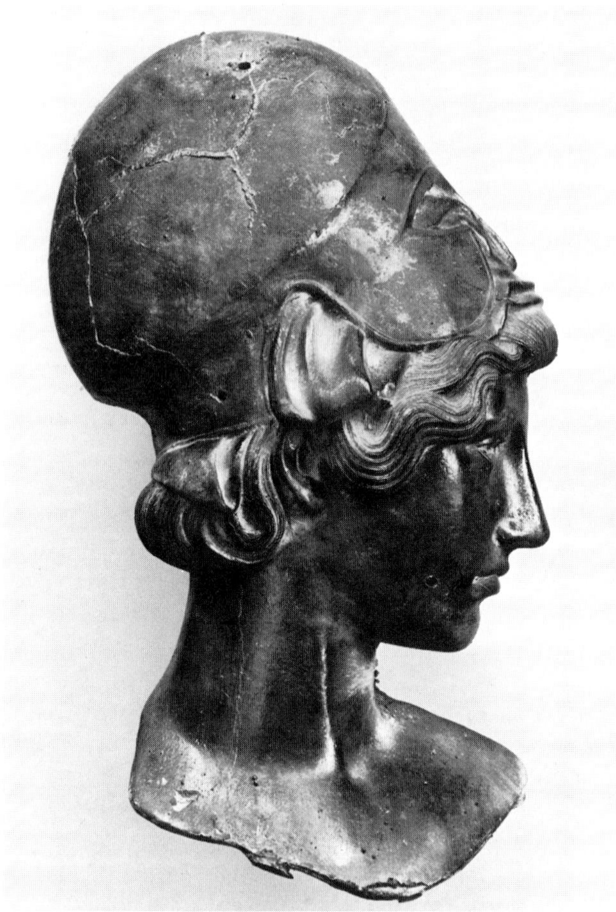

88 Bronze-Rohguß. Moderner Nachguß eines antiken Kopfes

ter sich dabei Teile der Form auch gegeneinander verschieben können, ein Fehler, der in unserem Fall bei der Kaltarbeit leicht zu korrigieren war, der aber auch dazu zwingen kann, den ganzen Guß zu wiederholen. Außerdem hat sich bei antiken Güssen gelegentlich der Kern gegenüber dem Mantel verschoben, so daß die Bronze auf der einen Seite sehr dick, auf der anderen dafür, wenn überhaupt, doch um so dünner gekommen ist.[42] Mitunter stockt die Bronze in der Form auch zu früh. Abb. 89 zeigt ein Bronzefragment mit einer Partie, in der die flüssige Bronze von zwei Seiten aneinanderfloß und sich dabei zwar voll verband, aber doch eine sichtbare Fuge bildete.[43] Solche Fugen zeigen an, daß die Bronze beim Guß zu stark abkühlte. Steigerte man die Hitze jedoch zu sehr, riskierte man eine Saigerung, bei der sich die Bestandteile der Legierung absondern und die Farbe und Beschaffenheit des Gusses nicht mehr homogen bleiben.

Außer dem Mantel pflegt man heute auch den Gußkern zu entfernen. Wenn dies, wie bei einigen antiken Großbronzen, unterblieb, war das für die Statue nicht ganz ungefährlich. Falls er eiserne Verstrebungen enthielt, konnten diese rosten, aufquellen und die Bronze sprengen, wie dies z. B. bei dem sogenannten Apoll vom Piräus geschah, in dessen Schenkel ein zenti-

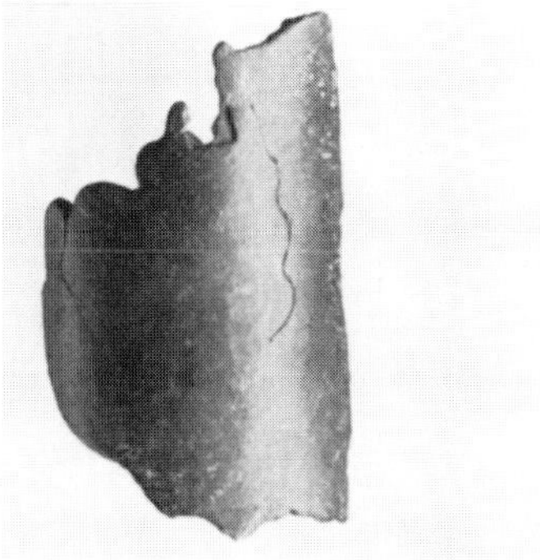

89 Fragment einer Bronzestatue, bei der die Bronze beim Guß erstarrend von zwei Seiten aneinanderfloß – Olympia, Museum

meterbreiter Spalt klafft. Außerdem kann der Rost auch nach außen dringen und die Bronze verfärben. Wo man bei antiken Bronzen den Gußkern entfernte, hatte dies dennoch keine restauratorischen Gründe. Regelmäßig fehlt er dort, wo das Innere für andere Arbeiten offenliegen mußte. Wenn man also bei einer Gewandstatue das Kleid aus verschiedenen Stücken zusammensetzte, war natürlich der Kern zuvor herauszunehmen.

Zusammensetzung und Stückung

„Neque enim quamquam fusa omnibus membris statua sit, nisi collocetur“[44] (keine Statue ist je mit allen ihren Gliedern gegossen, es sei denn, man habe sie zusammengesetzt). Die offenbar sprichwörtliche Redewendung zeigt an, wie selbstverständlich Guß in Teilen den Alten war. Erst mit der Neuzeit ist die Bronzeplastik „aus einem Guß“ zum Ideal geworden. Die Gründe hierfür liegen in einem anderen Verhältnis zur Oberfläche. Erst seit der Renaissance findet man (keinesfalls regelmäßig) Gefallen an einer oft künstlich patinierten, nach dem Guß nur wenig übergangenen rauhen und erdigen Gußhaut. In einer solchen Oberfläche sind Nähte jedoch nur schwer zu verbergen. Ähnliches gilt für die Patina. Auch bei antiken Großbronzen sind Stückungen kaum an Fugen, sondern eher an Farbnuancen der Patina zu erkennen. Bei einer künstlichen Patinierung treten Nahtstellen ähnlich hervor.

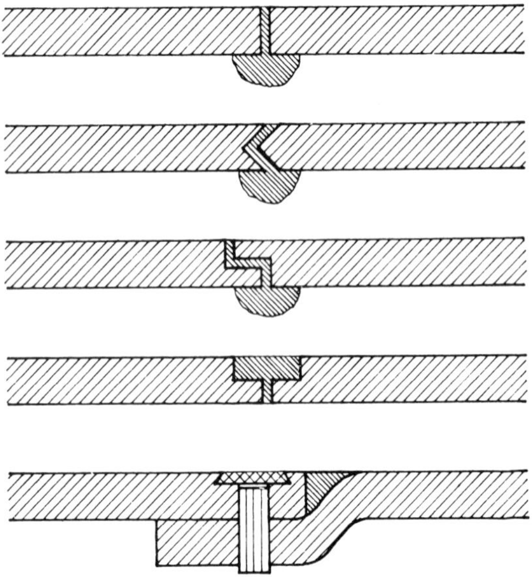

90 *Die Zusammenfügung von Gußstücken*

Anders als noch bei geometrischen Statuetten (vgl. S. 28f.) war es in der Antike jedoch seit dem 7. Jh. v. Chr. zum selbstverständlichen Bedürfnis geworden, den Goldglanz der Bronze herauszuarbeiten. Eine so intensive Bearbeitung der Oberfläche macht Stückungen aber völlig unsichtbar. Sie zu vermeiden gab es somit weder Grund noch Anlaß.

Die Art der Stückungen hängt einerseits von dem Formverfahren, dann aber auch von der Gestalt der Skulptur ab (S. 127).

Es war bereits davon die Rede, daß die Erfindung, die seit der Mitte des 6. Jh. v. Chr. gegossene Großbronzen ermöglichte, nicht der Hohlguß gewesen sein kann (S. 118), sondern eher die sichere, ästhetisch befriedigendere Verbindung großer Bronzeteile. Bezeichnenderweise geriet der altertümliche Überfangguß (S. 26f.) bei anspruchsvolleren Arbeiten in archaischer Zeit allmählich außer Gebrauch. Bei keiner einzigen Großbronze ist er zu beobachten. Bei Kesseln und anderem Gerät ersetzte ihn bisweilen das Weichlot (S. 81), also Blei oder Zinn, mit dem man bei Großbronzen jedoch allenfalls kleinere Teile ansetzen, keinesfalls aber Arme oder Kopf mit dem Rumpf dauerhaft verbinden konnte. Plinius spricht davon, daß Bronzegießer Galmei, also eine Zinkverbindung benützten,[45] das man wegen seines über 450° hohen Schmelzpunktes auch als „Hartlot“ hätte verwenden können, doch ist solches bei antiken Statuen bislang nicht nachgewiesen worden.

Das sicherste, ästhetisch befriedigendste Bindemittel für eine Bronzestatue ist die Bronze selbst. Heutzutage lassen sich Gußstücke relativ leicht mit Bronze verschweißen. Dabei nimmt man freilich in Kauf, daß das

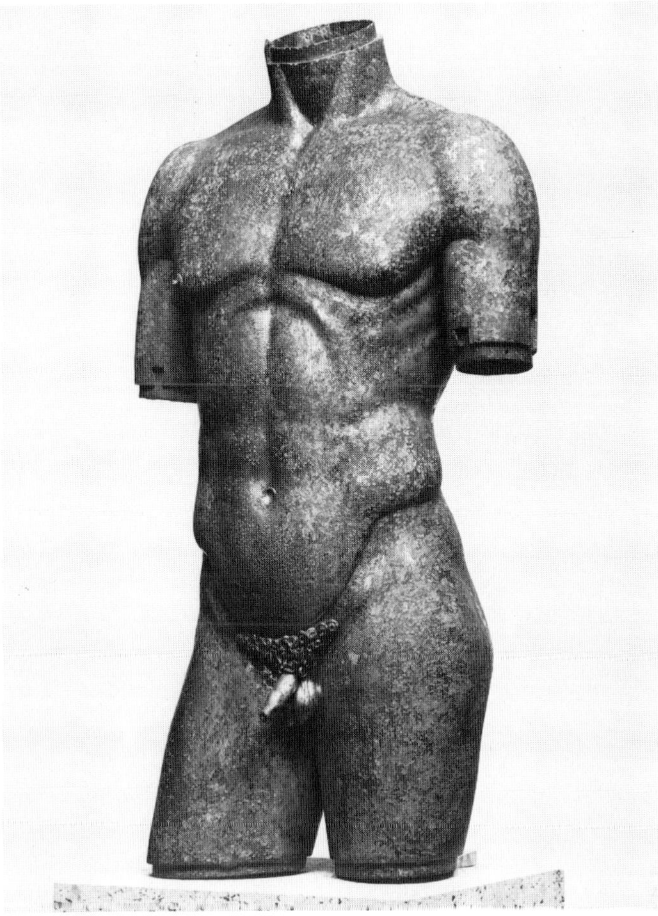

91 Frühkaiserzeitlicher, vergoldeter Bronzetorso mit Manschetten und Aussparungen für Schwalbenschwanzklammern an Armen und Beinen – München, Glyptothek

Schweißgerät auch die Umgebung unmittelbar neben der Naht stark erhitzt, die dabei ihre Farbe ändert und nachher von den übrigen Partien leicht absticht. In der Antike wurden die Einzelteile einer Bronzestatue miteinander vergossen (Abb. 90). Die Methode erinnert letztlich an den traditionellen Überfangguß. Die beiden Teile wurden provisorisch miteinander verbunden und die Fuge dann mit Wachs ausgespachtelt. Dieses Wachs hüllte man in Formerde, schmolz es aus und goß in den Hohlraum flüssige Bronze. Zu einer sicheren Verbindung war es dabei nötig, die Bronze insgesamt zu erhitzen. Mit der Lötmasse steigt im übrigen auch die Festigkeit der Naht. Man ließ diese daher möglichst über die Fuge hinaustreten. War die Innenseite bequem zu erreichen, konnte man sich im übrigen das aufwendige

Wachsausschmelzverfahren sparen und das Lot unmittelbar auf die Naht gießen. Die Festigkeit der Naht ließ sich auch steigern, wenn man die Fläche der Fuge vergrößerte und sie schräg oder stufenförmig in die Wandung schnitt. Bei andern Bronzen überlappen sich die Einzelteile oder werden durch Manschetten zusammengehalten.[46] Am Handgelenk des Kriegers A von Riace ist der geschwungene Umriß einer solchen Manschette an der etwas verschiedenen Korrosion und Patina noch deutlich zu erkennen.[47] Mitunter ist in die Fuge auch ein Kanal für die aufgeschmolzene Bronze eingemeißelt.

Über den Verguß hinaus hat man besonders gefährdete Einzelteile, etwa einen vorgereckten Arm, noch durch Nieten, deren Köpfe man versenkte oder mit der Oberfläche vertrieb, oder durch Klammern zusätzlich gesichert. Bei dem Dornauszieher im kapitolinischen Museum in Rom und einem klassizistischen Bronzetorso in München dienen dazu Schwalbenschwanzklammern ähnlich jenen, die man sonst aus der Architektur kennt[48] (Abb. 91). Bei dem Dornauszieher sind diese Klammern unter der Patina kaum wahrzunehmen. Um so deutlicher erscheinen sie bei dem Münchner Torso, dessen Arme und Beine über eine Manschette geschoben und verklammert waren. Einige Klammern sind hier noch erhalten, während Lehren weitere bezeugen.

Die Kaltarbeit

In einer vielzitierten Bemerkung Polyklets ist davon die Rede, daß der schwierigste Teil der Arbeit eines Bronzebildners in Ton erfolge.[49] Daraus ist zwar nicht zu schließen, daß, wie ihre modernen Nachfahren, auch antike Künstler nur das Tonmodell für ihre Statuen lieferten, das von ihnen unabhängige Kunstgießereien dann in Bronze umsetzten und ziselierten. Die Textstelle zeigt jedoch immerhin an, daß auch in der Antike das Tonmodell, das nachher mit Hilfsnegativen in Bronze übertragen wurde, bereits die letzthin auch für Einzelheiten verbindliche Gestalt und Modellierung erhielt. Schon bei der Besprechung der Wachsarbeit wurde darauf hingewiesen, daß das Wachsmodell viele Details enthalten konnte (s. S. 125 ff.). Ähnliches zeigt auch der Vergleich zwischen einem vergossenen, also nicht nachgearbeiteten Fußzeh, bei dem Umriß und Kontur des Nagels und des Nagelbettes in seinem Verhältnis zum Inkarnat genau bestimmt ist, und einem ähnlichen Stück, bei dem diese Formen durch die Ziselierung voll zur Geltung kommen (Abb. 92). Wenn die Kosten für eine Bronzestatue (S. 164 ff.) die einer Marmorskulptur um ein Vielfaches übertreffen, liegt das nicht an dem Materialwert, sondern offensichtlich an dem viel umfangreicheren Arbeitsaufwand, der vor allem bei der Kaltarbeit zu leisten war.

Abb. 87 zeigt den von Mantel und den Einguß- sowie Entlüftungskanälen

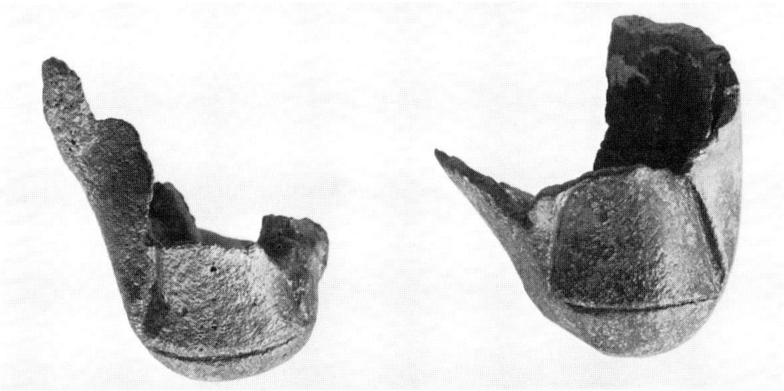

92 *Zehen von Bronzestatuen, Rohguß und ziseliertes Stück – Olympia, Museum*

befreiten, sonst aber noch nicht überarbeiteten Abguß eines antiken Athenakopfes, den noch die rauhe Gußhaut bedeckt. Wenn überhaupt wird eine solche Gußhaut heute mit elektrischen Schleifgeräten abgenommen. Bei dem Athenakopf stellte sich aber bald heraus, daß solche Instrumente antiker Form nicht gerecht werden, daß mit ihnen die Oberfläche nur zu verschleifen, nicht aber zu gestalten war. Dabei ist die Glättung der Oberfläche noch die geringste Arbeit. Statt Schleifgeräten benutzte man hierzu in der Antike sichelartige Schaber, wie sie auch bei der bereits erwähnten Erzgießereischale in Berlin (Abb. 84) zu sehen sind.

Nach der Glättung der Oberfläche müssen zunächst die Gußfehler beseitigt werden.[50] Das sind nicht nur Grate von Formrissen und Verschiebungen, sondern vor allem Blasen und in die Bronze eingeschlossene Partikel des Mantels, die sich von diesem unter der Hitze der Bronze gelöst haben. Bei einem Rohguß fallen sie kaum auf, stechen aber, sobald der Metallglanz der Bronze herausgearbeitet ist, ins Auge. Bei modernen Bronzen, die selten auf Hochglanz geschliffen werden, schert man sich um solche Fehler oft kaum. Häufig werden sie nur mit durch Kunstharz gebundenem Bronzestaub geschlossen. Bis zu einem gewissen Grad lassen sich kleinere Löcher beseitigen, indem man die Bronze hämmert und die Löcher so durch Treiben des Metalls schließt. In tiefere Löcher, wie sie z. B. Kernhalter hinterließen, konnte man auch Bronzestifte schlagen und deren Überstand abfeilen oder mit der Oberfläche vertreiben (Abb. 93).[51] Besonders charakteristisch sind jedoch die kleinen Pflästerchen (Abb. 94), die bei allen griechischen und vielen römischen Großbronzen zu finden sind. Dazu wird ein 0,5–1 cm breites, bei römischen Bronzen oft auch wesentlich größeres, mehrere Gußfehler umfassendes Feld mit möglichst regelmäßigem, quadratischem oder rechteckigem Umriß bis zu 2 mm tief ausgemeißelt, dessen Ränder leicht unterschnitten sind. Dann paßt man eine etwas dickere Bron-

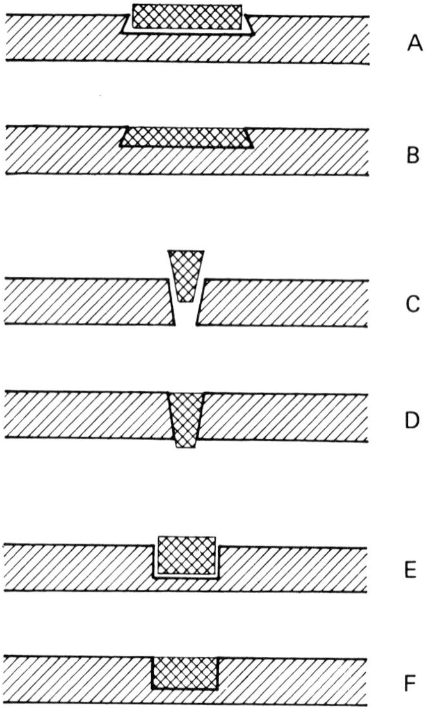

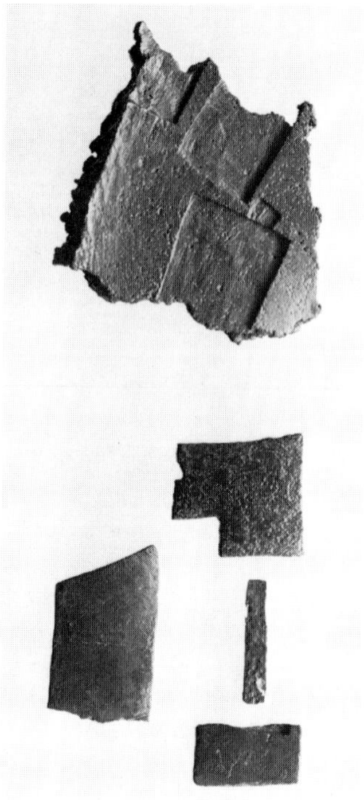

93 Reparatur von Gußfehlern in der Bronzewandung

94 Bronzepflästerchen – Olympia, Museum

zeplatte in die Höhlung ein und hämmert sie breit, so daß ihr Rand unter die vorkragende Einfassung dringt und dem Pflaster dadurch Halt gibt. Manchmal hat man auf die Unterschneidung des Randes auch verzichtet.[52]

Heute werden, wenn man sich überhaupt um derartige Plattierungen bemüht, die Pflästerchen in eine Höhlung ohne solche unterschnittenen Ränder gelegt und einfach verschweißt. Mit modernem Gerät lassen sich so 3–4 Pflästerchen pro Stunde einsetzen, während in antiker Technik ein einziges diese Zeit in Anspruch nimmt. Bei der Reiterstatue des Kaisers Marc Aurel auf dem Kapitol sind über 3000 solche Pflästerchen gezählt worden.[53] Sie einzusetzen muß einige hundert Tagewerke gekostet haben.

Auch im Altertum hat man sich dieser Mühe nicht immer unterzogen. Bei den in römischer Zeit häufigeren, dünnwandigen Güssen waren Plattierungen ohnehin kaum möglich. Dafür fehlt der Bronze das nötige Volumen. Bei einer römischen Statue in Olympia waren daher bis zu handtellergroße Stücke des Gewandes ausgeschnitten und erneuert sowie die ganze Oberseite des Handgelenks durch eine leicht gewölbte, sonst aber kaum gestaltete Platte ersetzt.

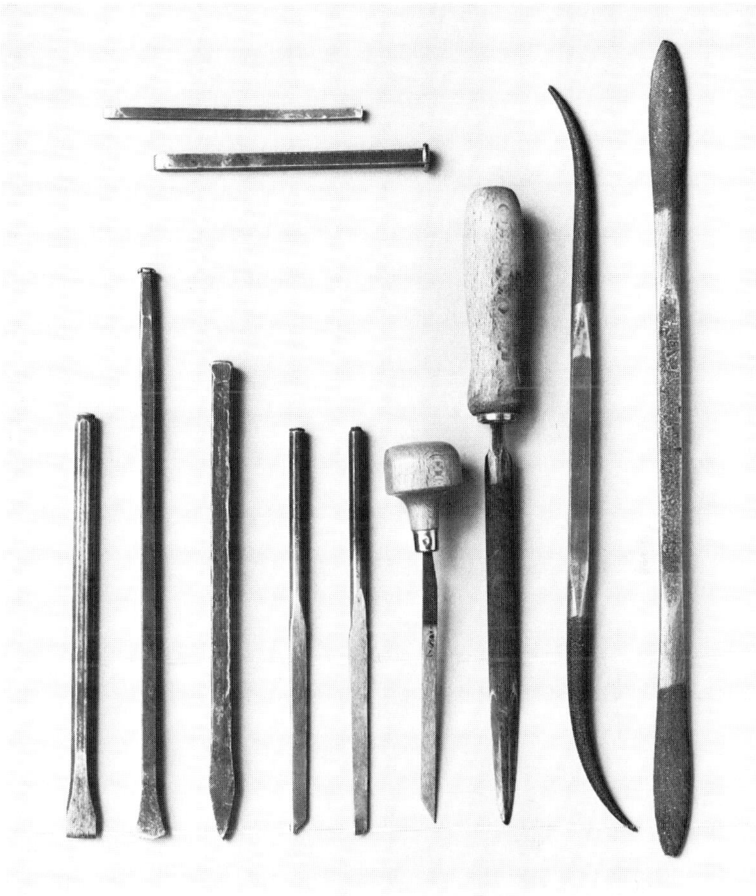

95 Modernes Ziselierwerkzeug

Mit Pflastern hat man nicht nur Gußfehler, sondern auch Nietlöcher oder die Fugen zwischen angesetzten Partien verdeckt. Dort folgen sie bandartig aufeinander oder sind stufenförmig schräg gegeneinander versetzt, eine Form, die man vor allem bei kaiserzeitlichen Bronzen des Ostens immer wieder findet.[54]

Hand in Hand mit der Beseitigung der Gußfehler geht die Gestaltung der Oberfläche durch Raspel oder Feile, Stichel, Meißel und Punze (Abb. 95).[55] Die modernen Geräte entsprechen dabei im Prinzip den antiken. Mit Raspel oder Feile wird nicht nur die Gußhaut abgearbeitet. Mit ihnen konnte man auch Falten tiefer ausheben und durchgestalten. Vor allem Bronzen mit dicker Wandung boten dem Künstler auch bei der kalten Gestaltung des Erzes noch großen Spielraum.

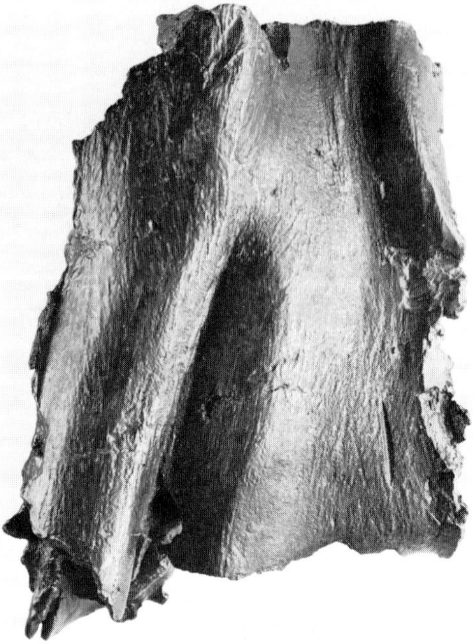

96 Unvollendete Faltenpartie mit Spuren der Feilen – Olympia, Museum

Bei einem antiken Fragment einer Bronzestatue (Abb. 96), einer unvollendeten Faltenpartie, sind deutlich die dicht nebeneinanderliegenden Furchen zu erkennen, die die Raspel hinterlassen hat.[56]

Wo die Dicke der Bronze nicht ausreichte eine Form herauszumeißeln, die beim Guß vielleicht nicht befriedigend gekommen war oder die man nachträglich zu verbessern wünschte, ließ sich bis zu einem gewissen Grad die Oberfläche der Bronze auch dadurch verändern, daß man sie mit einer Treibpunze, einem Eisen mit abgerundetem Ende, und einem Hammer bearbeitete. Der Spielraum für das Hämmern ist bei einer gegossenen Bronzestatue zwar viel geringer als bei einem Sphyrelaton, doch lassen sich auf diese Weise auch hier noch kleinere Faltenzüge bilden. Abb. 97 zeigt nochmals einen Ausschnitt eines modernen Nachgusses einer antiken Statue, bei dem zunächst nicht deutlich genug hervortretende Faltenzüge durch Hämmern verdeutlicht sind. In kleinen Mulden zeichnen sich hier die Eindrücke der Treibpunze ab, die anders als der Meißel nicht in die Bronze eindringt, sondern sie, je nachdem wie sie geführt wird, nach innen oder zur Seite preßt.

Während mit der Raspel oder durch Hämmern vor allem Flächen gestaltet werden, dienen die Meißel in erster Linie dazu, schärfer konturierte

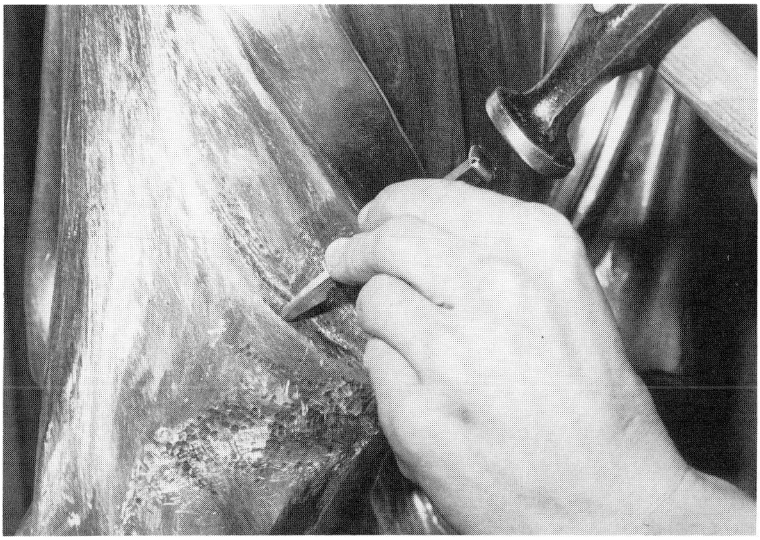

97 *Nacharbeitung einer Faltenpartie bei einem modernen Nachguß einer antiken Statue durch Hämmern der Oberfläche*

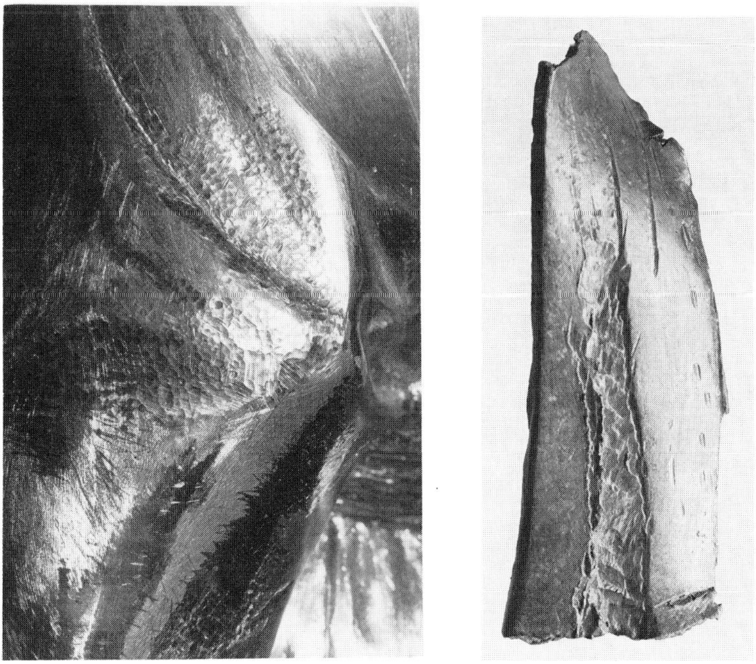

98 *Fragment einer unvollendet gebliebenen antiken Großbronze, bei der begonnen wurde, mit dem Meißel einen Streifen auszuheben – Olympia, Museum*

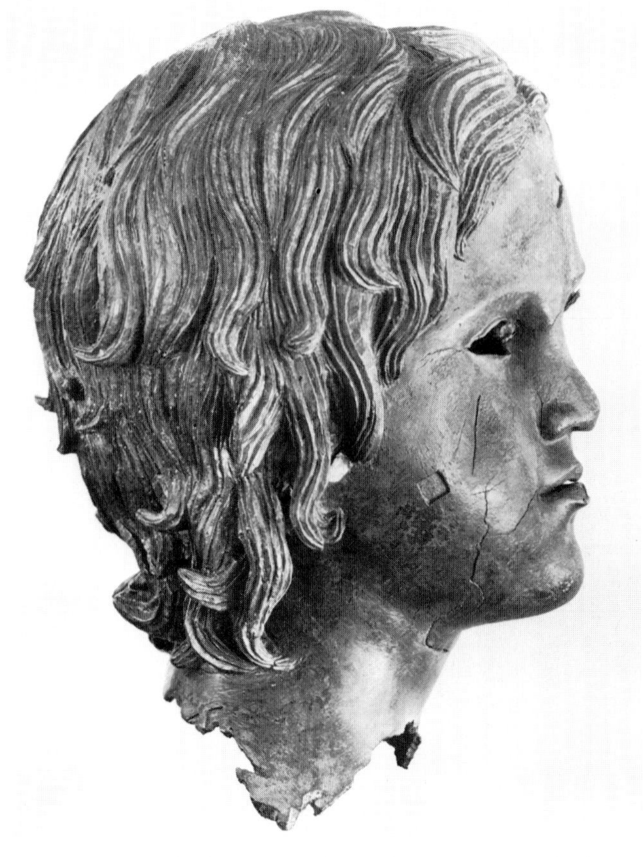

99 Hellenistischer Knabenkopf mit gleichmäßig spitzwinklig gefurchtem Haar – Olympia, Museum

Formen zu bilden. Dazu steht verschiedenartiges Gerät zur Verfügung. Einem unvollendet liegengebliebenen Fragment (Abb. 98) ist anzusehen, daß hier durch einen Meißel mit scharfer Schneide versucht wurde, einen Streifen aus der Oberfläche auszuheben, dessen Rand zunächst mit senkrechten Hieben markiert worden war.[57] Bei einigen römischen Bronzestatuen sind mit einem gerundeten Meißel Furchen, die das Haar wiedergeben sollen, eingezogen.[58] Ähnliche Formen erscheinen gelegentlich auch bei Gewändern.[59] Dagegen sind bei einem hellenistischen Knabenkopf (Abb. 99) die Haare mit einem Meißel gestaltet, dessen Schneide spitzwinklig geknickt war.[60]

Solche speziellen Meißelformen schränken den Spielraum künstlerischer Gestaltung freilich wesentlich ein. Sie führen zu Formen, die sich in schablonenhafter Monotonie wiederholen.

Bei einem meisterhaften klassischen Haarfragment (Abb. 100) von der Hand des Polyklet oder aus dessen Umkreis wechseln dagegen die Tiefe der Furchen und der Winkel, in dem ihre Böschungen zueinander stehen, oder die Schrägen der Seitenflächen, die die Locken begrenzen. So differenzierte Formen sind nur mit einem Meißel zu gestalten, der vorn in einer geraden Schneide endet.[61]

In mit dem Meißel gezogenen Furchen hellenistischer und römischer Bronzen erscheinen immer wieder kleine Absätze, die den Hammerschlägen entsprechen, mit denen der Meißel durch das Metall getrieben wurde. Bei klassischen Werken sind sie seltener zu finden. Zwar konnte sie auch ein Meister des 5. und 4. Jh. v. Chr. nicht ganz vermeiden. Er hat sie jedoch offensichtlich sorgsam überarbeitet, sie abgeschliffen oder abgefeilt.

Während mit dem Meißel, wenngleich oft sehr kleinteilig, detailliert und minutiös, doch immer plastische Form herausgearbeitet und gestaltet wird, werden mit dem spitzen Stichel nur Linien eingetragen oder nachgezogen.

Reiche Gravur zeichnet vor allem die Darstellung der Haare spätarchaischer und frühklassischer Bronzestatuen aus. Es entspricht letztlich einem naiven und bei vielen Völkern und Kulturen wiederkehrenden Geschmack, die Fülle der einzelnen Haare durch dicht nebeneinandergesetzte Linien

100 Haarfragement von einer Statue des Polyklet oder aus dessen Umkreis – Olympia, Museum

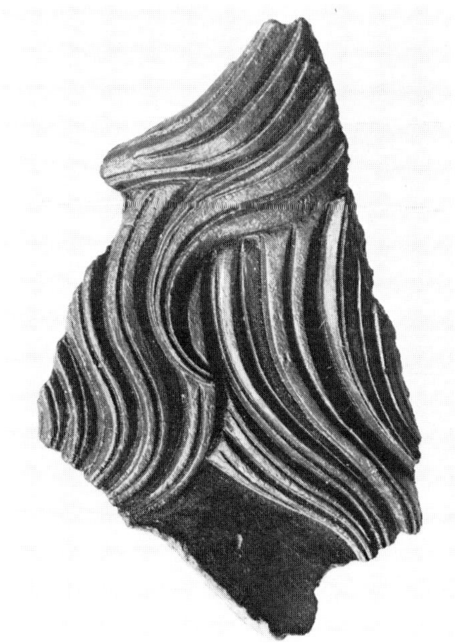

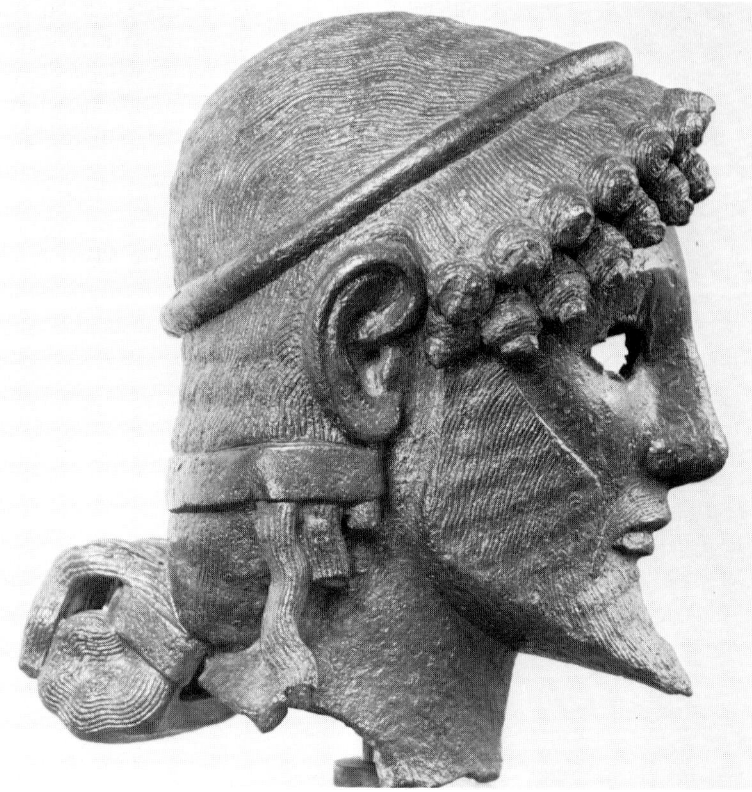

101 Spätarchaischer Zeuskopf – Athen, Nationalmuseum

wiederzugeben. Bei Marmorskulpturen setzt jedoch die Kristallstruktur des Steins und seine Transparenz diesem Bedürfnis Grenzen, während die Bronze auch die feinsten Linien scharf und glänzend widerspiegelt. Ein meisterhaftes Beispiel solcher Haargravur ist ein spätarchaischer Bronzekopf in Athen (Abb. 101), bei dem die gewellten Linien sich spannungsvoll der plastischen Form entgegenwinden.[62] Stärker bewegte, aber ähnlich dicht gezeichnete Locken trägt ein halbes Jahrhundert später der vor der Küste Calabriens gefundene sogenannte Krieger A von Riace.[63] Sie mögen von derselben Hand graviert sein wie ein aus der gleichen Zeit stammendes Lockenfragment in Olympia.[64] Im späten 5. und im 4. Jh. v. Chr. begegnet einem eine derartige Haarschraffur zwar noch bei provinziellen Köpfen, etwa einem Bärtigen in Reggio,[65] doch verstärkt sich seit der Mitte des 5. Jh. v. Chr. die Tendenz, statt dessen Volumen und Umriß der Locken zu betonen. Das polykletische Lockenfragment in Olympia (Abb. 100) ist dafür das beste Beispiel.

Neben Meißeln, Punzen und Sticheln spielen Schablonenpunzen, mit denen bereits in geometrischer Zeit die Muster gehämmerter Dreifußbeine (S. 36ff.) eingeschlagen worden waren, bei gegossenen Bronzen nur eine untergeordnete Rolle. Bei archaischen Greifenprotomen (s. S. 74) waren mit halbkreisförmigen Punzen die Schuppen wiedergegeben worden. Entsprechend hat im 5. Jh. v. Chr. der Meister der sogenannten Athena Velletri die Schuppen der Ägis mit einer Punze eingeschlagen.[66] Gegeneinandergesetzte Halbkreise, die bei einigen originalen Fragmenten vorkommen, mögen Gewandmuster wiedergeben (Abb. 102).[67] Auch kurze Haare eines Bartes oder auf der Brust können durch spitzwinklig zusammenlaufende Bögen charakterisiert werden.[68]

Dicht nebeneinandergesetzte Punkte schildern häufig die Poren von Leder[69] (Abb. 103). Andere Materialstrukturen erscheinen als eingepunzte Kerben oder kleine Dreiecke.

Im Gegensatz zu anderen Details sind solche Muster nicht schon im Wachs vorgebildet, sondern werden erst nach dem Guß in die glatte Oberfläche eingepunzt.

102 Fragmente von Großbronzen mit eingepunzten Mustern – Olympia, Museum

103 Fuß einer Bronzestatue mit eingepunzten Poren des Sandalenfutters – Olympia, Museum

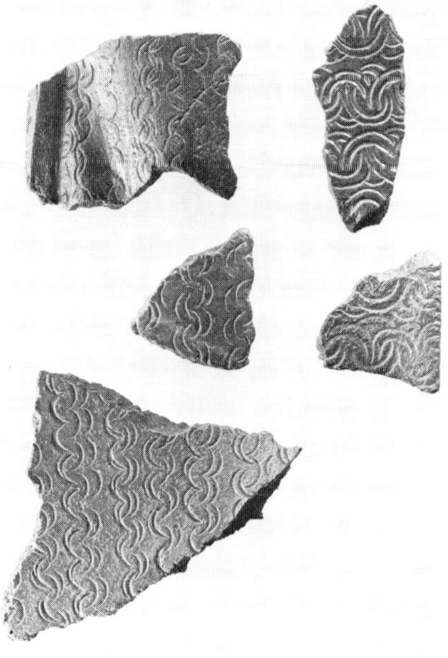

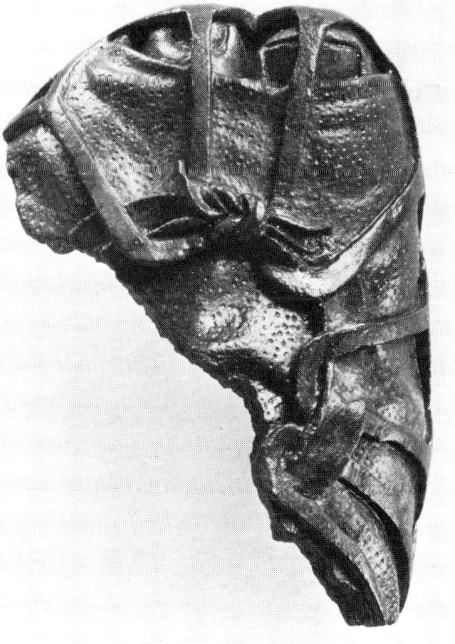

Farbigkeit

Die Wirkung eines Bildes bis zum Eindruck leibhaftiger Gegenwart zu steigern war zumindest bis zur hohen Klassik selbstverständliches Anliegen der Kunst. Schon von dem mythischen Meister Daidalos wird gerühmt, daß seine Statuen bewegt erschienen.[70] Verschiedentlich wurde einem Bildhauer auch das Lob erteilt, seine Werke wirkten besonders lebendig.[71] Mehrere antike Epigramme umschreiben die Qualität eines Kunstwerks, indem sie ihre täuschend lebendige Wirkung schildern. So wird z. B. bei einer Kuh des Bildhauers Myron gerühmt, daß ein Kalb auf sie zulief, um an ihr zu säugen,[72] während von der Aphrodite des Praxiteles berichtet wird, daß Jünglinge in Liebe zu ihr verfielen.[73] Solche Mitteilungen gehen allerdings erst auf hellenistische Kunsturteile zurück. Wie persönlich Bronzestatuen aber auch im 5. Jh. v. Chr. empfunden wurden, illustriert vielleicht die Geschichte von dem Standbild des Olympioniken Theagenes, das ein Mitbürger, der jenen zu Lebzeiten gehaßt hatte, nächtens geißelte. Die Statue beendete den Frevel, indem sie sich auf ihn stürzte. Die Söhne des dergestalt Erschlagenen strengten einen Prozeß gegen die Skulptur an, die entsprechend der drakonischen Gesetzgebung, die auch von toten Dingen Sühne forderte, mit Verbannung bestraft und im Meer versenkt wurde. Als dann Mißernten folgten, verlangte das um Rat angegangene Orakel in Delphi die Rückführung der Verbannten und schloß darin auch das Standbild des Theagenes ein. Die Statue, die sich auf wundersame Weise in einem Fischernetz verfing, wurde daraufhin wieder an ihrem angestammten Platz aufgestellt.[74]

Das Bedürfnis nach lebendiger Erscheinung bedingt auch die Farbigkeit antiker Plastik, die nicht nur für Marmor- und Terrakottafiguren, sondern bis um die Zeitenwende auch für Bronzestatuen selbstverständlich war. Wenn von der Statue des rasenden Athamas berichtet wird, ihr Künstler Aristonidas habe die Bronze ihres Gesichts mit Rost durchsetzt, um dadurch die Schamröte zu schildern,[75] während Silanion bei seiner Sterbenden Iokaste dem Erz Silber beigemengt habe, um so ihr Erbleichen darzustellen,[76] braucht dies im einzelnen zwar nicht zu stimmen. Zufällige Verfärbungen mögen derartige Anekdoten herausgefordert haben. Sie zeigen jedoch, daß besondere Farbwirkungen nicht nur ästhetisch gewürdigt, sondern auch inhaltlich verstanden wurden.

Der natürlichen Verlebendigung, die solche Anekdoten untermalen, entsprechen tatsächliche Farbkontraste. Anders als bei Marmor- oder Terrakottabildern tragen Bronzestatuen jedoch keine farbige Fassung. Allerdings waren bereits bei den Sphyrelata (S. 97 ff.) verschiedenfarbige Partien durch Materialunterschiede abgehoben. Bei dem getriebenen Stier in Delphi (S. 98) sind die großen Flächen aus Silber, die Geschlechtsteile und die Hörner aber vergoldet. Entsprechend endet das Horn eines Bronzestiers, den die

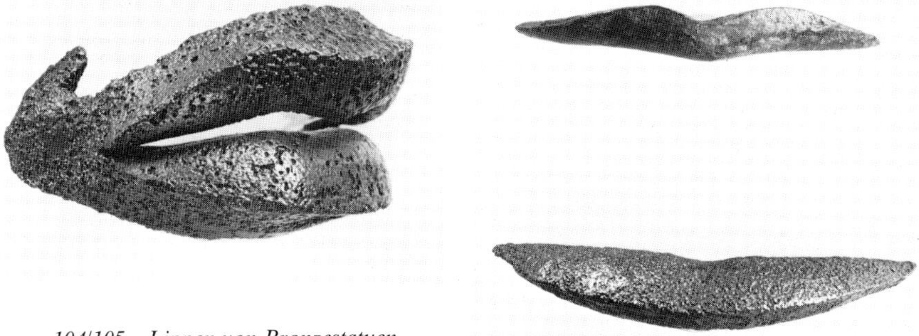

104/105 Lippen von Bronzestatuen – Olympia, Museum

Eretrier in der 1. Hälfte des 5. Jh. v. Chr. nach Olympia weihten, mit einem Rücksprung, der nur durch eine heute verlorene Spitze aus anderm Material, aus Gold oder Elfenbein, zu erklären ist.[77] Am weitesten sind solche Materialkontraste bei den Goldelfenbeinstatuen getrieben (S. 104ff.).

Fast regelmäßig hoben sich bei klassischen, nicht selten auch bei hellenistischen und römischen Bronzestatuen die kupferroten Lippen von dem Bronzeinkarnat ab.[78] Die Münder wurden entweder schon vorgefertigt vor dem Auftragen der Wachsschicht in die Negativformen gelegt (S. 123f.) oder erst nach dem Guß eingesetzt (Abb. 104–105). Einfacher war es, die Lippen als dünnes Kupfer aufzulegen. Solche kupfernen Blechlippen sind vor allem bei römischen Bronzen zu finden. Griechische Künstler haben diese Technik offenbar gemieden, da das Blech außen des Halts durch einen schmalen Steg bedarf und die Farbgrenze daher nicht mehr mit dem natürlichen Lippenkontur übereinstimmt.

Aus rotem Kupfer bestehen bei klassischen Bronzestatuen außerdem die Brustwarzen, die ähnlich übrigens auch bei Muskelpanzern eingesetzt sind.[79]

Solche Lippeneinlagen sind bis in römische Zeit nicht ganz aufgegeben worden. In hellenistischer Zeit beginnen sie jedoch bereits seltener zu werden.[80] Ein in spätaugusteisch-tiberischer Zeit entstandener, klassizistischer Bronzekopf in München hat merkwürdigerweise Lippen aus Silber.[81] Natürliches kann hier nicht mehr gemeint sein. Die Farbigkeit der Bronzeplastik hat sich offenbar von der Wiedergabe lebendiger Erscheinung zum Zeichen äußerlicher Pracht gewandelt. Bezeichnenderweise werden in dieser Zeit auch die in der griechischen Plastik seltenen vergoldeten Statuen fast zur Mode.[82]

War der Mund geöffnet, schimmerte bei klassischen Bronzestatuen durch ihn das Weiß der steinernen, elfenbeinernen, in einem Fall sogar silbernen Zähne.[83]

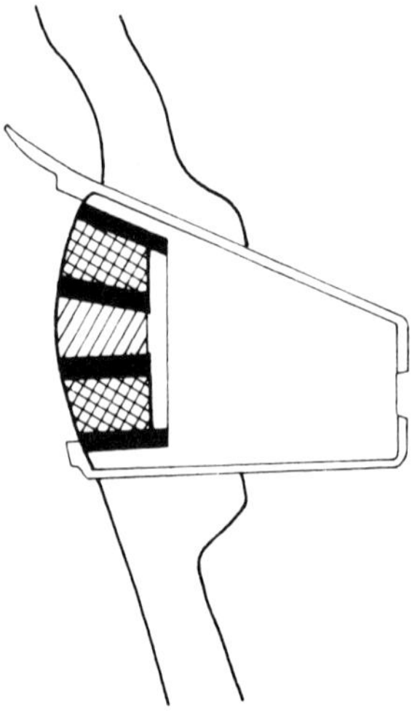

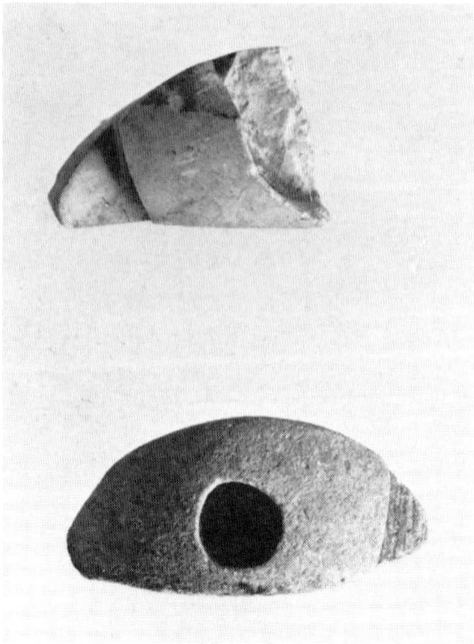

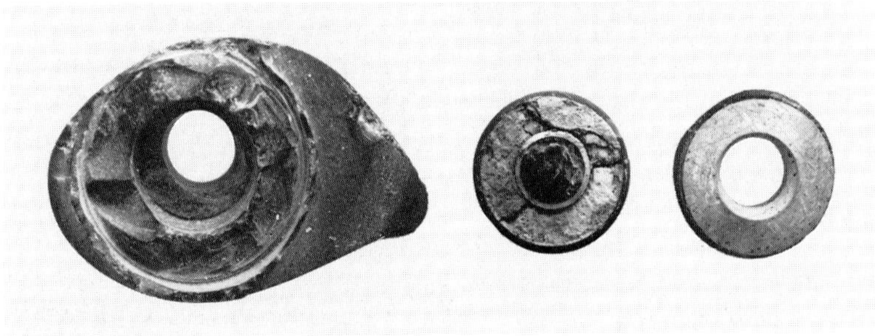

106 Augenmontage bei Bronzestatuen

107/108 Teile von Augen von Bronzestatuen – Olympia, Museum

Beinerne Augen mit abgesetzter Iris und Pupille waren bereits in archaischer Zeit bei Greifenköpfen, Sphyrelata, aber auch getriebenen Bronzereliefs und Schildzeichen bekannt.[84] Dennoch hat man selbst bei größeren Figuren im 7. und 6. Jh. v. Chr. die Augen verschiedentlich mitgegossen und von der Farbe des Kopfes nicht abgehoben.[85]

Spätestens gegen Ende des 6. Jh. scheint sich jedoch bei Großbronzen die Augeneinlage durchgesetzt zu haben, die bis zur frühen Kaiserzeit beibehalten worden ist.[86] Nur in Italien ist diese Technik nicht überall angenommen worden. Dort sind häufiger nur Iris und Pupille ausgebohrt, doch war die griechische Augenmontage auch dort bekannt.[87]

Bei getriebenen Blechen sind als Augen flache, beinerne Scheiben aufgelegt, bei gegossenen Bronzestatuen dagegen keilförmig aus Elfenbein, Kalkstein oder Marmor geschnittene Augen in eigens ausgesparte Höhlungen getrieben (Abb. 107–108).

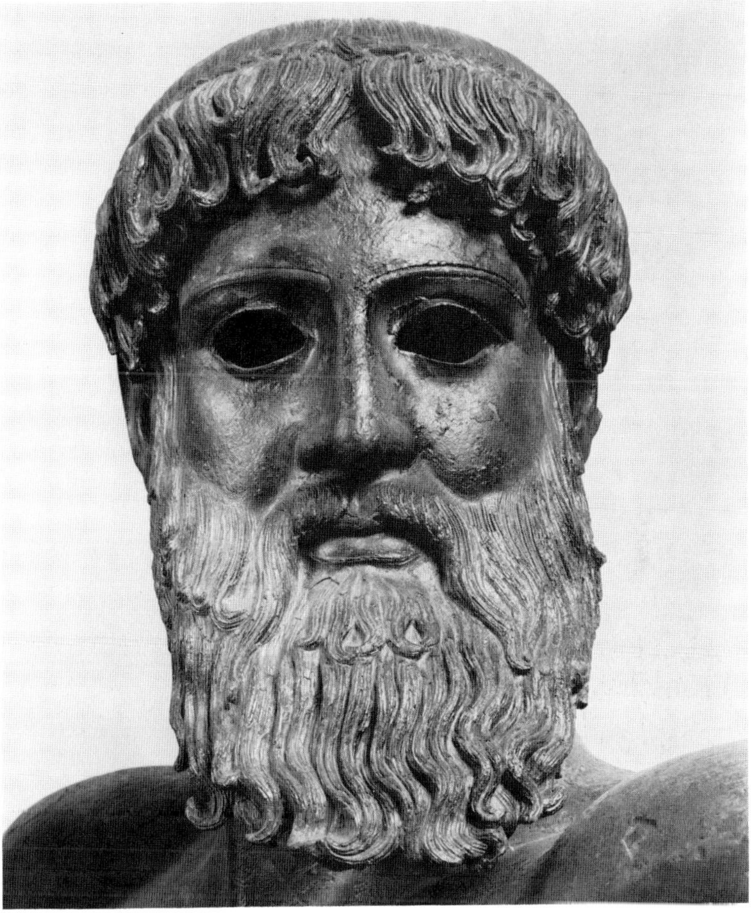

109 Kopf des sog. „Gott aus dem Meer", einer Bronzestatue der 1. Hälfte des 5. Jh. Lippen und Brauen sind eingelegt. Die ebenfalls eingelegten Augen sind ausgefallen – Athen, Nationalmuseum

Die Augen genau einzupassen und gleichzeitig zu erreichen, daß die Blickrichtung stimmt, ist mühsam und diffizil. Bei der Rekonstruktion eines hellenistischen Knabenkopfes in Olympia kam ein geübter Bildhauer nicht ohne Kitt aus.[88] Tatsächlich blieb auch in der Antike bei weniger sorgsam durchgestalteten Köpfen gelegentlich ein Spalt zwischen Augapfel und Einfassung offen. Besser meisterte bei der Rekonstruktion einer antiken Bronzegruppe eine Goldschmiedin diese Aufgabe. Den Marmor zu schleifen, den Augapfel mit den Wimpernblechen einzusetzen, die goldgefaßte Iris und die Pupille einzupassen kostete sie pro Auge jedoch eine ganze Woche.[89]

Ein schematischer Schnitt (Abb. 106) zeigt, wie viele Teile zu dem Auge einer antiken Bronzestatue gehören können. Der Augapfel ist aus Marmor, Kalkstein oder Elfenbein, bei einem Tierbild ausnahmsweise aus schwarzem Obsidian.[90]

Oben wird das Auge von kupfernen Wimpern überfangen. Auch unten können kurze Härchen vorkragen oder ein einfacher Steg das Auge einrahmen. Selbst Wimpern derselben Epoche sind oft sehr verschieden. Bei Frauen waren sie sicher anders als bei Athleten, doch reichen die Funde für eine Typologie nicht aus.[91] Ausnahmsweise sind die Bleche mit Gips an den Augapfel geheftet, sonst jedoch nur angedrückt, wobei ein Falz oder Wulst sie in ihrer Lage hielt.

Zahlreiche Wimpernbleche sind aus Blech getrieben. Bei einem unvollendeten in Olympia (Abb. 66) ist schön zu sehen, wie das Blech zunächst zurechtgehämmert wurde. Erst dann hat man, wozu es hier nicht mehr gekommen ist, die einzelnen Haare ausgeschnitten. Auch hier demonstrieren gegossene, später verworfene Rohgüsse, daß erst die Kaltarbeit die Schärfe der einzelnen Wimpernhaare herausholte.

Die in den Augapfel eingesetzte Iris besteht aus Elfenbein, das gewiß eingefärbt war, aus brauner Glaspaste oder Bernstein, bei einem Augenpaar aus Dodona aber merkwürdigerweise aus weißem Glas.[92]

110 Bronzekopf von der Akropolis von Athen. Augen, Brauen, Lippen und Haarreif sind eingelegt – Athen, Nationalmuseum

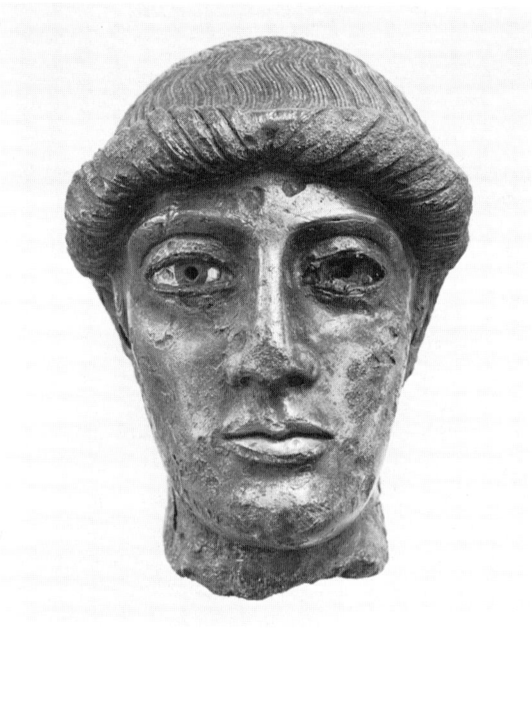

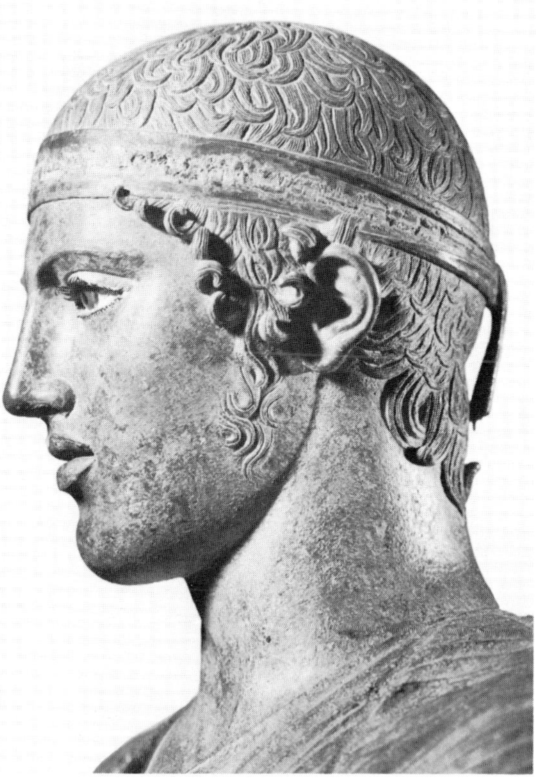

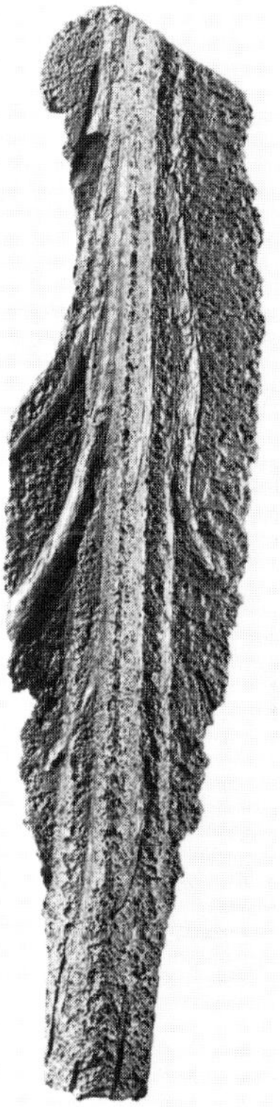

111 Der Kopf der frühklassischen Statue eines Wagenlenkers in Delphi. Bei der Binde war ein Mäander eingelegt – Delphi, Museum

112 Lanzenspitze mit eingelegten Bronzestreifen, die herabrinnendes Blut vorstellen – Olympia, Museum

Damit die Iris transparenter und schimmernder wirkt, schließt sie hinten nicht unmittelbar an den Stein an, sondern hält von diesem einen geringen Abstand. Nur bei dem Krieger A aus Riace[93] ist sie mit Bronzeblech hinterfangen. Um wiederzugeben, wie sich die Farbe der Iris nach außen verdichtet, sind einige Iriseinlagen in Gold gefaßt oder von einem dunklen Glasring umgeben. Die Pupille erscheint entweder als dunkles Loch oder als schwarzer Stein. Seltener ist auch dieser in einen schmalen Goldreif gefaßt.

Außer den Brustwarzen, Augen und Lippen setzen sich bei einigen Bronzestatuen auch die Brauen als rote Kupferstege von dem Goldton der Bronze ab (Abb. 109).[94] In der Steinplastik sind Augeneinlagen aus dem Nahen Osten und Ägypten bereits seit dem 3. Jahrtausend bekannt. Ähnlich sind auch bei einem archaischen Sphyrelaton die Brauen ausgespart.[95] In der Bronzegroßplastik sind sie nach den ersten Jahrzehnten des 5. Jh. v. Chr.,

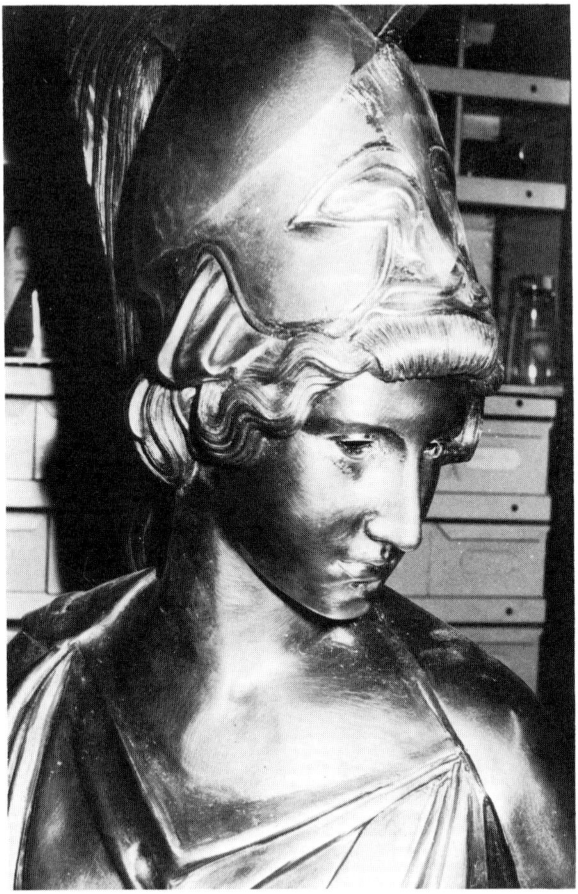

113 Moderner Nachguß eines antiken Athena-Kopfes vor der Politur

besonders wirkungsvoll zunächst bei einem Jünglingskopf von der Athener Akropolis zu sehen, später nicht mehr zu beobachten.[96] Danach werden die Haare hier nurmehr mit kurzen Strichen eingraviert oder mit Punzen eingeschlagen.

Lebensnah wirkende, eingelegte Augen und Lippen, gegebenenfalls auch Brustwarzen gehörten seit spätarchaischer Zeit zum festen Repertoire der Bronzegroßplastik. In der Kaiserzeit werden sie wieder seltener. Immer häufiger sind dann nur noch mit Ritzlinien Iris und Pupille markiert. Offenbar schwand damals das Bedürfnis, den Dargestellten in seinem Bildnis lebendig wirkend zu vergegenwärtigen.

Andere farbige Einlagen haben sich vor allem bei griechischen Bronzestatuen immer wieder aus besonderen inhaltlichen Aufgaben ergeben. Bei

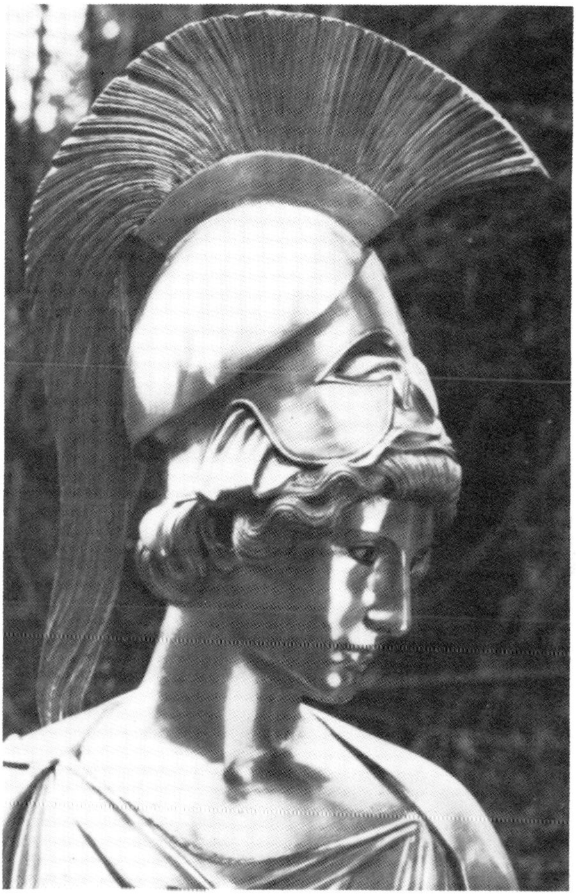

114 Derselbe Kopf nunmehr mit eingesetzten Augen nach der Politur

dem Jünglingskopf von der Akropolis (Abb. 110) hebt sich auch ein kupferner Reif vom Haupthaar ab. Bei dem delphischen Wagenlenker (Abb. 111) ist das Stirnband zwar mit dem Kopf aus Bronze gegossen, doch sind in dieses mäanderförmig schmale Streifen ausgemeißelt, in die ursprünglich silberne Bleche eingehämmert waren. Ähnlich ließen sich Gewandmuster darstellen.[97] Auch eine in die Statue eingegrabene Inschrift mochten Silbereinlagen herausheben.[98]

Ein besonders schönes Beispiel für die Steigerung der realistischen Wirkung durch farbige Einlagen ist eine Lanzenspitze in Olympia, die nicht zu einer wirklichen Waffe, sondern einer Skulptur, möglicherweise einer Kampfgruppe, gehörte[99] (Abb. 112). Mit ihrer starken, gratigen Mittelrippe entspricht sie einer im 5. Jh. v. Chr. gebräuchlichen Form. In dieses Lanzenblatt sind asymmetrisch unregelmäßig geschwungene Kupferstreifen eingelegt, mit denen offenbar herabrinnendes Blut gemeint ist.

Bei solch detaillierter Wiedergabe farblicher Gegensätze verwundert es eigentlich, daß in der Bronzeplastik der Kontrast zwischen dem Karnat und dem Haar nur in den Wimpern und kurze Zeit auch in den Brauen in unterschiedlichen Legierungen und Materialien erscheint. Während sich bei Goldelfenbeinbildern die goldenen Haare von dem Elfenbein des Gesichts absetzten und bei Marmorskulpturen die Haare kräftig bemalt, gelegentlich auch in Bronze hinzugefügt waren,[100] sind bei Bronzebildern Haare und Gesicht immer aus demselben Material und überwiegend sogar zusammen gegossen. Der substantielle Unterschied wird vielmehr ausschließlich durch eine verschiedenartige Bearbeitung der Oberfläche ausgedrückt. Die Furchen, Kanten und Linien, mit denen das Haar von Bronzestatuen sehr viel dichter überzogen ist als bei Marmorskulpturen, reflektieren das Licht ganz anders als die weichen Formen des Karnats. Man hat diese Gegensätze dadurch verstärkt, daß man die Hautpartien im Gegensatz zu den Haaren polierte. Das Haar wirkt dadurch stumpfer als die spiegelnden Flächen der Wangen und der Stirn.

Diese Politur war der letzte Arbeitsgang vor der Aufstellung. Als Schleif- und Poliermittel dienten immer feinere Sande und schließlich Bimsstein oder der Schulp von Tintenfischen, mit denen alle Werkzeugspuren zu tilgen waren (Abb. 113–114).

Erhaltungs-Patina

Der hohe Aufwand sowie die Mühe der Ziselierung und Politur bei einem griechischen Bronzewerk ist nur dann sinnvoll, wenn die Statue auch nach der Aufstellung ihren Metallglanz möglichst bewahrt. Bei aller Vorsorge werden im Freien aufgestellte Statuen dennoch bald gedunkelt sein. Zumal in großen Heiligtümern mit mehreren Tausend Bronzestatuen war es kaum möglich, diese jahrhundertelang immer wieder blank zu putzen. Schon römische Besucher werden daher griechische Meisterwerke oft mit einer grünen oder schwarzbraunen Patina gesehen haben, die freilich durchaus nicht dem Anliegen des Künstlers entsprach.

Eine Patina, wie man sie seit der Renaissance bei Bronzen oft künstlich erzeugt, wurde in römischer Zeit, und damals zunächst wohl nur als Zeichen hohen Alters – geschätzt, dann aber mit Salz und Öl auch künstlich hervorgerufen.[101]

Ohne Pflege dunkelt die Bronze im Freien, auch wenn sie keine grüne Patina bildet, schnell zu jenem braunen Ton, den Dio Chrysosthomos mit einem sonnengebräunten Athletenkörper vergleicht.[102] Aber auch andere

Verfärbungen werden von kaiserzeitlichen Autoren erwähnt. Bei den Statuen der lakedämonischen Nauarchen in Delphi rühmt Plutarch, daß sie ohne Schmutz und Patina blau glänzten.[103] Plinius spricht von leberfarbenem Erz[104] und dunkel erscheinen Bronzestatuen auch auf pompeianischen Wandgemälden.[105] Dagegen hat man selbst in römischer Zeit das korinthische Erz deshalb besonders geschätzt, weil es angeblich keinen Grünspan ansetzte,[106] und wenn Plinius berichtet, daß man Statuen mit Teer oder Harz bestrich, spricht er wohl auch von einem Mittel, den Bronzeglanz länger zu bewahren.[107] Schließlich ist in einer griechischen Inschrift ausdrücklich die Bestimmung festgehalten, eine bestimmte Skulptur regelmäßig von der Patina zu befreien.[108]

Vergoldung

Obwohl der Charakter der Ziselierung griechischer Großbronzen eine metallisch glänzende Oberfläche fordert, hat man diese nur selten dadurch bewahrt, daß man sie vergoldete. Wenn griechische Bronzen einen Goldüberzug erhielten, dann wohl vor allem, um sie wertvoller erscheinen zu lassen. Aus ähnlichen Gründen hatte man in Ägygten und dem Vorderen Orient schon Jahrhunderte früher Bronzefiguren in Goldblech gehüllt.[109]

In der antiken Literatur werden recht wenige vergoldete Statuen griechischer Meister aufgeführt, obwohl gerade wegen ihrer Seltenheit damit zu rechnen ist, daß römische Autoren sie vollständiger aufzählen als andere Bronzewerke. Dabei unterscheiden die Quellen ausdrücklich zwischen goldenen und vergoldeten Statuen. Eine Zeusstatue aus getriebenem Gold weihte im 7. Jh. v. Chr. der Tyrann Kypselos von Korinth nach Olympia.[110] Eine goldene oder vergoldete Statue mit seinen eigenen Zügen stiftete der Sophist Gorgias nach Delphi.[111] Pausanias erwähnt eine goldene Statue der Hetere Phryne, ein Werk des Praxiteles.[112] Vergoldet waren dagegen z. B. die Akrotere des Zeustempels in Olympia, die Paionios im 5. Jh. v. Chr. geschaffen hatte, und eine hellenistische Knabenstatue im Heraion von der Hand des Boethos.[113]

Durch Vergoldung einzelner Partien waren auch Farbkontraste zu bewirken. Schon Homer beschreibt, wie Hephaist beim Schilde des Achill Rinder mit vergoldeten Hörnern schuf, und auch bei einem silbernen Stier in Delphi sind Hörner und Hoden durch Gold hervorgehoben (S. 42).[114] Vergoldete Flügel hatte der Eros des Praxiteles.[115]

Dennoch vermutet Plinius, erst die Römer hätten die Sitte eingeführt, Bronzestatuen zu vergolden, während man früher (um den Glanz der Bronze zu bewahren) diese mit Harz bestrich.[116]

Goldene Götterbilder gab es in Rom schon in der Zeit der Republik, goldene Portraitstatuen dagegen erst in der Kaiserzeit und auch dann nur

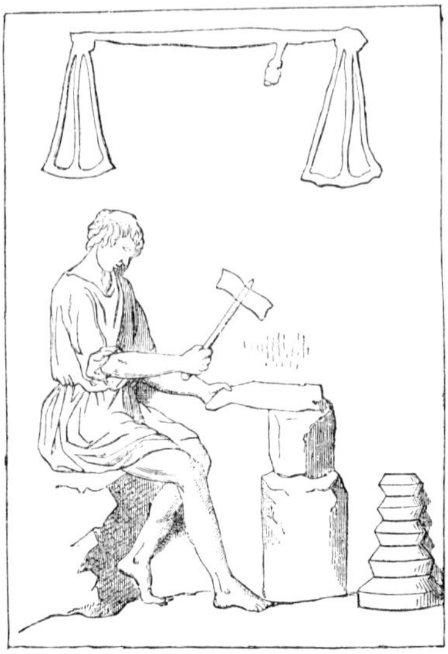

115 Römisches Relief mit der Darstellung eines Aurifex brattiarius, eines Goldschlägers – Vatikan

als Bildnisse der Herrscher und ihrer Angehörigen, denen man damit göttliche Ehren erwies.[117]

Vergoldete Ehrenstatuen waren dort jedoch schon in republikanischer Zeit nicht nur Göttern vorbehalten. Auch hervorragende Verdienste von Sterblichen würdigte man mit vergoldeten Ehrenstatuen. In der Kaiserzeit wurde dies zum Privileg höchster Beamter. Vor allem im 4.–5. Jh. hegten die Vornehmen, wie Ammianus Marcellinus tadelt, höchsten Ehrgeiz, durch eine vergoldete Statue geehrt zu werden.[118] Freizügiger stellte man in der Provinz vergoldete Statuen von Einheimischen und römischen Beamten auf.[119]

Über die Technik der Vergoldung bei den Griechen geben ein klassischer Frauenkopf und das Bein einer frühhellenistischen Statue, die auf der Agora von Athen gefunden wurden, Aufschluß.[120] Während bei Vergoldungen von Marmorstatuen Eiweiß als Bindemittel diente, legte man auf Bronzestatuen dünne Bronzebleche, deren Modellierung der Gestalt der Oberfläche angeglichen war und verankerte sie in tiefen Rinnen in der Oberfläche. Dazu genügte freilich kein Blattgold. Wie ein Fragment in Olympia lehrt, brauchte man dazu stärkeres Goldblech.[121]

Es stellt sich die Frage, ob die vergoldeten Statuen des 2. und 1. Jh. v. Chr. in Rom noch nach dieser kostspieligen Methode vergoldet waren. Da Plinius mitteilt, man könne aus einer einzigen Unze Gold 750 Goldblätter mit einer Seitenlänge von ca. 10 cm schlagen, war im 1. Jh. n. Chr. das dichterisch mit Spinnweben oder Nebel verglichene Blattgold jedenfalls bekannt.[122] Ein Relief im Vatikan (Abb. 115) zeigt einen aurifex brattiarius, der auf einem Amboß solchen Goldschaum oder Rauschgold schlägt.[123] Dioskurides schreibt, man lege die Goldblätter dazu zwischen Kupferplatten.[124] Dabei wäre das Gold freilich an dem Kupfer haften geblieben. Die römischen Goldschläger werden daher wohl nach derselben Methode gearbeitet haben, die uns im Mittelalter der Mönch Theophilus beschreibt.[125] Man schlug das Gold also wohl zwischen Pergamentblättern in mehreren Lagen übereinander. Gebrannter, fein geriebener, mit Elfenbein glattgestrichener Ocker verhinderte, daß das Gold am Pergament haften blieb.

Bei zwei Pferdeköpfen des 1. Jh. v. Chr. aus Cartoceto wurde solches Blattgold mit einem Bindemittel, möglicherweise Eiweiß, auf die Bronzeoberfläche geklebt.[126] Plinius berichtet, daß betrügerische Goldschmiede mit Eiweiß eine offenbar wesentlich teurere Vergoldung durch Quecksilber vortäuschten.[127] Nach seinen Angaben wurde beim Vergolden das Quecksilber unter die Goldblättchen gestrichen.[128] Bei diesem Verfahren müßte sich, wie Winckelmann bereits erkannte, die Oberfläche des Goldes teilweise in dem Quecksilber zu einem Amalgam gelöst und mit der Bronze verbunden haben.[129] Innerhalb weniger Tage wäre auch ohne Feuer das Quecksilber dann allmählich verdampft und nur das Gold übriggeblieben. Als Nachteil dieser Methode erwähnt Plinius, daß bei einfachem, zu dünnem Blattgold das Kupfer durchschimmere.[130] Bei vielen vergoldeten römischen Bronzestatuen ist in der Tat zu sehen, daß das Blattgold die Bronze nur dort wirklich deckt, wo sich die einzelnen Goldblätter überlappen. Es wäre freilich noch naturwissenschaftlich zu untersuchen, ob jene Statuen tatsächlich auf diese Weise vergoldet wurden.

An anderen Stellen ist von Feuer die Rede, das beim Vergolden das Quecksilber schneller verdampfen ließ.[131] Dabei konnte man das Gold, auch ohne es zuvor zu Blättchen zu schlagen, unmittelbar mit dem Quecksilber vermengen und die Bronze damit bestreichen. Bei Hitze verdampft das Quecksilber schnell, während das Gold auf der Bronze einen dünnen Überzug bildet.

Spuren von Quecksilber sind bereits bei vergoldeten Bronzeringen des 4.–1. Jh. v. Chr. festgestellt worden. Die im 2. Jh. v. Chr. durch Athenaios und im 1. Jh. n. Chr. durch Plinius bezeugte Feuervergoldung[132] ist durch naturwissenschaftliche Analysen jedoch erst bei Bronzen des 2.–3. Jh. n. Chr. nachgewiesen. Bis zu dieser Zeit scheint man sich ihrer also noch recht selten bedient zu haben. Der Grund hierfür sind wohl nicht allein die Kosten, die für Quecksilber aufzubringen waren. Vielmehr bilden sich, wie noch der Mönch Theophilus wußte,[133] bei der Feuervergoldung von Bronzen mit einem Blei- oder Zinnanteil leicht weiße Flecken. Analysen vergoldeter Kleinbronzen in Gallien haben ergeben, daß sie tatsächlich außergewöhnlich wenig Zinn und Blei enthalten. Nur durch die Feuervergoldung ist auch der extrem hohe, bislang bei keiner anderen gegossenen Großbronze beobachtete Kupferanteil bei den Pferden von San Marco begründet.[134] Sonst hätte man die Gefahren und Risiken des Kupfergusses, bei dem das Metall sprudelnd kocht, leicht schaumig oder blasig wird und Spritzer nach außen schleudert, kaum auf sich genommen.

Bei den Pferden von San Marco ist das Gold übrigens in zwei Schichten aufgetragen.[135] Die untere enthält Kupfer und Quecksilber. Hier handelt es sich also um Feuergold. Die obere besteht aus gediegenem Gold, das offenbar ohne Haftmittel auf das Feuergold poliert worden ist. Vielleicht stammt es von einer späteren Restaurierung, oder man hatte mit dem Feuergold keine geschlossene Oberfläche erreicht und diese nachträglich verdichtet. Merkwürdigerweise ist diese dicht geschlossene, glänzende Oberfläche dann willentlich wieder zerstört worden. Schon Goethe bemerkt, daß die Pferde „über und über mit Striemen bedeckt sind, da die Barbaren das Gold nicht abfeilen, sondern abhauen wollten".[136] Neuere Untersuchungen haben jedoch ergeben, daß diese Kratzer nicht willkürlich, sondern mit dem Meißel ziseliert sind, offenbar um die Leuchtkraft des Goldes wieder zu dämpfen.[137]

Von anderen Statuen erfahren wir dagegen durchaus, daß Diebe ihre Vergoldung zu stehlen suchten.[138] Da sie dazu Pflaster aus Wachs und Pech benützten, hatten sie es jedoch offensichtlich nicht mit Feuergold, sondern Goldblech oder allenfalls Blattgold zu tun. Eine Alexanderstatue des Lysipp hatte Kaiser Nero nachträglich vergolden lassen.[139] Es erwies sich aber, daß mit dieser „Verschönerung" die Anmut (artis gratia) des berühmten Meisterwerkes vernichtet war. Man nahm das Gold daher wieder ab. Mit ihren Narben und Schnitten, in denen, wie Plinius schreibt, das Gold gehaftet habe, scheint man die Statue um so mehr geschätzt zu haben. Aus dieser Beschreibung geht hervor, daß vielleicht gerade bei besonders anspruchsvollen Werken auch in der Kaiserzeit die zuvor in Griechenland gepflegte Kunst weiterlebte, Goldblech auf Bronzestatuen in eingemeißelten Furchen zu verankern.

Aufstellung und Basis

Vom Entwurf bis zur letzten Politur standen die Bronzestatuen auf einem provisorischen Sockel (vgl. die Erzgießereischale in Berlin, Abb. 84) in der Werkstatt. Erst dann verband man sie an ihrem endgültigen Standort mit der Basis. Im Aufbau unterscheiden sich Basen von Bronzestatuen nicht von solchen für Steinskulpturen. Sie sind derselben formalen Entwicklung unterworfen. Die Basen können entweder aus einem einzigen Block bestehen, der bei ungünstigem Gelände allenfalls noch einer fundamentartigen Euthynterie bedurfte, oder sich in mehreren Schichten erheben. Je nach Aufwand benützte man billigen lokalen Stein oder oft mit hohen Kosten

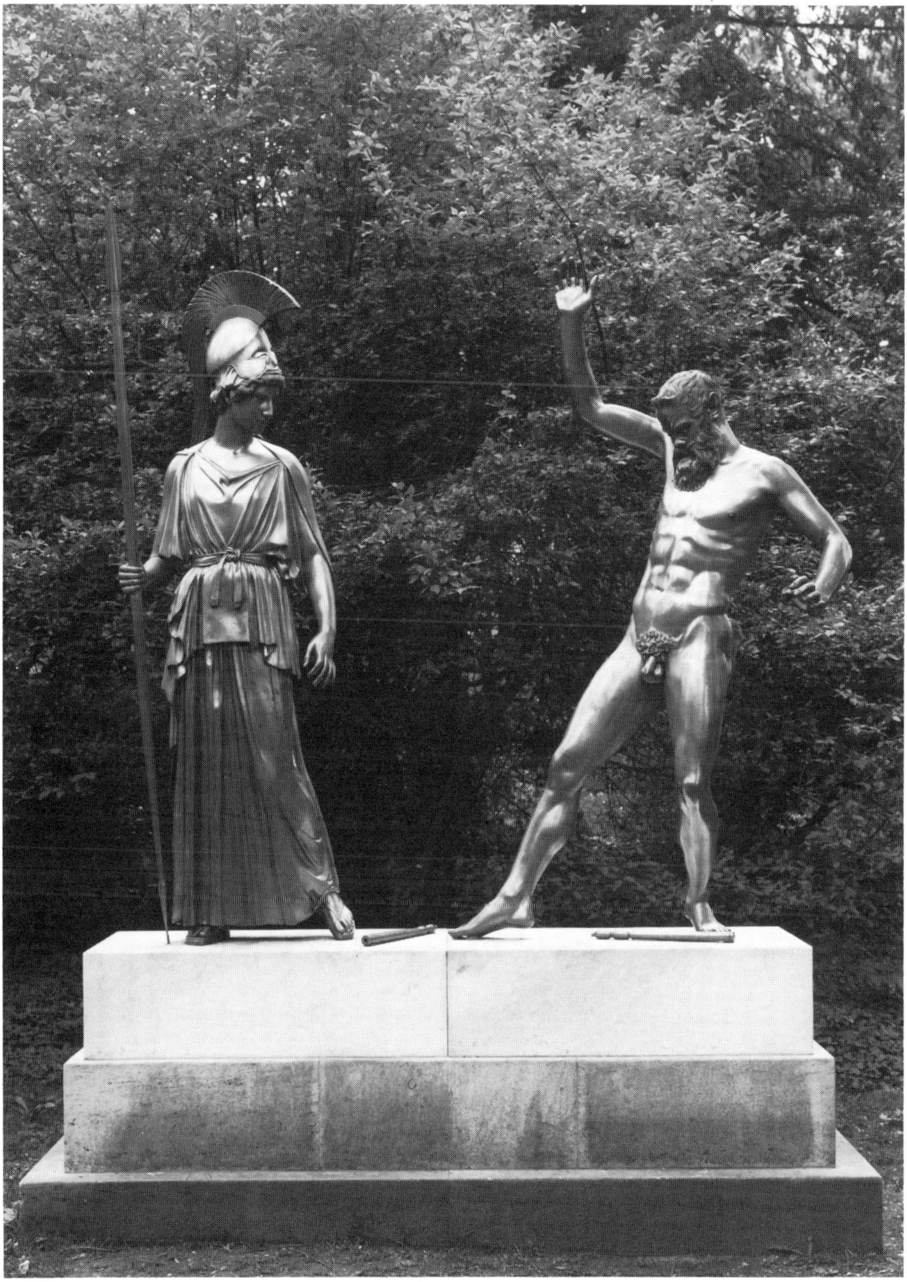

116 Rekonstruktion einer klassischen Bronzegruppe mit Basis – Frankfurt a. M., Liebieghaus

über weite Entfernungen antransportierten Marmor, den man unter Umständen auch auf die obere Schicht des Sockels beschränkte.[140] Nur ausnahmsweise fehlt der Statue eine eigene Basis. So hat man im 3. Jh. n. Chr. zahlreiche ältere Bronzestatuen unmittelbar auf den Stylobat, den Stufenbau des Zeustempels, umgesetzt.[141]

Keine einzige antike Bronzestatue steht heute noch auf ihrem antiken Sockel. Daher mag die Bronzerekonstruktion einer frühklassischen Gruppe des Myron mit Athena und Marsyas die Wirkung eines solchen Bronzedenkmals, das sich auf einem von Kalksteinblöcken getragenen Marmorsockel erhebt, illustrieren (Abb. 116).

Ein wesentlicher Unterschied zwischen der Stein- und der Marmorplastik beruht darin, daß steinerne Bildwerke materiell eins sind mit ihrer Basis. Daher braucht sich der Block, aus dem eine Steinskulptur geschaffen ist, auch nicht auf die Figur zu beschränken, sondern schließt ihre Standfläche, die Plinthe, ein, die zwar in die Basis versenkt wurde, deren Oberfläche aber sichtbar blieb. Vor allem bei römischen Statuen ist diese Plinthe oft sogar ganz zu sehen und nicht selten zur profilierten Basis ausgearbeitet.

Dagegen standen antike Bronzestatuen, ja sogar viele Bronzestatuetten, auf steinernen Sockeln. Während wir es von neueren Bronzeskulpturen gewohnt sind, daß eine Bronzeplatte oder ein Bronzesockel ihre Standfläche bildet, drückt sich die inhaltliche Konsequenz griechischer Bronzeskulpturen auch darin aus, daß in Bronze allein der Leib wiedergegeben ist, die Statue also ohne metallenes Zwischenglied auf den Stein der Basis tritt, obwohl es auch für die Griechen und Römer sehr viel einfacher gewesen wäre, eine Bronzestatue mit einer Standplatte zu gießen oder noch in der Werkstatt mit einer solchen zu verlöten, zu vernieten oder zu verzapfen.

Die Fläche, in der eine Bronzestatue die Basis berührt, beschränkt sich im 5. Jh. v. Chr. zunächst ganz auf die Stellen, mit denen die Sohle eines Fußes tatsächlich auftritt, also auf die Ferse, die Ballen und die Kuppen der Zehen. Bereits im 4. Jh. v. Chr. vergrößert sich diese Zone und erstreckt sich bei römischen Statuen oft über den ganzen Fuß (Abb. 117).

Nur bei kleineren Bronzefiguren ist die Sohle mit einem Zapfen versehen, der in die Basis eingelassen und verbleit wurde.[142] Bei größeren hat die Sohle dort, wo sie die Basis berührt, Öffnungen. Diesen entsprechen in der Basis sich nach unten leicht erweiternde, bis zu 15 cm tiefe Löcher.[143] Die Statue wird zum Verguß auf die Basis gesetzt, die Fuge zwischen dieser und der Sohle mit Ton abgedichtet. Danach goß man in den hohlen Fuß Blei, das zunächst die Löcher der Basis füllte und dann im Innern des Fußes hochstieg, bis es Basis und Statue fest miteinander verband. Das Blei von oben einzugießen war ralativ einfach bei Gewandstatuen, bei denen das Bein oben unter dem Kleid verschwand und dort offen bleiben konnte. Schwieriger ließen sich nackte Figuren vergießen. Entweder geschah dies durch ein Loch im Unterschenkel, das man dann mit einem Pflästerchen

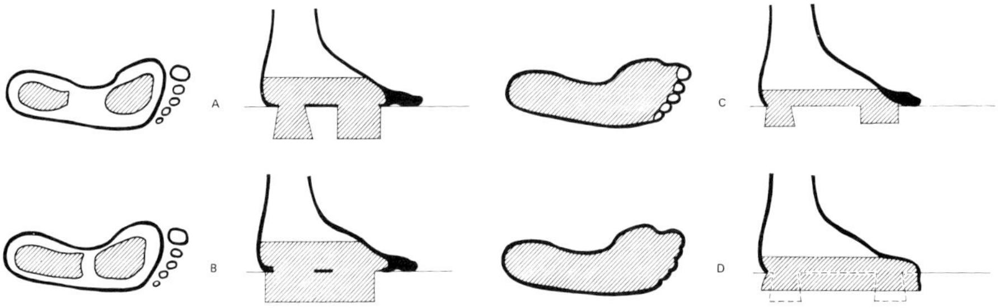

117 Sohlenverguß bei Bronzestatuen

verschloß, oder man führte von außen ein Rohr zu der sonst sorgsam abgedichteten Fuge, durch das das Blei zunächst auch die Löcher in der Basis erreichte und dann nach dem Prinzip der kommunizierenden Röhren im Fuß emporstieg.

Wie fest ein solcher Bleiverguß Statue und Basis miteinander verbindet, zeigen die von antiken Wracks geborgenen, schon im Altertum verschleppten Bronzen von Antikythera oder Riace, an deren Sohlen bei der Bergung noch hohe Bleistollen hingen.[144] Als man sie von ihrem ursprünglichen Standort raubte, mußte man die Sohlenvergüsse also mühsam aus der Basis herausmeißeln und diese dabei zerstören.

Signatur und Weihinschrift

In den Stein der Basis war oft auch die Weihinschrift eingemeißelt. Seltener ist dazu eine Bronzetafel in den Stein eingelassen.[145] Vielfach trägt die Basis auch den Namen des Künstlers. In unterschiedlicher Handschrift eingetragene Signaturen mehrerer Meister, die bei einem Denkmal zusammengearbeitet haben, zeigen an, daß solche Inschriften nicht in einem Zuge, sondern von den jeweiligen Künstlern oder in deren Auftrag eingemeißelt worden sind.[146] Bei Statuetten ist, vielleicht weil sie leichter entfernt werden konnten, die Weihinschrift gelegentlich unmittelbar auf den Leib geschrieben.[147] Aber auch große Skulpturen, die man nicht so ohne weiteres forttragen konnte, sind oft unmittelbar mit Dedikationen oder Weihinschriften versehen. Als Rest einer Künstlersignatur trägt ein in Bronze gebildeter Stock in Olympia das Wort ΕΠΟΙΕ (... hat es gemacht).[148] Ebenfalls in Olympia rühmte auf dem Schild des Idomeneus von einem vielfigurigen Denkmal der Achäer aus der 1. Hälfte des 5. Jh. v. Chr. der Künstler Onatas seine Meisterschaft.[149] Man könnte in solchen Fällen darüber spekulieren, ob die Bildhauer diese Statuen nicht andernorts schufen und nach Olympia lieferten. Wenn sie ihren Namen unmittelbar auf die Skulptur setzten, konnten sie jedenfalls sicher gehen, daß, selbst ohne daß sie bei der Aufstellung gegenwärtig waren, ihr Name mit ihrem Werk verbunden blieb. Den Ausschlag gab daher wohl eher das naive Bedürfnis, den eigenen Namen möglichst eng mit seinem Werk zu verbinden. Bei dem Idomeneus des Onatas, dem genannten Bronzestock, oder auch bei dem Kultbild der Nemesis in Rhamnus, die einen Apfelzweig mit einem Tontäfelchen hielt, das den klassischen Bildhauer Agorakritos als ihren Meister auswies,[150] fällt auf, daß die Signatur zwar dem Bildwerk selbst anhaftet, ihm aber nicht auf den Leib geschrieben ist, sondern sich auf das Beiwerk zurückzieht. Allerdings gibt es dafür bei römischen Großbronzen, aber selbst bei klassischen Statuetten auch Gegenbeispiele.[151] Außer ästhetischen Gründen könnte aus diesem Phänomen, zumal bei Götter- und Heroenstatuen, auch eine heilige Scheu sprechen, den eigenen Namen und damit die eigene Person dem Bildwerk allzu eng aufzudrängen. Zumal bei öffentlichen Aufträgen mögen besondere Vorbehalte gegolten haben. Daß Phidias angeblich einen der Griechen in der Darstellung des Amazonenkampfes auf dem Schild der Athena Parthenos mit seinen eigenen Portraitzügen verband, erklärt Cicero jedenfalls damit, daß eine Inschrift nicht zugelassen war.[152]

Aufwand und Kosten – Arbeitsteilung

Wie lange ein antiker Bildhauer an einer Bronzestatue arbeitete, wird nicht ausdrücklich überliefert, ist jedoch von dem Preis abzuleiten, der für eine solche zu bezahlen war. Nach den spärlichen Angaben, die auf uns gekommen sind, kostete eine Bronzestatue im 4.–1. Jh. v. Chr. rund 3000 Drachmen.[153] Für diese Summe konnte man immerhin 30 jugendliche Sklaven kaufen. Marmorstatuen waren dagegen wesentlich billiger. Die gleiche Summe bezahlte man in Epidauros für die Skulpturen eines ganzen Giebels.[154] In diesem Preis waren zwar wohl auch der Entwurf und die Materialkosten enthalten. Aber selbst wenn man die Kosten für die Basis, die Bronze, das Wachs, die Holzkohle usw. abzieht, blieben dem Künstler noch zwei großzügige Jahresgehälter. Das braucht freilich nicht zu heißen, daß der Meister selbst zwei Jahre für jede Bronzestatue opfern mußte. Schließlich hatte er ja Gehilfen. Der Arbeitsaufwand an sich wirkt indessen wahrscheinlich, wenn man bedenkt, wie lange allein das Einpassen der Bronzepflästerchen dauerte (S. 140). Der Besteller wird demnach wenigstens ein Jahr zu warten gehabt haben, bis er seine Bronzestatue bewundern konnte.

Die antike Kunstliteratur erwähnt auch bei berühmten Bildhauern, deren Schaffen besonders interessiert haben dürfte, selten mehr als zehn und nur ausnahmsweise mehr als zwanzig Werke.[155] Gewiß ist damit wohl in keinem Fall das gesamte Oeuvre eines Meisters erfaßt. Ein Bronzebildner des 5. und 4. Jh. v. Chr. wird in seinem Leben jedoch kaum viel mehr als fünfzig Statuen geschaffen haben. Daß hingegen Lysipp nach einem gleichwohl langen Leben 1500 Statuen hinterlassen haben soll, wie man nach seinem Tode aus dem Inhalt seiner Sparbüchse erschloß, den der Künstler angeblich bei jedem Auftrag um einen Golddenar vermehrte, ist sicherlich reine Fabel.[156] Er hätte dann in einer wirklichen Fabrik die Arbeiten allenfalls überwachen können. Petron jedoch berichtet, Lysipp sei an Auszehrung gestorben, als er sich ganz in das lineamentum, die Linienführung einer Statue, vertiefte.[157]

Bei größeren, figurenreichen Denkmälern teilten sich zwangsläufig mehrere Meister mit ihren Werkstätten den Auftrag. Für etliche Figurengruppen nennt uns demgemäß die antike Literatur verschiedene Künstler, und eine Basis, auf der offenbar vier Statuen standen, trägt somit vier Künstlernamen.[158] Aber auch wo die antike Literatur für eine größere Figurengruppe nur einen besonders berühmten Künstlernamen überliefert, können wir unterstellen, daß noch andere Künstler mitarbeiteten. Es ist ganz ausgeschlossen, daß Onatas allein die neun Bronzestatuen des Achäerweihegeschenks in Olympia schuf oder Glaukos ohne Hilfe für das dortige Weihegeschenk des Mikythos zwanzig bis zweiundzwanzig Statuen bildete.[159] Lykios, dem Sohn des Myron, alle dreizehn Figuren des Apolloniatenweihegeschenks zuzuschreiben, ist ebenso unmöglich, wie Phidias zu unterstellen, daß neben ihm kein anderer Künstler bei den dreizehn Figuren des Weihegeschenks für die Schlacht von Marathon mitgearbeitet habe,[160] selbst wenn dem Meister bei einfacheren Arbeiten Gehilfen zur Hand gingen.

Auf dem bereits mehrfach erwähnten Außenbild der Erzgießereischale in Berlin (Abb. 84) bedient ein Gehilfe den Blasebalg. Ein anderer schürt das Feuer. Neben ihm stützt sich ein weiterer auf seinen Hammer. Ein vierter bearbeitet eine noch kopflose Statue, während der fünfte und sechste eine noch eingerüstete aber offenbar fast vollendete Statue schleifen. Zwei Zuschauer, vielleicht die Auftraggeber, nicht gerechnet, wären in dieser Werkstatt demnach sechs Männer zu verschiedenen Verrichtungen versammelt. Da überdies zwei Statuen in verschiedenen Stadien der Vollendung gleichzeitig in Arbeit sind, glaubt man eine recht ansehnliche Gießerei vor sich zu haben. Selbst wenn hinter diesen Statuen nicht zweierlei Aufträge stehen, sondern sie sich auch zu einer Gruppe vereinen ließen,[161] gewinnt man doch den Eindruck, daß hier in einer Schar von Arbeitern jeder seinen speziellen Fähigkeiten gemäße Aufgaben verrichtet. Indessen ist das Bild nicht unbedingt als Momentaufnahme anzusehen. Dem Vasenmaler kam es vielmehr wohl darauf an, charakteristische Arbeiten in einer Kunstgießerei zu schildern, vom Schüren des Ofens bis zum fast vollendeten Standbild, und dann diesem Alltagsbild von banausischer Künstlerarbeit auf der Außenseite der Schale in deren Innern die mythologische Schilderung des göttlichen Schmiedes Hephaist mit Thetis entgegenzusetzen.

Bereits die Henkel des lakonischen Kraters in München hatten gezeigt, daß ihre aus demselben Hilfsnegativ gewonnenen Figuren ganz individuell ausgearbeitet waren (S. 84), daß hier also verschiedene Hände die gemeinsame Vorlage ausgestalteten. Auch bei Arbeitsteilung können wir daher davon ausgehen, daß nicht der eine etwa die Überarbeitung des Wachsmodells, ein anderer vielleicht die Abarbeitung der Gußhaut und ein weiterer gar die eigentliche Kaltarbeit übernahm. Noch unverbindlicher war offenbar das gemeinsame Modell von den gelagerten Zechern in Olympia (s. S. 110f.), das verschiedenen ausführenden Händen noch größere Freiheit und Variationsmöglichkeit sowohl in der Modellierung als auch bei der Ziselierung ließ.

Wenn schon in der Kleinplastik ein gemeinsames Vorbild ganz individuell und unterschiedlich aufgefaßt und interpretiert wird, muß das für große Bronzestatuen um so mehr gelten.

Von einem gemeinsamen Denkmal stammen offenbar zwei überlebensgroße Bronzestatuen, die vor der calabrischen Küste im Meer bei Riace gefunden worden sind (Abb. 118–119).[162] Sie gehörten zu einem um 460 v. Chr. errichteten Denkmal, das noch weitere Figuren umfaßt haben muß. Daß sie beide auf einen gemeinsamen Auftrag zurückgehen, ergibt sich nicht nur aus dem gemeinsamen Fundort und äußeren Übereinstimmungen, sondern wird offenbar durch die Analyse der Legierung bestätigt.[163]

Für beide Krieger war eine gemeinsame Grundkonzeption verbindlich, die nicht nur Thema und Größe festlegte, sondern die auch die Haltung der Arme, Stand und Kopfwendung bestimmte. Selbst die Bewaffnung und die Barttracht waren in diesem Auftrag wohl schon enthalten. Darin erschöpft sich die Übereinstimmung jedoch bereits. Stilistisch sind sie ganz verschieden. Die eine, altertümlichere Statue ist noch ganz dem strengen Stil verpflichtet, die andere dagegen bereits vom Frühwerk Polyklets, vielleicht von dessen gleichfalls um 460 geschaffenen sogenannten Hermes beeinflußt. Der Gesamtentwurf des Denkmals kann demnach nur ganz allgemeine Züge enthalten haben. Falls er überhaupt in einem Modell bestand, muß dieses äußerst skizzenhaft geblieben sein. Wenn allerdings der Gesamtstil der Figuren divergiert und ganz verschiedene Künstler fordert, schließt das freilich nicht aus, daß beiden dieselben Gehilfen bei der Ausarbeitung zur Seite standen. Nun betreffen diese Unterschiede aber nicht nur den Stil, die innere Bewegung der Figuren und die Modellierung, sie sind vielmehr bis ins Detail zu verfolgen. Daß bei dem einen die Wimpern aus Silber, bei dem anderen dagegen aus Kupfer sind, könnte noch inhaltlich begründet sein. Unwahrscheinlicher wird das bei den Augen selbst, die hier aus Elfenbein, dort aus Marmor bestehen und auch ganz verschieden aufgebaut und zusammengesetzt waren. Derartige Abweichungen sind noch mehr nachzuweisen. Ganz anders ist bei beiden auch die Ziselierung. Bei dem einen Krieger sind die Linien im Haar dichter nebeneinandergesetzt, bei dem anderen breiter und tiefer. Bei dem einen laufen sie im Karnat aus, bei dem anderen enden sie mit dessen plastischer Form.

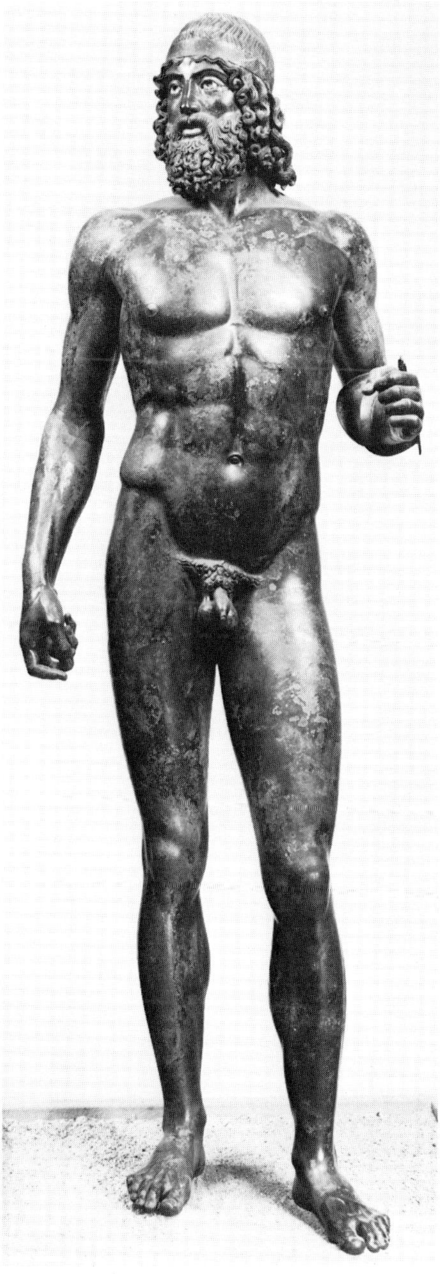

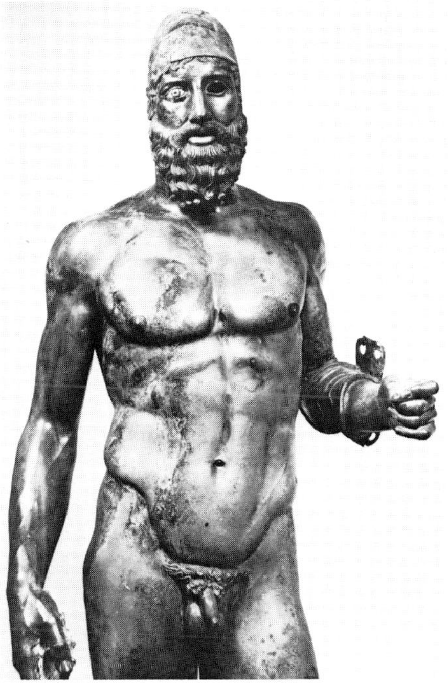

118 Der Krieger A von Riace – Reggio/Cal., Museum
119 Der Krieger B von Riace – Reggio/Cal., Museum

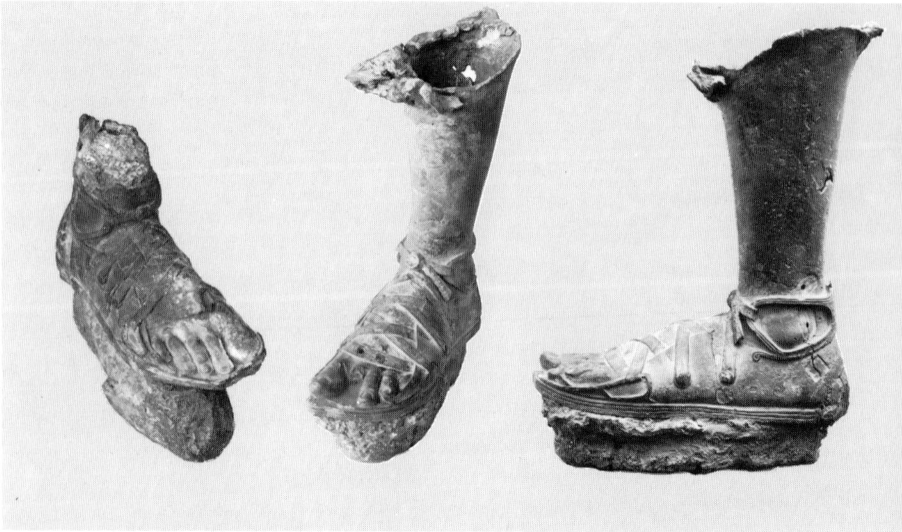

120/121 Sandalen von Bronzestatuen eines vielfigurigen, hellenistischen Denkmals – Athen, Nationalmuseum

Wie die archaischen Satyrstatuetten sind daher auch diese klassischen Kriegerstatuen nach einem ganz allgemeinen Gesamtentwurf von verschiedenen Händen gestaltet, modelliert und ziseliert. Damit ist zwar nicht gesagt, daß beide Meister ihre Krieger ganz allein und bis zum Ende eigenhändig schufen. Obgleich sie nebeneinander an einem Auftrag arbeiteten, haben sie sich aber dennoch nicht zu einer Werkstatt zusammengeschlossen, sondern jeder Meister arbeitete völlig unabhängig von dem andern mit seinen eigenen Gehilfen.

Leider wiederholt sich diese günstige Überlieferung in klassischer Zeit kein zweites Mal. Aus hellenistischer Zeit besitzen wir jedoch in den Bronzen von Antikythera eine ganze Reihe von Fragmenten, von denen einige auf ein gemeinsames Anathem schließen lassen. Fünf Füße mit Sandalen, die auf wenigstens drei Statuen zu verteilen sind, stimmen hier in Größe und Sandalenform so eng überein, daß sie von demselben Denkmal stammen müssen (Abb. 120–121).[164] Im einzelnen sind die Gemeinsamkeiten hier wesentlich größer als bei den Kriegern von Riace. Dennoch zeigt bereits die plastische Form, die schon in dem Modell für die Hilfsnegative oder im Wachs festgelegt war, Unterschiede, die nicht nur Äußerlichkeiten, wie die Ösen für die Sandalenriemen, sondern auch den Stil betreffen. So sind die Riemen bei dem einen lebendig und stofflich, bei dem andern starrer und schematischer modelliert, und selbst Tiefe, Form und Umriß der Bleivergüsse unter den Sohlen weichen voneinander ab. Daraus ergibt sich, daß auch in hellenistischer Zeit bei einem größeren Auftrag sich nicht mehrere Künstler zu einer Arbeitsgemeinschaft zusammenfanden, sondern verschiedene Werkstätten nebeneinander ihren Teil von der Modellierung des Gußmodells bis zur Ziselierung und Aufstellung übernahmen. Dennoch waren sie durch den Gesamtentwurf offenbar viel enger festgelegt als die Meister der Krieger von Riace. Sie folgten nicht nur allgemeinen Richtlinien, sondern detaillierteren Entwürfen, die vielleicht sogar in plastisch ausgearbeiteten Bozzetti bestanden.

Eine römische Inschrift nennt einen faber ocularius, einen Augenschmied, dessen Beruf es demnach war, Augen bei Statuen einzusetzen.[165] Die sorgfältige Bildung eines Augenpaares nimmt bis zu vierzehn Tage in Anspruch. Dieser Fachmann war demnach nur ausgelastet, wenn er entweder mit vielen Künstlern zusammenarbeitete, oder bei einer Gießerei angestellt war, die jährlich wenigstens fünfundzwanzig Statuen produzierte. In jedem Fall läßt ein solcher Beruf auf eine weitgehende Spezialisierung schließen.

Wohl typische Produkte eines großen römischen Kunstgießereibetriebes sind die vier Pferde von San Marco.[166] Sie alle haben genau das gleiche Gewicht (897 kg), dieselbe Länge (253 cm) und dieselbe Höhe (233 cm). Nur die Breite scheint geringfügig zu schwanken (71–75 cm). Auch in der technischen Durchführung und den Stückungen stimmen alle vier Pferde offenbar genau überein. Ähnliches gilt für die Modellierung. Anders als die frühklassischen Krieger von Riace oder die hellenistischen Sandalenträger von Antikythera ist diese Quadriga als einheitlicher Auftrag einer einzigen Gießerei übertragen worden. Gewisse Unterschiede zeigt allein die Ziselierung.[167] Bei diesem zeitraubendsten Arbeitsgang mochten sich leichter Differenzen einschleichen als bei der Modellierung der Tonmodelle und der Zurichtung zum Guß, die ein aufeinander eingespieltes Team in relativ kurzer Zeit bewältigt haben mag.

Bildwerke aus Stein und Bronze

Wenn eine Bronzestatue nicht mit einem bronzenen Sockel gegossen wird, sondern auf einer steinernen Basis steht, ihre Wimpern, Lippen und Brustwarzen in rotem Kupfer und ihre Augen in farbigem Stein gebildet sind, liegt darin eine einfache Konsequenz. Was die Marmorplastik mit der farbigen Fassung darstellt, ist bei der Bronzeskulptur durch verschiedenfarbige Materialien wiedergegeben. Die Basis einer Bronzestatue ist daher auch mehr als nur ein Postament, sondern tatsächlich ein Stein, auf dem die Statue steht. Diese Konsequenz bezieht sich natürlich auch auf Partien, die enger als die Basis mit der Darstellung verbunden sind. Bei einer Bronzegruppe auf der Akropolis von Athen, die schilderte, wie Theseus den Fels von dem Schwerte wälzt, das sein Vater für ihn zurückgelassen hatte, war dieser Fels naturgemäß aus Stein.[168] Umgekehrt trug der marmorne Pelops im Ostgiebel des Zeustempels von Olympia eine aus Bronze getriebene Rüstung.[169] Ähnlich erhielt übrigens eine antike Marmorstatue, die Kopie der Aphrodite von Knidos des Praxiteles im Vatikan, noch im 19. Jh. der Schicklichkeit halber ein Gewand aus Zink.[170] Noch im 1. Jh. v. Chr. schließt der Bronzeguß eines hockenden Boxers dessen Sitz nicht mit ein.[171] Ähnliches gilt für einen schlafenden Eros in New York. Er war gewiß aus Stein gemeißelt. Dagegen sind bei dem vermutlich in frühaugusteischer Zeit gegossenen Dornauszieher im kapitolinischen Museum Knabenkörper und Felsensitz aus Bronze (Abb. 122).[172] Wenngleich der kaiserzeitliche Kopist von seinem Vorbild die farbige Lippen- und Augeneinlage übernommen hat, zeigt diese materielle Übereinstimmung doch an, daß hier nicht ein Mensch verkörpert, sondern ein Kunstwerk wiedergegeben ist. Demgemäß hält im 2. Jh. n. Chr. der Reiseschriftsteller Pausanias die eigentlich ganz natürliche Verbindung von Stein und Bronze bei der erwähnten Theseusgruppe für bemerkenswert.

Der Umbruch könnte sich bereits im Laufe des Hellenismus vollzogen haben. Während der Boxer zwar wohl auf einem steinernen Sitz ruhte, stützte sich der rund ein halbes Jahrhundert ältere Agon von Mahdia auf eine Herme aus Bronze.[173] Nun gab es zwar auch Hermen aus Bronze. Sie waren jedoch in der Minderzahl, und so hatte wahrscheinlich auch der Künstler Boethos, als er die Herme für seinen Agon schuf, ein steinernes Vorbild vor Augen, das er dann freilich einschließlich der Inkrustationen bronzegemäß umsetzte. Nicht zufällig bewegen wir uns hier in einer Epoche, in der umgekehrt vor allem die Bronzeplastik die Steinskulptur stark beeinflußt hat, in der man in der Bronzeplastik entwickelte Ausdrucksmittel für steinerne Statuen übernimmt und in der man begann, Bronzevorbilder in Stein nachzuahmen.

Die Kombination von Bronzetechniken

Wenn man bei dem Olympia-Ostgiebel den marmornen Pelops in eine aus Bronze getriebene Rüstung hüllt (s. o.), steht dahinter ein letztlich einfaches, realistisches Empfinden. Schließlich hat man Skulpturen ja auch gekleidet,[174] rituell gebadet,[175] mit natürlichen Blüten und Zweigen bekränzt,[176] sie im Extremfall sogar geschlagen, aus dem Lande verbannt (S. 148) oder zum Gastmahl geladen.[177] So lag es nahe, gegossene Bronzestatuen mit Waffen zu rüsten, die wie die wirklichen aus Blech getrieben waren. Das Bedürfnis nach technischer Einheitlichkeit war den Künstlern Griechenlands ebenso fremd wie die Forderung nach materieller (S. 89). Bei Gefäßen hatte man immer gegossene mit getriebenen Teilen kombiniert, getriebene Kessel auf gegossene Beine gestellt, bei getriebenen Kra-

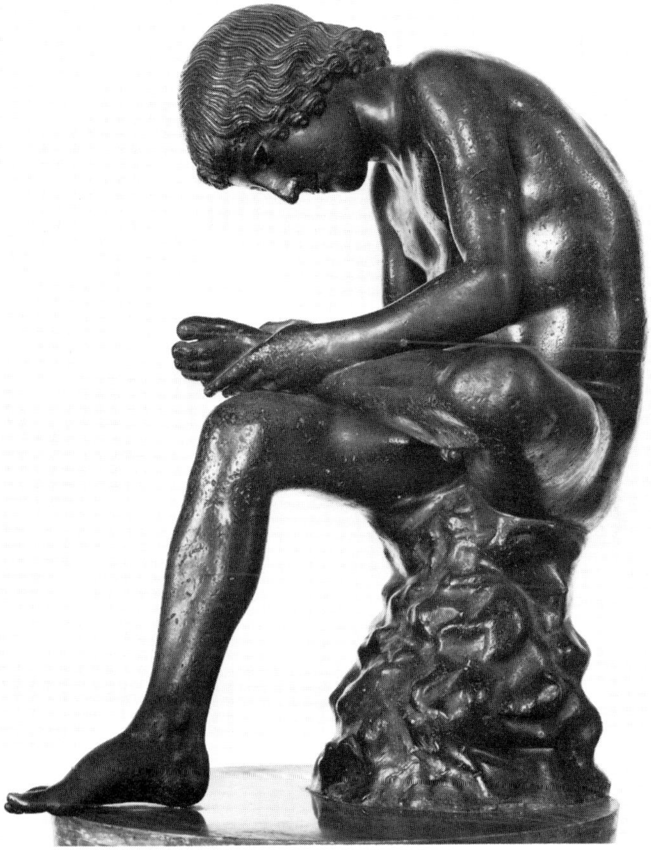

122 Frühkaiserzeitliche Bronzestatue eines Dornausziehers
Rom, Konservatorenpalast

teren gegossene Appliquen aufgelötet oder getriebene Greifenhälse mit gegossenen Köpfen bekrönt (S. 76ff.).

Bei einem Kriegerkopf von der Akropolis von Athen[178] (Abb. 123) und dem sogenannten Krieger B von Riace[179] (Abb. 119) sind die Köpfe dem Volumen eines hochgeschobenen korinthischen Helms entsprechend mit übergroßem Hinterkopf gegossen. Es wäre ein leichtes gewesen, diese gleich als Helme zu gestalten. Statt dessen nahm man einen nicht unerheblichen Aufwand auf sich, um sie mit Helmen auszurüsten, die wie wirkliche getrieben waren. Die Kalotte des sogenannten Kriegers A von Riace[180] (Abb. 118) hat natürliches Volumen. Auch die Haare sind dort sorgsam durchmodelliert, wenngleich nicht konsequent ziseliert. Auch sein Haupt war jedoch von einem Helm bedeckt, dessen Umriß sich auf dem Stirnband

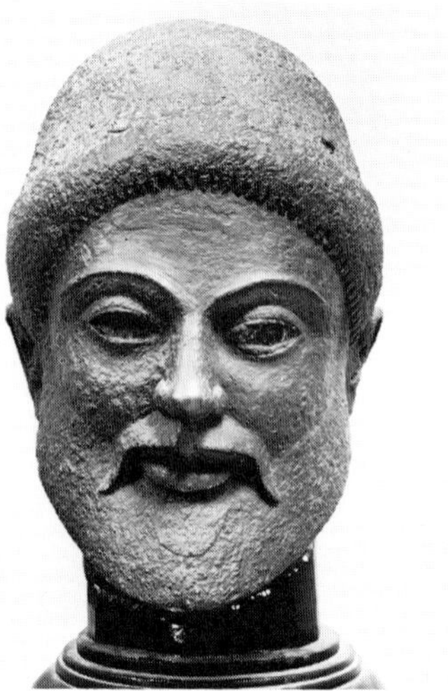

123 Kriegerkopf des frühen 5. Jh. v. Chr. – Athen, Nationalmuseum

abzeichnet und dessen geschwungener hinterer Rand nachträglich konkave Abarbeitungen bei den Locken im Nacken nötig machte. Wie bei dem Pelops des Olympia-Ostgiebels die Modellierung des Leibes ein Metallpanzer verbarg, blieben auch die Strähnen auf dem Haupte des Kriegers A unsichtbar. Beide Male orientierte sich die Konsequenz der plastischen Bildung nicht an dem Betrachter. Dieselbe innere Konsequenz bestimmte bei dem Krieger A im übrigen auch die perfekte Durchbildung der völlig von Locken verdeckten Ohren.

Außer den Helmen waren bei diesen Kriegern sicherlich auch die Schilde getrieben und vermutlich wie die wirklichen mit Leder oder Filz ausgekleidet.

Wie man Kriegerstatuen einen für sich gearbeiteten Helm aufsetzte, hat man Siegerstatuen nachträglich bekränzt. Diese Kränze konnten entweder ganz getrieben sein, oder man umhüllte ihre gegossenen Strünke mit gehämmerten Blättern.[181] Ähnliches galt für Zweige, die man Statuen in die Hand legte,[182] oder für Metallschmuck.[183]

Wie bei den Helmen nahm man auch bei getrennt gearbeiteten Kränzen zusätzlich einen erheblichen Aufwand auf sich. Zwar sparte man sich dadurch komplizierte Formen, die die mannigfachen Unterschneidungen bei den Blättern mit sich gebracht hätten, doch wäre es immer noch wesentlich einfacher gewesen, wenigstens den Reif mit dem Kopf zusammen zu gießen und in diesen die Blätter dann einzustiften. Bei einem Kopf des 4. Jh. v. Chr. ist man tatsächlich so verfahren.[184] Die Gegenbeispiele bekunden, ähnlich wie bei den für sich gearbeiteten Helmen der Krieger, das Bedürfnis, den Kranz eines Siegers als in sich selbständiges Werk zu gestalten.

Bronzewerke und Schöpfungen aus anderem Material

Gleichartige Gegenstände und Kunstwerke konnten aus verschiedenen Materialien bestehen. Demgemäß war es möglich, eine in einem bestimmten Werkstoff entwickelte Form in einem anderen nachzuahmen. Im Vergleich erweist sich jedoch nicht nur, daß der höhere Preis der Bronze auch oft zu höheren Ansprüchen führte. Die Wechselwirkung zwischen den einzelnen Gattungen stellte sich in der antiken Kunstgeschichte vielmehr sehr unterschiedlich dar. Die antike Kunst kennt Meister, die überwiegend in Bronze oder in Marmor gearbeitet haben, und solche, die in mehreren Materialien das Höchste erreichten.

Schon im Mythos ist der Gott Hephaist der universelle Künstler und Erfinder. Der Künstlerheros Daidalos schuf nicht nur Bildwerke, sondern erbaute auch das Labyrinth und erfand Flügel, mit denen er sich in die Lüfte schwingen konnte. Für Homer ist der vielbewanderte Odysseus nicht nur Kriegsheld und Seefahrer, der überdies seine Felder eigenhändig bestellt, er weiß auch sein Haus selbst zu bauen und sein Bett zu schreinern.

Dennoch geht die Entwicklung offenbar nicht vom universellen Handwerker zum hochspezialisierten Künstler. Im Gegenteil: gerade im Zeitalter Homers grenzen sich die einzelnen Sparten besonders deutlich gegeneinander ab. In seiner Form und Ausschmückung ist der geometrische Dreifuß eine ganz und gar der Metallkunst verpflichtete Schöpfung. Statuetten kennen wir aus derselben Zeit zwar sowohl aus Bronze als auch aus Ton. Über das allgemeine geometrische Stilempfinden hinaus lassen Ton- und Bronzestatuetten jedoch keine engeren formalen Beziehungen erkennen. Schon die innere Struktur der Handwerkssparten scheint verschieden gewesen zu sein. Die Koroplasten waren offenbar sehr viel mehr als die Bronzebildner an ihre engere Heimat gebunden. So sind den vielen olympischen Tonstatuetten verwandte nur in benachbarten Heiligtümern gefunden worden.[1] Dagegen haben die führenden Bronzewerkstätten der nordöstlichen Peleponnes und Attikas bereits in geometrischer Zeit über weite Entfernungen exportiert.[2] Schon das Material, in dem sie arbeiteten, setzte weitgespannte Wirtschaftsverbindungen voraus, die ihrerseits auch den künstlerischen Austausch gefördert haben mögen.

Während in geometrischer Zeit die Dreifüße eine im wesentlichen auf die Bronzekunst beschränkte Gattung blieben und umgekehrt großen Tongefäßen, wie etwa den Dipylonvasen, keine formal ähnlichen Bronzegefäße gegenüberzustellen sind, erscheint diese Beschränkung in archaischer Zeit weitgehend aufgehoben.

Den früharchaischen, von Figuren getragenen, steinernen oder tönernen Becken scheinen solche aus Metall entsprochen zu haben,[3] wie umgekehrt die Dreifußkessel, die zuvor ganz aus Metall bestanden, Stützen aus Holz oder Stein erhalten konnten.[4] Kratere, Schalen, Kannen, Näpfe und andere Gefäße kennen wir seit archaischer Zeit in Gestalt, Aufbau und Funktion identisch aus Bronze ebenso wie aus Ton.[5]

Noch bevor die griechische Plastik in Stein größere Dimensionen erreichte, sind Statuen aus getriebenem Blech geschaffen worden. Außer diesen Sphyrelata dürften jedoch auch die frühen Holzfiguren auf die Form der ältesten Steinfiguren eingewirkt haben. Ihre brettartige Gestalt scheint, wie die sogenannte Nikandre in Athen zeigt,[6] um die Mitte des 7. Jh. in Stein übertragen worden zu sein. Sehr viel enger waren vermutlich die Beziehungen zwischen der Holzplastik und der Bronzeplastik, waren Schnitzwerke doch oft ganz oder teilweise mit Bronzeblech umkleidet (S. 98), wie ja auch frühe Holzbauten mit Bronzereliefs geschmückt sein konnten (S. 92ff.). Das keineswegs materialorientierte Formempfinden spricht im übrigen ja auch aus der dorischen Bauordnung, die an Elemente der Holzarchitektur anknüpft.

Die durch die archaische Kunst eingeleitete Verquickung setzt sich durch die ganze antike Kunstgeschichte fort. Noch die hellenistischen und römischen Bronzebetten können nicht verleugnen, daß ihre gedrechselt wirkenden Beine reine Tischlerformen wiedergeben.

Auch nachdem es möglich geworden war, große Statuen in Bronze zu gießen, sind Stein- und Bronzeplastik immer wieder Verbindungen eingegangen. Bei Marmorstatuen wurden Metallocken, ja ganze Metallperücken aufgesetzt.[7] In klassischer und in hellenistischer Zeit übernahmen Marmorbildhauer immer wieder die bei Bronzestatuen übliche Augenmontage.[8] Auch haben späthellenistische und römische Künstler Lippen oder das Gewand von Marmorstatuen bei Kopien ebenso wie bei Neuschöpfungen bronzeartig gestaltet.

Zwar legen Materialien immer gewisse Beschränkungen auf, wie sie umgekehrt auch besondere Möglichkeiten bieten, doch gibt es weder einen eigenen Bronze- noch einen besonderen Marmorstil in der griechischen Kunst seit archaischer Zeit. Vor allem in der hellenistischen und römischen Bronzeplastik wird sogar vielfach darauf verzichtet, die Möglichkeiten, die dieses Material bietet, voll auszuschöpfen. Auch die intensive Ziselierung ist nun vielfach aufgegeben. Die Formen bleiben unbestimmter. Bis zum 2. Jh. n. Chr. verschwindet sogar die Augeneinlage fast völlig. Umgekehrt begegnen bei Marmorstatuen vor allem der frühen Kaiserzeit ausgesprochene „Bronzezitate“. Da werden Brustwarzen scharf umrandet, als wären sie in Kupfer eingesetzt. Bei den Lippen markiert eine Ritzlinie die Stelle, wo bei Bronzestatuen die Kupferauflage endet. Solche Bronzezitate haben immer wieder dazu verführt, auf ein Vorbild aus Bronze zu schließen. Daß

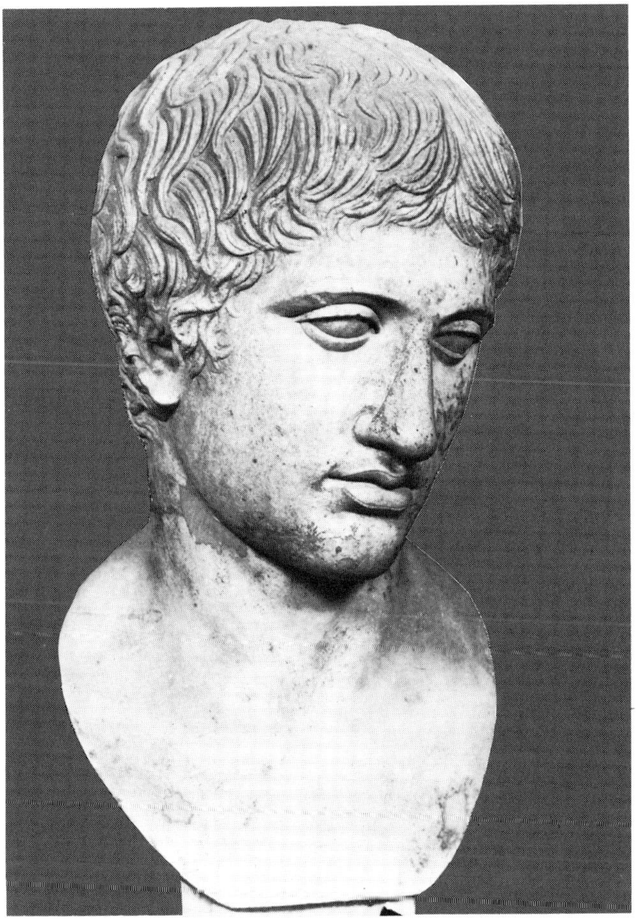

124 Marmorkopf mit Wiedergabe der aufgelegten Kupferbleche der Lippen eines Bronzekopfes – Vatikan

dies methodisch verfehlt ist, lehrt exemplarisch ein Blick auf einen römischen Marmorkopf von harten, metallisch wirkenden Formen, die ein klassisches Bronzevorbild vermuten lassen[9] (Abb. 124). Insbesondere sind auch die bei Bronzen üblichen Kupferlippen durch eine Ritzlinie wiedergegeben. Wie bei römischen Großbronzen verläuft diese Linie jedoch etwas innerhalb des Lippenkonturs. Wären sie von einem klassischen Bronzeoriginal übernommen, müßte sie jedoch mit dem Umriß der Lippe übereingehen (s. S. 149, Abb. 81). Dem römischen Bildhauer lag demnach keineswegs daran, ein klassisches Vorbild aus Bronze bis zur Wiedergabe technischer Details getreu zu kopieren. Ihm kam es ausschließlich darauf an, sein Marmorwerk bronzemäßig zu gestalten.

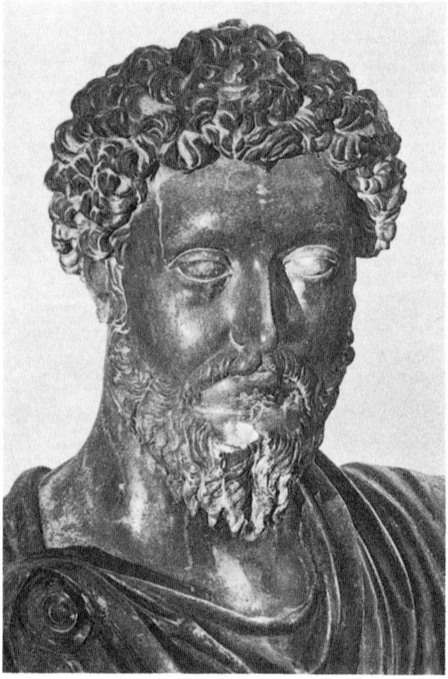

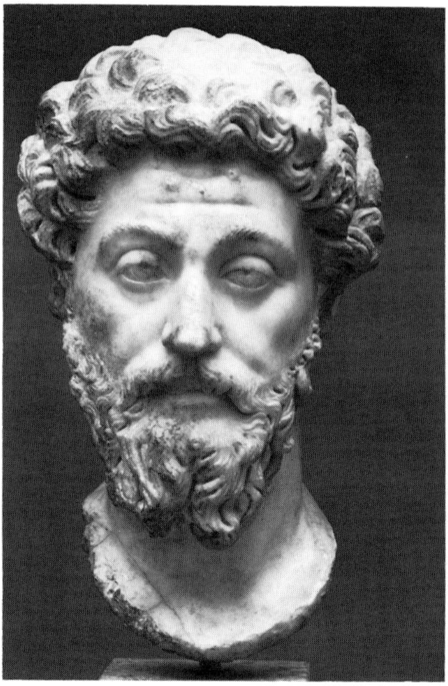

125 Portrait des Kaiser Marc Aurel (Typus IV) in Bronze – Rom, Kapitol

126 Derselbe Typus in Marmor – Frankfurt a. M., Liebieghaus

Die enge Korrespondenz zwischen Schöpfungen verschiedenen Materials wird durch den Umstand illustriert, daß ein Künstler einen Entwurf in verschiedenen Stoffen verwirklichen konnte. Wie Pausanias berichtet, glich der hölzerne Apoll Ismenios in Theben des Künstlers Kanachos dessen Appollon Philesios aus Bronze in Didyma bei Milet.[10] Während des peloponnesischen Krieges ließen die Messenier und Naupaktier als Denkmäler eines Sieges über die Lakedämonier in Delphi und Olympia Nikestatuen aufstellen. Die eine war aus Bronze, die andere aus Stein. Erhalten ist zwar nur die steinerne, die jedoch auf einer gleichartigen Basis steht, wie ihre bronzene Schwester, der sie dann auch sonst geglichen haben wird.[11]

Danach erübrigt sich letztlich auch die Frage, ob in römischer Zeit ein Kaiserbild für eine Ausführung in Bronze oder Marmor entworfen wurde, da schon der Prototypus die Umsetzung in Marmor, Bronze und Gips, ja sogar die Wiedergabe in Relief oder Malerei implizierte. Obwohl beide auf dieselbe Erfindung zurückgehen, überzeugt daher ein Kopf des Kaisers Marc Aurel in Frankfurt (Abb. 126) als Marmorarbeit ebenso wie seine bronzene Replik auf dem Kapitol (Abb. 125).

In Rom waren goldene Statuen offenbar der Gottheit und dem Kaiserhaus vorbehalten, und auch vergoldete Bildnisse galten offenbar als besonderes Privileg (s. S. 158). Nichts berechtigt jedoch dazu, ähnliches auch Bronzestatuen zu unterstellen. Zwar waren für eine Bronzestatue wesentlich mehr Mittel als für eine marmorne aufzubringen. Entsprechend größer waren gewiß auch Ehre und Anspruch, den eine Bronzestatue ausdrückte. Ein grundsätzlicher, symbolischer oder inhaltlicher Unterschied ist jedoch nicht zu erkennen. Bereits Homer läßt sowohl den Gott Hephaist wie den sterblichen König von Sparta in bronzenen Häusern wohnen und bekundet damit nur ihren Reichtum beziehungsweise die Kunstfertigkeit des Gottes.[12] Ebenso waren Bronze-Dreifüße gleichermaßen der Gottheit würdige Gabe wie großzügiges Geschenk an einen hochgeehrten Gast.[13]

Nur für die archaische Kunst hat möglicherweise anderes gegolten. Dort waren Götterbilder gleichermaßen wie Weihe- oder Grabstatuen Sterblicher aus Stein gehauen. Dagegen scheinen die archaischen Sphyrelata, von denen in der antiken Literatur die Rede ist, oder die bei Ausgrabungen zutage kamen, ausschließlich Götter oder göttliche Wesen zu verkörpern. Zwar mag hier die spärliche und vielleicht zufällige Überlieferung täuschen, doch fällt auf, daß die olympischen Siegerstatuen noch bis gegen Ende des 6. Jh. v. Chr., also gut eine Generation, nachdem in Samos oder Athen bereits die ersten Bronzestatuen gegossen wurden, aus Holz bestanden haben. Daraus ist jedoch sicher keine besondere symbolische Geltung des Materials selbst abzuleiten. Schließlich war die Bronze in der Kleinkunst keineswegs an bestimmte Inhalte geknüpft. Allenfalls empfand man den Aufwand für ein großes Bronzebildwerk als eines Sterblichen unangemessen. Falls es diese Scheu wirklich gegeben hat, reichte ihre Wirkung über die Wende vom 6. zum 5. Jh. v. Chr. jedenfalls nicht hinaus. Im Gegenteil scheinen von nun an zumindest für Olympia bronzene Siegerstatuen geradezu zur Regel zu werden. Während Pausanias bei seiner Beschreibung Griechenlands andernorts immer wieder berichtet, aus welchem Material ein Bildwerk bestand, fehlen solche Angaben bei den olympischen Siegerstatuen. So selbstverständlich schien es ihm offenbar, daß sie aus Bronze waren, daß er nur bei den altertümlichen aus Holz den Werkstoff eigens nennt.

Wenn dennoch von einer marmornen Siegerstatue des 5. Jh. v. Chr. der Rumpf und von einer des 4. Jh. v. Chr. der Kopf gefunden wurde,[14] steht dem doch das Zeugnis zahlreicher Basen entgegen, die durchweg bronzene Siegesanathema bekunden. Die offenbar vom 5. Jh. v. Chr. bis zur Spätantike gültige Regel, in Olympia nur bronzene Siegerstatuen aufzustellen, hat man somit nur ausnahmsweise gebrochen. Ökonomische Gründe sind dafür kaum ins Feld zu führen. Gewiß war Marmor in Olympia, in dessen Umgebung er nicht ansteht, teurer als andernorts, doch hat man sich den kostspieligen Transport für die Basis in vielen Fällen nicht erspart. In jedem Falle waren für ein Bronzestandbild sehr viel mehr Mittel nötig als für eine Marmorskulptur. Leisten konnten es sich ohnehin nur wenige. Mit dem Preis, der etwa in Athen einem Olympioniken winkte,[15] war eine Bronzestatue gerade zu einem Zehntel zu bezahlen. Obgleich mitunter auch die Heimatstadt zu einer Siegerstatue beigetragen haben mag, blieb die Erinnerung an Siege mit nur etwa tausend Statuen gewahrt, obwohl bei 287 oder 298 Olympiaden in bis zu achtzehn Disziplinen Siege errungen wurden. In den Agon der Siegesanathema einzutreten, konnten sich demnach offenbar nur wenige leisten.

Die Beschränkung auf bronzene Siegerstatuen in Olympia erstaunt um so mehr, da dies gerade dort für andere Denkmäler nicht gegolten hat. Götterstatuen konnten auch hier nicht nur aus Bronze, sondern auch aus Stein oder Terrakotta gebildet sein. Dasselbe gilt für vielfigurige Kampfgruppen, und als Ehrenstatuen sind Goldelfenbeinbilder und Marmorskulpturen überliefert.

Wie bei den olympischen Siegerstatuen mögen sich auch sonst für gewisse Aufgaben bestimmte Traditionen herausgebildet haben, die Materialien förderten oder ausschlossen, die aber wohl nur selten überregional verbindlich wurden.

Eine Ausnahme bildet allenfalls die griechische Grabkunst, in der sich die Bronzeplastik offenbar nie durchsetzen konnte. Für das klassische Athen ist dies möglicherweise damit zu erklären, daß dort Reliefs überwogen. In der Tat sind großformatige Bronzereliefs in klassischer, ja selbst in hellenistischer Zeit recht selten. Einen technischen Grund gibt es hierfür jedoch nicht. Im Gegenteil: dem bevorzugten Guß mit Hilfsnegativen setzt ein Relief sehr viel weniger Schwierigkeiten entgegen als eine Rundplastik mit ihren oft komplizierten Unterschneidungen.

Das Schicksal antiker Bronzen

Dem Dichter wenigstens gilt Bronze als Symbol von Beständigkeit und Dauer. „Aere perennius“ wird bei Horaz zum Inbegriff der Ewigkeit, und als „mit Erz und dreifach gepanzert“ beschreibt er eine abgehärtete Seele.[1] Bereits in archaischer Zeit hat man Verträge auf Bronzeplatten (aber auch in Stein) gemeißelt in Heiligtümer gestiftet, um sie damit sakrosankt zu machen, und auch zu Tacitus Zeiten wurden Staatsbeschlüsse in Erz auf Plätzen und an Tempeln angeschlagen. Der Bronzen wahres Schicksal beschreibt dagegen Proteus in Goethes Faust:

> Was ist zuletzt mit diesen Stolzen?
> Die Götterbilder standen groß.
> Zerstörte sie ein Erdestoß –
> Längst sind sie wieder eingeschmolzen!

Die meisten Bronzevotive, die zu Homers Zeit die Heiligtümer schmückten, waren schon wenige Jahrhunderte später verschwunden und als altes Gerümpel in aufgelassene Brunnen oder Schächte (Bothroi) gewandert, da sie als Eigentum der Gottheit im Heiligtum zu bleiben hatten, aber als nicht mehr sehenswert galten. Zwar hat Pausanias im 2. Jh. n. Chr. immer noch einige Bronzewerke alter Zeit gesehen, doch war dies nur ein kleiner Teil dessen, was einst dem Gotte übereignet worden war. Bereits er wundert sich darüber, daß Ausschachtungen im Heiligtum von Olympia zur Aufstellung einer Statue altes Geschirr an den Tag brachten.[2]

Aber nicht nur altertümliches Gerät aus getriebenem Blech, sondern auch gegossene Bronzestatuen haben nur selten unbeschadet überdauert. Selbst in Heiligtümern war dieses Eigentum der Gottheit immer noch Plünderungen ausgesetzt. Kaum zwei Generationen nach dem Guß der ersten Großbronzen haben die Perser bei der Erstürmung der Akropolis von Athen mehrere Bronzeanatheme zerstört.[3] Der Einnahme des ätolischen Stammesheiligtums Thermos fielen im späten 3. Jh. v. Chr. 2000 Bronzestatuen zum Opfer, und ähnlich erging es bald darauf jenen in Dodona.[4] An beiden Orten zeugen nur noch einige Basen und spärliche Bronzesplitter vom einstigen Reichtum.

Den Zerstörungen, vor allem des 3. Jh. v. Chr., folgten die Plünderungen bei den Unruhen des 2. und 1. Jh. v. Chr. Nach der Einnahme von Ambrakia verschleppte der römische Feldherr Fulvius Nobilior nicht weniger als tausend Statuen nach Rom, die meisten davon aus Bronze.[5] Dank der Eroberung Korinths konnte der pergamenische König seine Residenz mit erbeuteten Skulpturen schmücken. Im Piräus vergrub man Bronzestatuen in der Erde, um sie vor Sulla zu schützen.[6] Wie der römische Statthalter Verres in Sizilien mit Erpressung und Nötigung griechische Meisterwerke zusammenraffte, schildern uns die Gerichtsreden Ciceros. Auch Augustus gab seinem in Marmor neu erstandenen Rom durch alte Kunstwerke aus Griechenland eine höhere Würde und stellte damit den Anspruch seiner Herrschaft dar.[7] Nero ergänzte auf einer Reise durch Griechenland seine Kunstsammlung.[8] Allein aus Delphi soll er 500 Statuen entführt haben.[9] Danach scheint solcher Kunstraub zunächst seltener zu werden. Neue Heimsuchungen bedeutete im 3. Jh. n. Chr. der Einfall der Barbaren. Eine Festungsmauer, die man damals in Olympia um den Kern des Heiligtums zog, enthielt auch zahlreiche Basen, die damals von ihren Statuen getrennt worden sein müssen.[10] Einige von ihnen mögen bei dieser Gelegenheit zerstört worden sein, doch hat man andere auf dem Stylobat des Zeustempels wieder aufgestellt.[11]

Sicherlich haben zum Plündergut der Goten und Heruler in Korinth und Argos auch Bronzestatuen gehört, wenigstens fehlen unter den später in Konstantinopel erwähnten Kunstwerken solche, von denen wir wissen, daß sie in jenen Städten beheimatet waren. Wie man bereits hellenistische Staatsgründungen mit Statuen aus entlegeneren Heiligtümern oder aussterbenden Städten schmückte, mußten im 4. Jh. n. Chr. Kunstschätze aus ganz Griechenland herhalten, Konstantins neues Rom zu schmücken. Auch aus vielen Städten Kleinasiens, aus Kyzikos, Caesarea, Tralles und aus Antiochien und Kreta wurden Statuen an den Bosporus entführt, und Meisterwerke des Alkamenes, Phidias, Praxiteles, Myron oder Lysipp zierten die Metropole.[12] In der alten Sophienkirche standen 427 Statuen,[13] darunter sogar heidnische Götterbilder, und auf dem Hippodrom erhob sich neben anderen historischen Bildwerken die Schlangensäule von dem nach 480 v. Chr. in Delphi für den Sieg über die Perser errichteten Denkmal. Aufs neue ließ Theodosius Statuen aus seinen Provinzen nach Konstantinopel entführen.[14] Was er von den Kunstwerken traditionsreicher Städte wie Athen verschonte, hat dort zum Teil wohl auch noch den Einbruch der Goten unter Attila überstanden. Wenigstens stand auf der Akropolis von Athen noch im frühen 5. Jh. n. Chr. die Athena Promachos, das berühmte Erzbild des Phidias.[15] Bald darauf entführte Theodosius II. Elfenbeinbilder aus dem athenischen Arestempel, denen 429 n. Chr. auch die Athena Parthenos des Phidias folgte.[16] Im einzelnen zu belegen ist für Attika nur das sichtbare Überdauern einiger weniger Marmorskulpturen, der Bauplastik des Parthenon, eines kleinen Tempels am Ilissos und des Grabmals des Philopappos sowie des Löwen am Piräus, der diesem im Mittelalter den Namen Porto Leone eintrug, oder einer römischen Statue bei Porto Rafti.

Der letzte große Kunstraub der Antike auf dem Boden des griechischen Festlandes betrifft indessen bereits keine Bronzeplastik mehr. Für den Bau der neuen Sophienkirche verschleppte Justinian vielmehr Säulen und Marmorplatten aus Athen.[17]

Begreiflicherweise berichten die Quellen häufiger über Plünderungen als über Zerstörungen griechischer Bronzestatuen. Allein von dem Koloß von Rhodos, dem siebzig Ellen hohen Helios des Künstlers Chares, den schon 56 Jahre nach seiner Aufstellung ein Erdbeben niedergestreckt hatte, erfahren wir, daß ihn um die Jahrtausendwende ein Jude erwarb, der 980 Kamellasten brauchte, um das Metall fortzuschaffen.[18]

Um so eindringlicher künden Ausgrabungen, vor allem wiederum jene in Olympia, wo über tausend Splitter zerschlagener Bronzestatuen zutage kamen, von dem Schicksal der in den Heiligtümern verbliebenen Bronzestatuen in der Spätantike.[19] Als mit der Völkerwanderung die Wirtschaftsverbindungen zusammenbrachen, es schwieriger wurde, Metall von außen zu beziehen, und überdies die Zeugen einer heidnischen Vergangenheit ihre Funktion verloren hatten, zerschlug man sie, um sie umzuschmelzen. Vielleicht gab es unter diesen Zerstörern sogar noch den einen oder anderen Kunstliebhaber. Jedenfalls fand man in Olympia einen klassischen Athletenkopf, der offenbar sorgsam zwischen zwei Quadern versteckt worden war.[20] Sogar eine ganze Statue, wie den Wagenlenker in Delphi, hat man in der Antike vor dem Untergang zu bewahren gesucht, indem man sie verbarg.[21] Bezeichnend ist vielleicht auch das Schicksal einer Heraklesstatue aus vergoldeter Bronze im Vatikan,[22] die 1864 zufällig in Rom gefunden wurde. Sie lag in einer ummauerten, mit Steinplatten abgedeckten Grube. Auf einer der Platten sind die Buchstaben F. C. S. eingegraben, die als „Fulgur Conditum Summanium" gedeutet werden. Die Statue wäre demnach vom Blitz getroffen und ob dieses schlechten Omens bestattet worden. Da in der Umgebung gefundene Münzen bis in das 4. Jh. n. Chr. reichen, mag dies erst in der Zeit des frühen Christentums geschehen sein.

Von den in Konstantinopel zusammengetragenen Meisterwerken der Antike müssen dagegen 1203 noch einige existiert haben, die dann von den fränkischen Eroberern zerschlagen und zu Geld geprägt wurden.[23] Diesem Schicksal entgingen nur die vier Pferde, die heute die Fassade von San Marco zieren, und in Istanbul selbst die Schlangensäule des ehemaligen Hippodroms, dem Atmeidan. Die Ansicht des Nasul al Matraqi aus dem Jahre 1536 zeigt noch ihre drei herausgewandten Köpfe.[24] Als sie um 1700 ohne erkennbaren Grund abfielen, entzündete sich daran der Aberglaube. Mit Steinchen, die man in das hohle Denkmal warf, hoffte man, das von dieser „burma sütun", dieser „gewundenen Säule" ausgehende Unheil abzuwehren. Noch immer empfand man also eine magische Kraft in diesem uralten Bildwerk.[25]

Auch die Pferde, die die Venezianer aus dem konstantinopolitanischen Hippodrom verschleppten, hätte fast das Schicksal anderer dort erbeuteter Bronzestatuen in Italien ereilt. In Venedig landeten sie zunächst im Arsenal und sollten eingeschmolzen werden. Erst ein halbes Jahrhundert später setzte man sie auf die Fassade von San Marco, über dessen mittlerer Arkade sie wie auf einem Triumphbogen den Ruhm einer Stadt verkünden, deren Doge sich als ,,Herrscher über ein Viertel und die Hälfte des gesamten Römischen Reiches" feiern ließ.[26] Ähnlichen Herrschaftsanspruch symbolisierte wohl auch die Reiterstatue eines römischen Kaisers, die vielleicht gleichfalls aus Konstantinopel verschleppt, vor dem Dom von Pavia die Eifersucht der Mailänder weckte, denen es 1315 gelang, sich der Statue zu bemächtigen und sie zwanzig Jahre lang zu behalten.[27]

Offenbar bereits im 12. Jh. hatten die Venezianer aus einer Stadt der Levante eine mehr als 5 m hohe Statue eines römischen Kaisers des 5. Jh. entführt, die in Venedig wohl ebenfalls den Anspruch der Lagunenstadt auf die Nachfolge des Imperium Romanum darstellen sollte. Sie langte dort freilich nie an. Vor der Küste Unteritaliens scheiterte das Schiff, das sie trug. Bei Barletta wurde die Statue später am Strand geborgen und dort 1481 aufgestellt.[28]

Auch in Rom selbst waren nicht zuletzt antike Bronzestatuen sichtbare Symbole für das Weiterleben des Romgedankens. Die als Konstantin der Große geltende Reiterstatue des Kaisers Marc Aurel stand spätestens seit dem 10. Jh. auf dem Lateransplatz (Abb. 126). Als Vertreter der Nachfolger antiker Kaiser sprach im Mittelalter hier der kaiserliche Gesandte Recht, und bei ihr wurden die Urteile auch vollzogen.[29] Nahe der Reiterstatue waren der kolossale Bronzekopf Konstantins und eine ebenso kolossale Bronzehand, die bis 1594 oder 1600 einen antiken Bronzeglobus als Symbol der Weltherrschaft trug, zu sehen.[30] Ebenfalls vor der Lateransbasilika, der ,,mater ecclesiarum totius orbis", hatte auch die Römische Wölfin, das Standbild der ,,mater Romanorum", ihren Platz. Auch sie scheint als Hoheits- und Gerichtssymbol gegolten zu haben. Die abgehackten Hände von zwei Dieben, die aus dem Lateran Reliquien gestohlen hatten, wurden noch 1438 neben ihr an die Wand genagelt[31] (Abb. 127).

Neben diesen antiken Bronzestatuen scheint auch der berühmte Dornauszieher im Mittelalter beim Lateran gestanden zu haben (Abb. 122).[32] Erstmals erwähnt ihn der englische Magister Gregorius (um 1200) als ,,simulacrum valde ridiculosum, quod Priapum dicunt".[33] Ridiculosus ist im Mittelalter ganz allgemeines Prädikat für heidnische Idole.[34] Das Motiv des Dornausziehers ist in dieser Epoche immer wieder aufgegriffen worden, da der Dorn als Strafe schlechthin für den galt, der vom rechten Wege abgewichen war. In diesem Sinne erscheinen Wiedergaben des Dornausziehers mahnend über dem Stadttor von Freiburg oder am Portal des Stephansdoms in Wien, und so wurde auch das Vorbild beim Lateran als heidnisches Idol in der Nachbarschaft Gerichtsbarkeit verkörpernder antiker Bronzestatuen empfunden.

1471 und 1538 auf das Kapitol überführt, bildeten diese prominenten

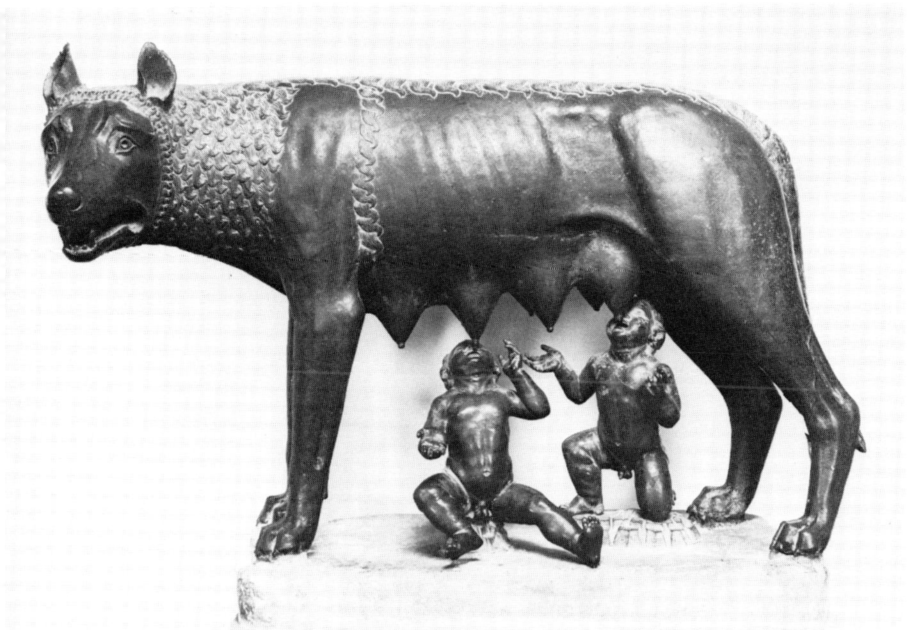

127 *Die römische Wölfin – Rom, Kapitolinisches Museum*

Zeugen der Größe Roms den Kern der kapitolinischen Antikensammlungen.[35]

Es fällt auf, daß unter den wenigen antiken Skulpturen, die nachweislich das Mittelalter sichtbar überdauerten, Bronzestatuen besonders zahlreich sind. Noch mehr kamen in der Neuzeit hinzu, wie etwa der ,,Jüngling vom Helenenberg", der die Künstler der deutschen Renaissance nachhaltig beeinflußt hat,[36] oder die vielen Bronzestatuen, die die Ausgrabungen in den Vesuvstädten seit dem 18. Jh. freigelegt haben.

Dennoch war vor etwas mehr als einem Jahrhundert außer der Schlangensäule in Istanbul kaum eine griechische Großbronze bekannt. Die Ausgrabungen in Olympia (seit 1875), die mit der Hoffnung unternommen worden waren, die vielen in der antiken Literatur dort erwähnten Bronzestatuen griechischer Meister wiederzufinden, brachten vor allem kleine Bronzesplitter und Fragmente an den Tag, die liegengeblieben waren, als man die Bronzestandbilder in der Spätantike zerschlug und einschmolz. Neben ihnen gaben vor allem ein spätarchaischer Zeuskopf und ein spätklassischer Faustkämpferkopf erstmals einen authentischen Eindruck von der Bedeutung griechischer Bronzegroßplastik.[37] In derselben Zeit wurde auch ein spätarchaischer Jünglingskopf publiziert, der, auf der Insel Kythera gefunden, in die Berliner Museen gelangt war.[38] Einige Jahre später stieß man bei Ausschachtungsarbeiten in Rom erstmals auf zwei vollständige hellenistische Bronzestatuen, einen sitzenden Faustkämpfer und einen stehenden Herrscher.[39] In den folgenden Jahren förderten die Ausgrabungen auf der Akropolis von Athen wiederum zahlreiche Fragmente von Bronzestatuen an das Tageslicht, die bereits 480 v. Chr. beim Perseransturm zerschlagen worden waren, aber auch zwei gut erhaltene Bronzeköpfe.[40] Die fast vollständige Statue eines frühklassischen Wagenlenkers gehörte 1896 zu den glücklichsten Funden der Ausgrabungen von Delphi.[41]

In diesem Jahrhundert bereicherten, neben so bedeutenden Ausgrabungserträgen wie einem vorzüglichen hellenistischen Bronzekopf auf Delos,[42] vor allem Unterwasserfunde unsere Kenntnis von griechischer Bronzekunst. Im Meer bei Lhivadostro am Golf von Korinth wurde noch im vergangenen Jahrhundert eine unterlebensgroße Poseidon-Statue entdeckt. Im Jahre 1900 stießen Schwammtaucher vor der Insel Antikythera auf ein antikes Wrack, das dort mit vielen Bronze- und Marmorstatuen beladen im 1. Jh. v. Chr. untergegangen war. An Bronzen wurden einige Statuetten, vor allem aber eine vollständige spätklassische Statue geborgen. Von weiteren sind nur ein Kopf, mehrere Füße, Hände, Arme und andere Fragmente in das Nationalmuseum in Athen gelangt, während der Rest noch im Sand und Geröll des Meeresgrundes liegen muß.[43] Eine ähnliche Entdeckung gelang 1907 vor der Küste Tunesiens, wo gleichfalls ein hellenistisches Schiff mit Marmor- und Bronzeskulpturen gesunken war.[44] In den zwanziger Jahren kamen eine früh- und eine spätklassische sowie eine späthellenistische Bronzeskulptur hinzu, die in Griechenland vor der Küste von Marathon und bei Kap Artemision nördlich Euböas aus dem Meere gezogen worden sind.[45]

Ähnliche Zufallsfunde der letzten Jahre, eine spätklassische Jünglingsstatue in Malibu,[46] ein gleich nach der Entdeckung im Kunsthandel versickerter frühklassischer Bronzekopf,[47] ein Portrait aus der Wende vom 5. zum 4. Jh.,[48] vor allem aber die beiden Statuen aus dem Meer vor der Küste Calabriens[49] machen Hoffnung, daß die technischen Möglichkeiten, die sich der Unterwasserforschung heute bieten, unsere Kenntnis vor allem der griechischen Bronzekunst bald noch wesentlich erweitern werden.

Erhaltung – Restaurierung – Rekonstruktion

Auf Zypern wurde noch im 19. Jh. eine Bronzestatue bis auf den Kopf zerschlagen und eingeschmolzen.[1] Von einer 1730 im Königreich Neapel gefundenen Knabenstatue hat man nur den Kopf und das Gemächt bewahrt,[2] und selbst bei den Ausgrabungen in Pergamon fand sich für antike Bronzesplitter keine bessere Verwendung, als sie zu einer Büste des Ausgräbers umzuschmelzen. Andererseits bemühte man sich vor allem in Italien schon seit Jahrhunderten um die Erhaltung antiker Bronzen.

Jene kleine Schar von Bronzestatuen, die dort Antike, Mittelalter und Neuzeit über der Erde überdauerte, hat bis vor wenigen Jahrzehnten der Pflege kaum bedurft. Eine in Jahrhunderten gewachsene Patina schützte hier die Oberfläche. Nur Brüche oder Fehlstellen sind bei ihnen verkittet oder vorsichtig ergänzt. Bei der römischen Wölfin ist nur eines der Beine aufgeplatzt, da sie entweder vom Blitz getroffen wurde, oder weil in ihrem Innern das eiserne Kerngerüst rostete, aufquoll und die Bronze sprengte (Abb. 113).[3] Moderne Zutaten sind hier nur die Kinderfiguren des Romulus und Remus.

Reparaturen wurden jedoch oft schon in der Antike nötig. Bereits bei archaischen Kesseln findet man immer wieder Flickstücke.[4] Bronzestatuen, die vor allem im Freien aufgestellt waren, haben schon im Altertum mitunter Schäden davongetragen. So scheint der Krieger B von Riace[5] schon in der Antike ein zweites Mal gesockelt und eine seiner Hände ergänzt worden zu sein, und dem kolossalen Bronzeherakles im Vatikan hat schon bevor er bestattet wurde die Kalotte und anderes gefehlt.[6]

Besonderen Gefahren sind antike Bronzen in der Erde ausgesetzt. Nur unter besonders günstigen Bedingungen, wie vor allem in Dodona, bildet die Bronze dort eine gesunde, geschlossene Patina, die sie dann vor weiterer Korrosion schützt. In der Regel ist das Metall in der Erde vielmehr wechselnder Feuchtigkeit und vor allem Salzen ausgesetzt, die mit der Bronze chemische Verbindungen eingehen und sie als ,,Bronzefraß" zersetzen. Die Bronze kommt dann verkrustet und verquollen zutage (Abb. 128). Bis zu Beginn dieses Jahrhunderts wurden solche Krusten mechanisch entfernt oder durch Säure gelöst. Die pockige Bronzehaut, die dann zum Vorschein kam, schloß man mit Wachs oder Harz und überzog, eine Patina nachahmend, die Statuen dann mit einem grünen oder schwarzen Anstrich.[7]

Als sich in den zwanziger Jahren dieses Jahrhunderts die Erkenntnis durchsetzte, daß die seit der Renaissance geschätzte und geschmackbildende Patina antiker Bronzen nicht dem Ideal des Altertums, zumindest nicht

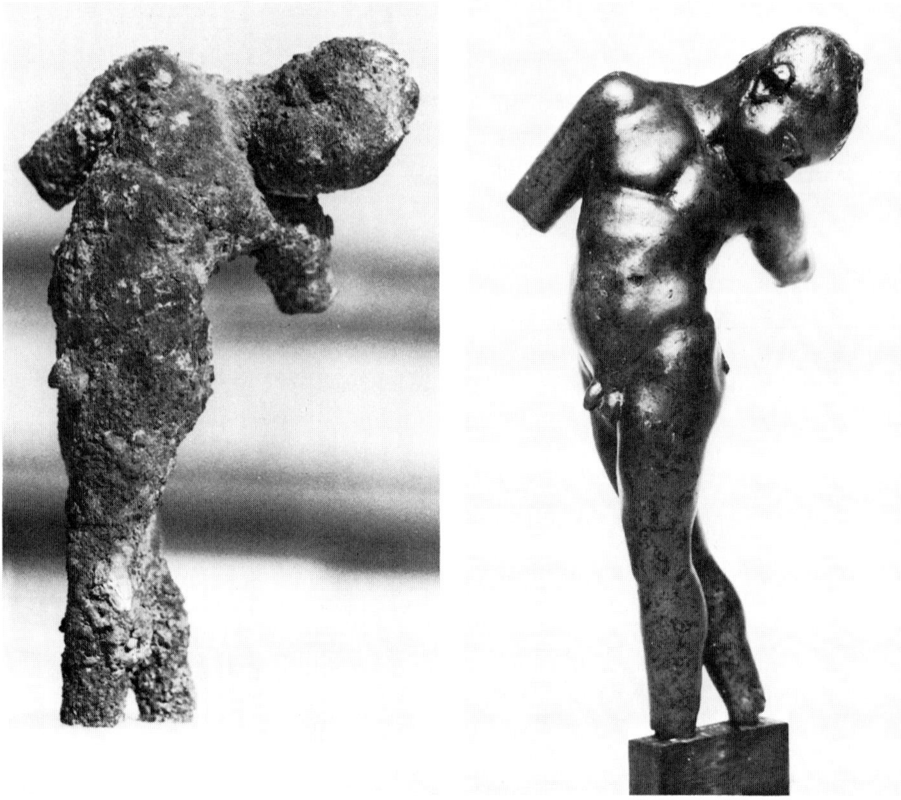

128/129 Satyrstatuette, Fundzustand und nach der Abnahme der Verkrustung – Frankfurt a. M., Liebieghaus

dem griechischen entsprach, gingen Restauratoren mehr und mehr dazu über, den ursprünglichen Metallcharakter der Oberfläche wiederherzustellen. Durch chemische Reinigung oder Reduktion entfernte man daher die Oxydschichten oder setzte sie wieder in Metall um, ohne die Bronze danach mit einem patinaähnlichen Überzug zu verbergen. Wegen der Pocken und Narben, die nach einer solchen Prozedur die Erscheinung der Oberfläche weitgehend bestimmen, sucht man heute meist durch mechanische Reinigung wieder eine geschlossene Oberfläche zu gewinnen, die Patina dabei aber zu bewahren. Durch Bäder oder in Vakuumkammern entzieht man gleichzeitig der Patina die Salze (Abb. 129).

Vom Fall von der Basis, durch nachstürzendes Mauerwerk, aber auch durch willentliche Zerstörung sind viele antike Bronzen stark verformt. Bei Gefäßen ist es, falls das Metall noch eine gesunde Konsistenz besitzt, relativ leicht, sie zurückzubilden. Auch bei gegossenen Bronzen ist dies, unter

Umständen durch stärkere Erhitzung, der dann freilich meist auch die Patina zum Opfer fällt, in der Regel möglich.

Die Rückformung verbogener Bronzen ist weniger ein technisches als ein antiquarisches Problem. Bei Gefäßen oder auch bei Helmen oder Schilden steht die ursprüngliche Form zwar meist recht sicher fest, so daß der Archäologe sich allenfalls zu fragen hat, ob nicht auch die Beschädigungen einen bewahrenswerten historischen Zustand bedeuten. Schwieriger wird es dagegen bei plastisch figürlicher Gestalt. Hier bleibt der Rekonstruktion immer ein gewisser Spielraum. Da sie jedoch den Fundzustand aufhebt, ist

130–131 Zusammengedrückter getriebener Greifenkopf und dessen Rekonstruktion – Olympia, Museum

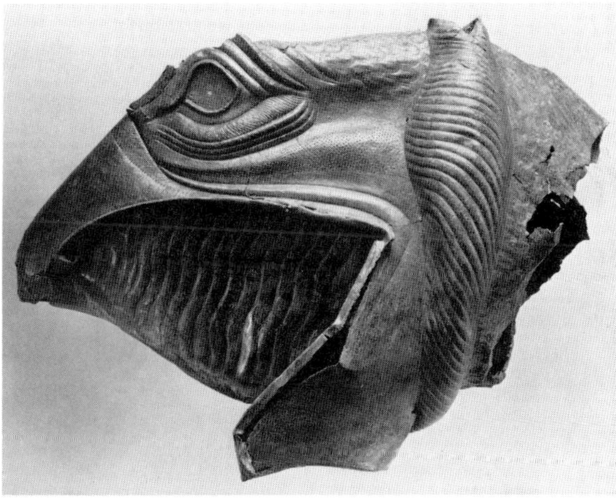

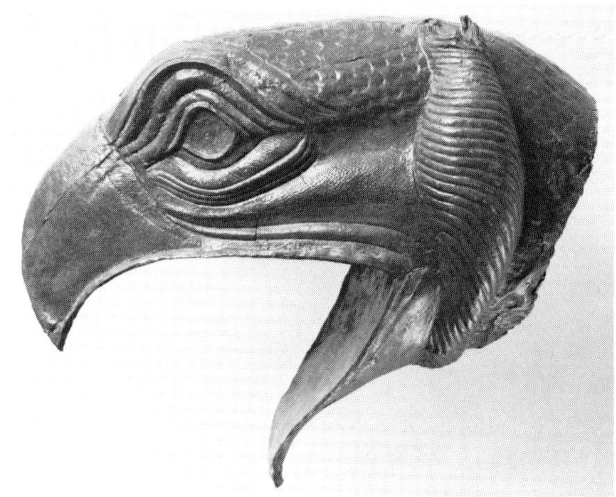

die Wiederherstellung nachher auf ihre Gültigkeit und Authentizität nicht mehr zu befragen. Man zieht es daher heute vor, die Gestalt, in der eine Bronze gefunden wurde, zu bewahren und statt dessen mit einer dünnwandigen galvanoplastischen Nachbildung oder einem Abguß aus weichem Zinn eine Rekonstruktion zu versuchen.

Abb. 130 zeigt einen ganz zusammengedrückten, getriebenen Greifenkopf.[8] Daneben (Abb. 131) erscheint die Rekonstruktion, für die das Original in dem Zustand, in dem es gefunden wurde, belassen blieb, aber in mehreren Partien in Zinn abgegossen wurde. Diese Zinnpartien ließen sich leicht zusammensetzen und zurechtbiegen.

Wie bedenklich es ist, die Form, in der eine Bronzeplastik gefunden wurde, zu verändern, haben in jüngerer Zeit recht nachdrücklich Bronzestatuen aus dem Jemen gezeigt, die aus vielen zusammengestauchten Fragmenten zusammengesetzt heute ein Bild ergeben, das sich von der ursprünglichen Erscheinung weit entfernt.[9] Ähnlich hat man vor einigen Jah-

132 Zusammengedrückt gefundenes, modern wieder zurechtgeformtes Portrait des Lucius-Verus – Malibu, Paul Getty-Museum

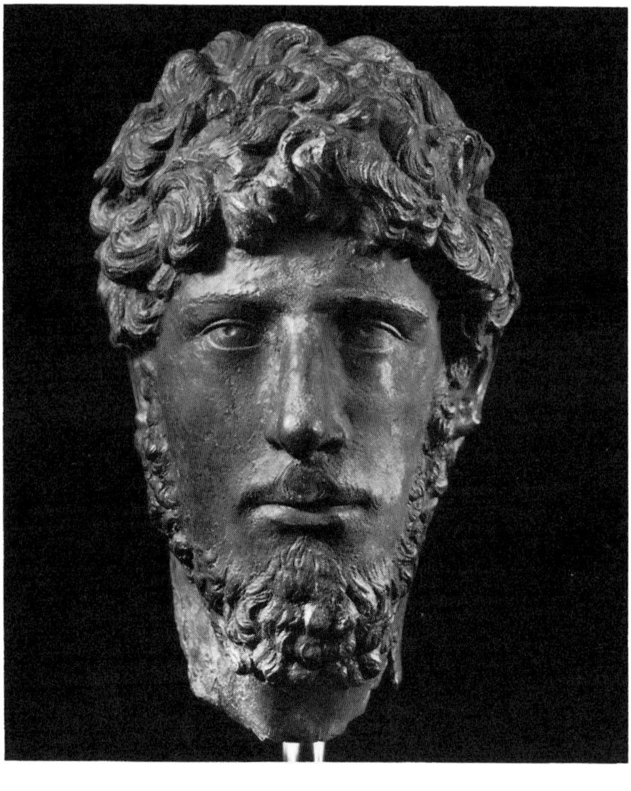

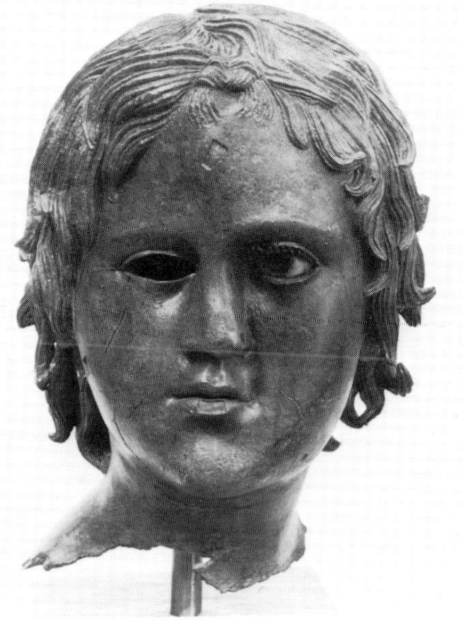
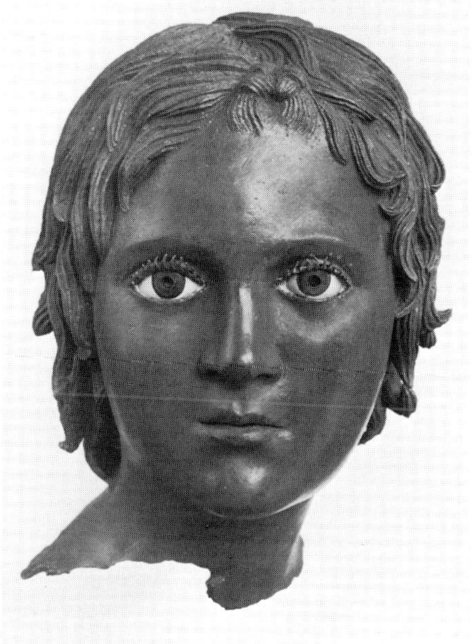

133 Hellenistischer Knabenkopf, Original – Olympia, Museum
134 Hellenistischer Knabenkopf, Rekonstruktion – Olympia, Museum

ren auch ein Bronzeportrait, das sich heute in Malibu befindet, im Kunsthandel für den Verkauf, obwohl es völlig zusammengedrückt gefunden worden war, wieder in eine Form versetzt, die es ansprechender wirken lassen sollte.[10] Die völlig fade und spannungslose Wölbung des Gesichts zeigt indessen an, daß hier eine Plastik neu gestaltet und nicht eine antike zurückgewonnen ist (Abb. 132). Da dieser Prozedur der Fundzustand zum Opfer fiel, ist im einzelnen heute nicht mehr zu kontrollieren, wo die Fehler dieser ,,Rekonstruktion" liegen. Das Zurückformen zusammengestauchter antiker Bronzen ist um so bedenklicher, als es immer mit einem, wenngleich geringen Treibeffekt verbunden ist. Bei jedem Verbiegen nimmt die Oberfläche der Bronze etwas zu – und dies meist um so mehr, je dicker sie gegossen ist. Aus diesen Gründen wurde bei der Rekonstruktion eines hellenistischen Knabenkopfes in Olympia, der gleichfalls stark verbogen gefunden wurde, ganz darauf verzichtet, das Original über die Reinigung und Konservierung hinaus zu verändern, sondern wiederum nur an einem Zinnabguß eine Rekonstruktion versucht[11] (Abb. 133–134). Diese Rekonstruktion braucht nicht richtig zu sein. Vielmehr stellte sich bei dem Rekonstruktionsversuch heraus, daß auch bei sorgfältiger Beobachtung aller Details ein geringer Ermessensspielraum bleibt, der in diesem Fall zwar kaum viel mehr als einen Millimeter ausmachen wird, der für den Ausdruck eines menschlichen Gesichts freilich doch wichtig werden kann. Die Bewahrung des Fundzustandes gibt hier aber die Chance, den Rekonstruktionsversuch unter gleichen Bedingungen, vielleicht sogar mit neuen Erkenntnissen zu wiederholen. Im übrigen bot der Abguß die Gelegenheit, auch das verlorene zweite Auge zu ergänzen und damit einen vollständigeren Eindruck von der Wirkung einer griechischen Bronzeplastik zu vermitteln, ein Eingriff, den man beim Original kaum gewagt hätte.

Solche ,,Rekonstruktionen“ können freilich immer nur als Sehhilfen gelten, die das Studium des Originals erleichtern, nicht ersetzen können. Noch mehr als für plastische gilt dies für graphische Rekonstruktionen oder Umzeichnungen, zu denen der Erhaltungszustand gravierter oder getriebener Bilder und Reliefs immer wieder zwingt. Die Bleche, auf denen sie erscheinen, sind oft so durchkorrodiert, daß sie bei der Ausgrabung im Boden unter Umständen nur als grüne Verfärbung erscheinen. Schon die Bergung solcher ,,Bleche“ kann mühsam und langwierig sein. Zuerst muß sorgsam die Oberfläche freigelegt und mit Wachs oder anderen Materialien provisorisch stabilisiert werden, bevor man es wagen kann, das ganze Stück von den Seiten zu untergraben, bis es sich aus dem Erdreich lösen und umdrehen läßt.

Auch nach sorgsamster Reinigung erschließt sich die Darstellung auf einem derart durchkorrodierten Blech oft erst nach längerer Betrachtung. Nicht immer ist sofort zu entscheiden, was eine zufällige Ausblühung oder Verkrustung ist, und wo die gestaltete Form beginnt. Die zunächst oft willkürlich wirkenden Konturen schließen sich häufig erst nach langem Studium unter wechselndem Lichteinfall zu einem Bilde zusammen, das zu vermitteln keiner Photographie, sondern nur einer Zeichnung möglich ist. Hinter einer Zeichnung steht, so sehr der Zeichner oder der Archäologe, mit dem er zusammenarbeitet, seine Erkenntnisse auch zu objektivieren sucht, immer bereits eine Interpretation des Befundes. Wie sehr selbst im Dienste der Wissenschaft jede Umzeichnung eines antiken Kunstwerkes auch vom Zeitstil abhängt, demonstriert unter anderem der Vergleich von Umzeichnungen gravierter etruskischer Spiegel aus dem vergangenen Jahrhundert mit solchen aus neuerer Zeit: im Gegensatz zu vielen anderen gravierten oder getriebenen Blechen sind hier die einzelnen Linien meist recht genau zu erkennen. In allen Fällen wird man hier dennoch nicht nur auf einen unterschiedlichen Zeichenstil und verschiedene Interpretation des Befundes, sondern auch auf faktische Abweichungen stoßen.[12]

Wo eine feine Gravierung oder ein zartes Relief zwar faktisch erhalten ist, sich aber auf einer verfärbten oder verfleckten Oberfläche der photographischen Wiedergabe entzieht, können Abdrücke aus Latex oder Kautschuk weiterhelfen, die solch zufällige Veränderungen eliminieren und unter Umständen gleichzeitig erlauben, eine auf einen gewölbten Körper gravierte Zeichnung abzurollen.

Fälschungen und Imitationen

Besonders häufig nach der Ferienzeit werden jedem Museum „antike“ Bronzen vorgelegt, die Reisende in den Ländern des Mittelmeers erworben oder (von einheimischen Fremdenführern diskret angeleitet) sogar selbst ausgegraben haben. Bis auf wenige Ausnahmen sind es plumpe, moderne Fälschungen, die durch Schwefelleber oder andere Chemikalien eine künstliche Patina erhalten haben. Eine gute, alte, in Jahrhunderten gewachsene Patina kann bestimmte Charakteristika aufweisen. Insbesondere kommt es darauf an, ob sie nur locker aufsitzt oder gar nur durch chemische Festigungsstoffe an die Bronze gebunden ist, oder ob sich ihre Struktur bis in die metallische Bronze fortsetzt.[1] Wo eine Patina nicht charakteristisch ist oder ganz fehlt, gibt unter Umständen die Zusammensetzung der Bronze Hinweise. Indessen sind unsere Kenntnisse von antiken Legierungen derzeit noch recht allgemein, und im übrigen kann ein Fälscher auch antikes Metall ohne größeren Handelswert, Nägel, Dübel, Klammern und mehr oder weniger amorphe Bruchstücke zu attraktiveren Werken umschmelzen.

Außer handwerklichen Fehlern verraten meist stilistische oder antiquarische Wagnisse die Hand des Fälschers. Um ihnen zu entgehen, nimmt er sich echte Stücke zum Vorbild. Jahr für Jahr tauchen daher Bronzestatuetten auf, die oft in anderem Maßstab berühmte antike Kunstwerke nachahmen oder mehr oder weniger verfremdet wiedergeben. Dahinter steht nicht immer böse Absicht. Die auch handwerklich ansprechendsten pseudoantiken Bronzen sind oft Abgüsse oder Imitationen verschiedenen Maßstabs nach Bronzefunden aus den Vesuvstädten im Museum von Neapel. Vergleichbar unsern heutigen „Replikaten“ sind solche Nachgüsse in Neapel seit dem 18. Jh. gehandelt worden. Die Kunstgießerei G. Sommer e figlio daselbst bot im 19. Jh. bereits annähernd 400 verschiedene Reproduktionen an. Berühmte Capolavori, wie der Herakles Farnese, der Apoll vom Belvedere, die kauernde Aphrodite, aber auch unbekanntere Stücke, wurden in verschiedenen Größen seit dem 16. Jh. von bedeutenden und unbedeutenderen Künstlern immer wieder nachgebildet. Solche Kopien sind heute über die ganze Welt verstreut. Ihre künstliche Patina, die allenfalls die Wirkung, nicht aber die Beschaffenheit einer im Boden gewachsenen wiedergeben soll, offenbart sie fast immer als ehrliche Reproduktion ohne Täuschungsziel. Freilich kann auch eine solch neuzeitliche Reproduktion unter die Erde geraten und Generationen später wieder mit einer „echten“ Patina dem Boden entsteigen.[2]

Problematischer als Reproduktionen oder Umbildungen bekannter Mu-

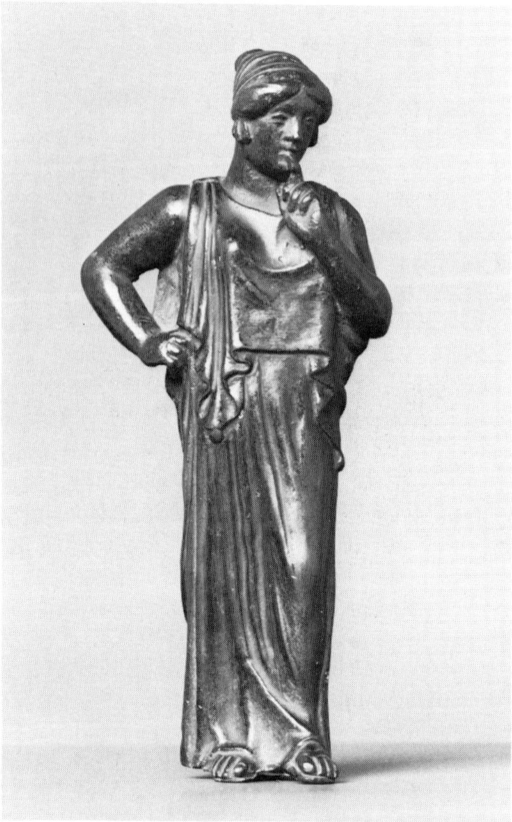

135 Angerona, Statuette des späten 15. Jh. nach einem verlorenen antiken Vorbild – Frankfurt a. M., Liebieghaus

seumsstücke sind ältere oder neuere Adaptionen unbekannter oder unpublizierter Vorbilder. So gibt es zahlreiche Repliken einer offenbar gegen Ende des 15. Jh. in Padua entstandenen weiblichen Statuette (Abb. 135), die offensichtlich auf ein antikes, bislang jedoch nicht identifiziertes Vorbild des 5. Jh. v. Chr. zurückgeht.[3] Vielleicht hatte der Renaissance-Künstler die Stützfigur eines antiken Standspiegels vor Augen (vgl. Abb. 136), die er zu einer selbständigen Statuette umbildete. Unverständlich oder vielleicht auch nur zu aussagearm erschien ihm bei dem Vorbild wohl die Haltung und der Gestus des linken Arms. Mit an den Mund gelegtem Finger hat er die Statuette daher zur Angerona, zur Göttin des Schweigens gemacht. Auch bei dem Gestus hielt er sich an antike Vorbilder, beachtete jedoch nicht, daß dieser zwar bei Darstellungen des Gottes Harpokrates ganz gebräuchlich ist, bei Statuetten wie der seinen in der Antike jedoch nicht vorkommt.

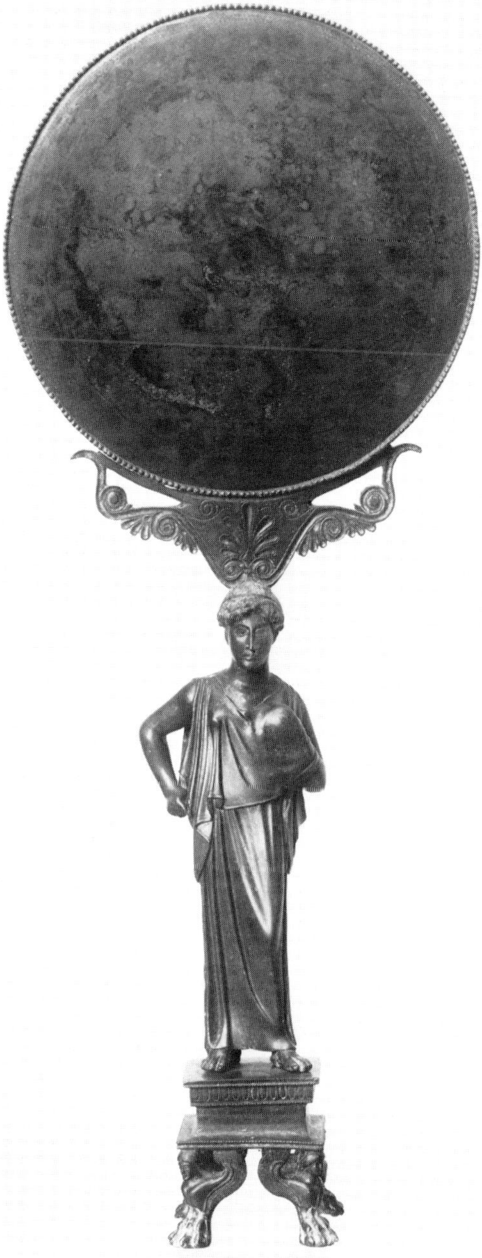

136 Spiegel mit Stützfigur, gegen 450 v. Chr. – Kopenhagen, Nationalmuseum

Einerseits können solche „Fehler“ eine Fälschung zwar entlarven, auf der andern Seite bieten aber auch neu bekannt werdende echte Kunstwerke der Antike immer Neues und müssen sich, wenn sie aus düsteren Quellen des Kunsthandels auftauchen, mitunter erst gegen Verdächtigungen durchsetzen. Jede umfangreichere Grabung bringt denn auch Funde an den Tag, die zunächst so befremdlich wirken, daß, wären sie nicht in gut belegten und dokumentierten Grabungszusammenhängen, sondern anonym im Kunsthandel aufgetaucht, sie größte Skepsis und Bedenken auf den Plan gerufen hätten.

Jedes neu bekannt gewordene Kunstwerk zwingt freilich den Archäologen und den Fälscher gleichermaßen, dazuzulernen und umzudenken, so daß auch hier Erkenntnis und Täuschung einander bedingen. Fälschungen können damit exemplarisch Einstellung und Wissensstand einer Epoche dokumentieren. Wirklich gute Fälschungen, wie vielleicht die erwähnte Angerona, die übrigens vor nicht allzu langer Zeit noch für antik gehalten wurde, gewinnen damit unter Umständen einen besonderen Rang. Wäre ihr antikes Vorbild bekannt, reihte es sich vermutlich unter Dutzende anderer antiker Bronzestatuetten ein, ohne besonderes Interesse auf sich zu ziehen, während die neuzeitliche Adaption ein erhellendes Zeugnis des Antikenbildes der Renaissance ablegt.

Anmerkungen

Der Rohstoff

1 Vgl. J. L. Caskey in: R. A. Crossmann (Hrsg.) Bronze age migrations in the Aegaean, S. 29ff.
2 Zusammenfassend K. Bragnigan in: Kunst der Kykladen, Ausstellungskatalog Karlsruhe, 1976, hrsg. von J. Thimme, S. 120ff. (mit weiterer Literatur).
3 Zu den Testimonia zum Bergbau s. H. Blümner, Technologie und Terminologie der Gewerbe und Künste bei Griechen und Römern, Bd. 4, S. 162ff.
4 Odyssee I, 182.
5 F. H. Stubbings, Mycenean Pattern from Levant; H. G. Buchholz, Arch. Anz. 1974, S. 400ff.
6 Vgl. H.-G. Buchholz in: Kunst Sardiniens, Ausstellungskatalog Karlsruhe, 1980, hrsg. v. J. Thimme, S. 144 (mit weiteren Literaturangaben).
7 D. Achilles in: Archäologie zur Bibel, Ausstellungskatalog Frankfurt, 1982, S. 271ff. (mit kritischer Zusammenfassung des Forschungsstandes und weiteren Literaturangaben).
8 D. Achilles, a. a. O.
9 Zusammenfassend hierzu H.-G. Buchholz, a. a. O. S. 142ff.; ders. Prähist. Zeitschr. 37, 1959, S. 1ff.
10 Herodot IV, 152; vgl. B. Freyer-Schauenburg, Madrider Mitt. 7,1966, S. 89ff.
11 A.-G. Buchholz in: Kunst Sardiniens, Ausst.-Kat. Karlsruhe 1980, S. 143.
12 Vgl. H. W. Catling, Cypriot Bronzework in the Mycenaean World, S. 35ff.
13 Vgl. D. Achilles, a. a. O. S. 276; T. S. Wheeler, Temple Univ. Symposion 2.1977, S. 23ff.; J. D. Muhly, Acts of the Intern. Symposion, Nikosia, 1978, S. 87ff.
14 Herodot III, 115; Zu Verbindungen zwischen dem östlichen Mittelmeer und den Britischen Inseln, vgl. H.-G. Buchholz, in: Kunst Sardiniens, S. 147ff. mit Anm. 39; Zur Herkuntt des Wortes Kassiteros, s. H. J. Falk, Griech. Etymologisches Wörterb. I, 1973, S. 798; H.-G. Buchholz, Prähist. Zeitschr. 37, 1959, S. 25, Anm. 77; J. Mireaux, Les poèmes Homériques et l'histoire Grecque I, 1948, Kap. VIII.
15 Diodor 5, 22.
16 Xenophon, Poroi.
17 Vgl. hierzu Blümner, a. a. O. S. 100ff.; H. Wilsdorf, Bergleute und Hüttenmänner im Altertum bis zum Ausgang der röm. Republik; S. Lauffer, Die Bergwerksklaven vom Laureion I u. II, Akad. Abh. Mainz, 1955, 12 u. 1956, 11; s. a. Realencyclopädie der class. Altertumswiss. Erg. Bd. IV, s. v. Bergbau.
18 Plutarch, Vit. dec. orat. 7, 853 D.
19 N. Himmelmann, Archäologisches zum Problem der griech. Sklaverei: Akad. Abh. Mainz, 1971, 13.
20 Vgl. Himmelmann, a. a. O.
21 Zum Silberbergbau vom Laureion s. H. Kalcyk, Antike Welt 14, 3, 1983, S. 12ff.
22 Bernabo-Brea-Cavalier, Bull. palent. It. NS. 10, 1956, S. 73.
23 Plinius 34, 9–10; vgl. Cicero, p. Rosc. Amer. 46, 133, Verr. II, 34, 83, ibid. 72, 176.
24 Buchholz in: Kunst Sardiniens, Ausst.-Kat. Karlsruhe 1980, S. 143f.; W. D. Heilmeyer, Arch. Anz. 1981, S. 445f.

25 Vgl. P. C. Bol, Olympische Forsch. IX, S. 4ff.; ein schönes Beispiel eines bronzezeitl. Altmetallklumpens, in dem Armspangen, eine Speerspitze, Äxte, eine Sichel und versch. Zierat verschmolzen sind wurde in Grandson im Kanton Waadt ausgegraben. Vgl. R. Wyss, Bronzezeitl. Gußtechnik, Nr. 14015.

26 Inventare der in Olympia ausgegrabenen Brunnen bei W. Gauer, Olympische Forschungen VIII, S. 5ff.

27 E. Kunze in: Neue deutsche Ausgrabungen im Mittelmeergebiet und im Vorderen Orient, hrsg. v. E. Boehringer, 1959, S. 284, Abb. 22.

28 Zur Vielseitigkeit der Weihungen nach den Perserkriegen, vgl. W. Gauer, Weihegeschenke aus den Perserkriegen, Istanbuler Mitt., Beiheft 2, 1968.

Legierungen

1 Ilias XXI, 593.

2 W.-D. Heilmeyer, Olympische Forsch. XII, 1979, S. 276ff.

3 M. Maaß, Olympische Forsch. X, S. 133ff.

4 G. Varufakis bei M. Maaß, a.a.O. S. 134.

5 Vgl. hierzu K. Kluge, Die ant. Erzgestaltung, Die Ant. Großbronzen I, 1927, S. 63.

6 Vgl. Kluge, a.a.O. S. 49ff.

7 Vgl. S. 122; s.a. Blümner, a.a.O. S. 190, Tabelle III; M. Leoni, Die Pferde von San Marco, Ausstellungskat. Berlin, 1982, S. 101f.

Frühgriechische Bronzearbeit.

1 Ilias XVIII, S. 369ff.

2 G. Karo, Die Schachtgräber von Mykene S. 96, 137, 313; Sp. Marinatos, Kreta und das myken. Hellas, S. 59 u. Nr. 170ff.

3 W.-D. Heilmeyer, Olympische Forsch. XII, 1979.

4 Inv. Nr. Misc. 8092; H.-G. Buchholz-V. Karageorgis, Altägäis u. Altkypros, S. 101, Abb. 1224.

5 A. Furtwängler, Neue Denkmäler ant. Kunst II, 1899, S. 559ff., abgedr. in: Kleine Schriften 2, 1913, S. 453ff.; F. Eckstein u. H. Beck, Antike Kleinkunst im Liebieghaus, 1969, Nr. 1–4.

6 Vgl. U. Naumann, Subminoische und Protogeometrische Bronzeplastik auf Kreta, Ath. Mitt. 6. Beih. 1976.

7 S.o. Anm. 6.

8 Vgl. W.-D. Heilmeyer, Olympische Forsch. VII, 1972; ders. Olympische Forsch. XII, 1979, S. 24ff.

9 Popham-Sackett, Excavations at Levkandi, 1964–66, S. 28ff., Abb. 67; s.a. M. Maaß, Olympische Forsch. X, 1978, S. 5, Anm. 2.

10 F. Willemsen, Olympische Forsch. III, 1967; M. Maaß, Olympische Forsch. X, 1979; Cl. Rolley, Fouilles de Delphes V, 3, 1977.

11 Vgl. W.-D. Heilmeyer, Olympische Forsch. XI, 1979, S. 29ff.

12 W. Dittenberger u. K. Purgold, Die Inschriften von Olympia, S. 802ff.

13 U. Jantzen, Griech. Greifenkessel, S. 59f.

14 Vgl. a. W. Schiering, Olympische Forsch. V, S. 237ff.

15 Theophrast, lapid 16; s.a. Plinius Nat. Hist. 16, 23.

16 Zu den früheisenzeitl. Trensen in Italien: F.-W. v. Hase, Prähist. Bronzefunde XVI 1, 1969. Verschiedene Formen aus unterschiedlichem Material für einfa-

cheres bronzezeitl. Gerät übersichtlich nebeneinandergestellt bei: R. Wyss, Bronzezeitl. Gußtechnik, Aus dem Schweizerischen Landesmuseum Heft 19, 1967.

17 So hat auch A. Furtwängler mit verlorener Form gewonnene Statuetten aus Olympia noch als formengleich bezeichnet.

18 Vgl. W.-D. Heilmeyer, Olympische Forsch. XI, 1979, S. 36ff.

19 Heilmeyer, a.a.O. S. 37ff.

20 H.-V. Herrmann, Jahrb. d. Inst. 79, 1964, S. 30 u. S. 87ff.

21 Heilmeyer, a.a.O. S. 44.

22 Heilmeyer, a.a.O. S. 43ff.

23 Vgl. Heilmeyer, a.a.O. S. 43.

24 Heilmeyer, a.a.O. S. 42.

25 K. Branigan in: Kunst der Kykladen, Ausst.-Kat. Karlsruhe 1976, S. 120.

26 M. Maaß, Olympische Forsch. X, 1979, S. 26, Anm. 36.

27 Vgl. hierzu Heilmeyer, a.a.O. S. 47ff.; ders. Jahrb. d. Inst. 84, 1969, S. 1ff.

28 F. Eckstein u. H. Beck, Antike Kleinkunst, Liebieghaus, Frankfurt a.M. 1969, Nr. 6.

29 W.-D. Heilmeyer, Olympische Forsch. XI, 1979, S. 167ff.

30 Heilmeyer, a.a.O. S. 48f.

31 Heilmeyer, a.a.O. S. 49.

Geometrische Dreifüße

1 Ilias 23, 700ff. u. 18, 373ff.

2 Odyssee 13, 13–15.

3 Zur Bedeutung der Dreifußweihungen zusammenfassend M. Maaß, Olympische Forsch. X, 1978, S. 3f.

4 W. Gauer, Weihgeschenke aus den Perserkriegen, Istanbuler Mitt., Beih. 2, 1968, S. 75ff.; zu den geometrischen Dreifüßen umfassend: F. Willemsen, Olympische Forsch. III, 1957; Cl. Rolley, Les Trépieds à cuve clouée, Fouilles de Delphes V, 3, 1977; M. Maaß, Olympische Forsch. X, 1978.

5 Rolley, a.a.O. S. 128, Abb. 59 u. S. 107f.

6 Vgl. Maaß, a.a.O. S. 126ff.

7 Maaß, a.a.O. S. 131ff. Zum Überfangguß, vgl. H. Drescher, Der Überfangguß – ein Beitrag zur vorgesch. Metalltechnik, 1958; s.a. W.-D. Heilmeyer, Olympische Forsch. XII, 1979, S. 50f.

8 Maaß, a.a.O. Taf. 7–12; Die Beine mit Π-förmigem Profil, a.a.O. S. 21ff.; Rolley, a.a.O. S. 46ff.

9 Maaß, a.a.O. S. 28ff.

10 Maaß, a.a.O. S. 34ff.

11 Maaß, a.a.O. S. 25, Anm. 30.

12 H.-V. Herrmann, Olympische Forsch. VI, 1966, S. 161.

13 Vgl. S. 84.

14 Maaß, a.a.O. S. 26.

15 Maaß, a.a.O. S. 63ff.; Rolley, a.a.O. S. 71ff.

16 Maaß, a.a.O. S. 73.

17 Zu nachgeometrischen Dreifüßen aus Olympia, S. Olympia-Bericht VII, S. 181ff.; Delt. 17, 1961/62, Chronika S. 114ff., Taf. 128; Delt. 18, 1962/63, Chronika, S. 109, Taf. 145a; Delt. 19, 1963/64, Chronika, S. 167, Taf. 170c.

18 Maaß, a.a.O. S. 117ff.

19 Maaß, a.a.O. S. 117ff.

20 Maaß, a.a.O. S. 224 Nr. 422.

Geometrischer Schmuck

1 Zum Bronzeschmuck aus Olympia s. H. Philipp, Olympische Forsch. XIII, 1981, mit Hinweisen auf andere Fundorte und Literaturangaben s. a. E. Bielefeld, Arch. Homerica IC, 1968.
2 Vgl. M. Maaß, Olympische Forsch. X, 1978, S. 124f.
3 Philipp, a. a. O. S. 270f.; R. Hampe, Frühe griech. Sagenbilder in Böotien, 1936.

Waffen im Zeitalter Homers

1 Ilias 18, 468ff.
2 Vgl. A. J. Melte, Sphairopoia, Untersuchungen zur Kosmologie von Mallos S. 36–42.
3 Unveröffentlicht; zu Darstellungen der Waffenübergabe vgl. K. Fittschen, Der Schild des Achilleus, Archaeologia Homerica II N Teil 1, S. 12ff; F. Brommer, Hephaistos, S. 20f und S. 40ff.
4 Ilias 18, 607-8.
5 E. Kunze, Kretische Bronzereliefs, S. 73.
6 P. C. Bol, Städel-Jahrb. NF. 8, 1981, S. 359.
7 Kunze, a. a. O. S. 70.
8 Kunze, a. a. O. S. 70.
9 Kunze, a. a. O. S. 71.
10 Kunze, a. a. O. S. 72.
11 Zum geometrischen Kegelhelm: E. Kunze, Olympia-Bericht VI, 1958, S. 118ff.; ders. Bericht VIII, 1967, S. 111ff.
12 Cl. Rolley, Griech. Kleinkunst, Die Bronzen, Monumenta Graeca et Romana V, 1, S. 17, Nr. 155.
13 Vgl. E. Kunze, Kretische Bronzereliefs, S. 71; W.-D. Heilmeyer, Olympische Forsch. XII, 1979, S. 49ff.
14 Courbin, Bull. d. Corr. Hell. 81, 1957, S. 340ff.
15 Vgl. insbes. den Brustpanzer in Olympia, K. Schefold, Frühgriech. Sagenbilder, Taf. 26; zusammenfassend zu frühgriech. Metallpanzern demnächst Hamdorf, Olympia-Bericht IX.
16 Vgl. A. Snodgrass, Early Greek Armors, S. 86ff.
17 Vgl. Bull. de Corr. Hell. 74, 1950, S. 328, Taf. 38, 2; Bull. d. Corr. Hell. 75, 1951, S. 140f.
18 Vgl. E. Kunze, Olympia-Bericht V, 1956, S. 40ff.
19 Zu Waffen in Mittelitalien, s. P. F. Stary, Zur Eisenzeitl. Bewaffnung u. Kampfesweise in Mittelitalien. Marburger Forsch. zur Vor- u. Frühgesch. 4, 1981 (zu den Schilden ebenda, S. 28ff).
20 Gehämmerter Draht: vgl. Mos. 39, 2; gezogener Draht: vgl. Milchhöfer, Anfänge d. Kunst, S. 16ff.

Archaische Waffen

1 Zu den Bezeichnungen, s. H. Blümner, Technologie u. Terminologie d. Gewerbe u. Künste bei den Griechen u. Römern IV, S. 361ff.
2 H. v. Steuben, Frühe Sagendarst. in Korinth u. Athen, S. 76.
3 Stilistisch setzen sich die Schildbänder aus Noicatero (E. Kunze, Olympische Forsch. II, 1950, S. 12, Nr. 12) und jenes in Basel (E. Kunze, Antike Kunstwerke a. d., Sammlung Ludwig II, 1982, S. 241ff.) voneinander ab.

4 Zum illyrischen Helm: E. Kunze, Olympia-Bericht VI, 1958, S. 125ff.; ders. Olympia-Bericht VIII, 1967, S. 116ff.
5 Vgl. E. Kunze, Olympia-Bericht VI, 1958.
6 Kunze, a. a. O. S. 147ff.; ders. Olympia-Bericht VIII, 1967, S. 128ff.
7 Zum korinthischen Helm: E. Kunze, Olympia-Bericht VII, 1961, S. 56ff.
8 Herodot 4, 180.
9 Vgl. Kunze, a. a. O. Taf. 51.
10 Zu den sog. Chalkidischen Helmen: E. Kunze, Olympia-Bericht VIII, 1967, S. 135ff.; einzeln gearbeitete Widderköpfe, ebenda, Taf. 92–95.
11 Vgl. insbes. den Helm der Athena Parthenos, W.-H. Schuchhardt, Antike Plastik II, S. 31ff.; G. Hafner, Städel-Jahrb. NF. 5, 1975, S. 7ff.
12 E. Kunze, Olympia-Bericht VIII, 1967, S. 109, Taf. 43.
13 Als solche sind wohl auch die Panzer zu verstehen, die u. a. auch von Kriegern auf archaischen Grabreliefs getragen werden (vgl. R. Lullies, Griech. Plastik, 4. Aufl. Taf. 56).
14 Zu archaischen Metallpanzern demnächst Hamdorf, Olymp. Bericht IX.
15 Über Einzelteile archaischer Schilde hat E. Kunze verschiedentlich in den Olympia-Berichten gehandelt (vgl. vor allem Olympia-Bericht V, 1956, S. 40ff. u. 51ff.). Eine umfassende Vorlage der in Olympia gefundenen Schildteile ist für die Olympischen Forsch. vorgesehen. Zur Technik s. a. G. Seiterle, Ant. Kunstwerke der Slg. Ludwig II, 1982, S. 250ff.
16 Vgl. E. Kunze, Deltion 17, 1961/62, Chronika, Taf. 135. Wie Seiterle, a. a. O., vermutet, wurde die Schildwölbung durch Metalldrücken (s. o. S. 89) gewonnen. Seiner Meinung nach sind auch die Randborten nicht in der hier beschriebenen Technik, sondern mit einer Börtelrolle hergestellt. An dem Schild in Basel, auf den Seiterle seine Theorie gründet, konnte ich dies bislang noch nicht verifizieren. Die Schildbeschläge in Olympia lassen indessen anderes vermuten.
17 Vgl. E. Kunze, Olympia-Bericht V, 1956, S. 57ff.; s. a. Bericht II, 1937/38, S. 75ff.
18 Eine Gesamtpublikation der olympischen Schildzeichen von H. Philipp wird in der Reihe der Olympischen Forsch. erscheinen. Vgl. Olympia IV, Taf. 37, Nr. 716; Olympia-Bericht I, S. 55ff., Taf. 11–13; Olympia-Bericht II, S. 75ff., Taf. 23–26; Olympia-Bericht V, S. 58ff.
19 Deltion 17, 1961/62, Chronika, S. 119, Taf. 136; H.-V. Herrmann, Olympia. Heiligtum und Wettkampfstätte, S. 110f., Taf. 36a.
20 Vgl. etwa den Fries des Siphnier-Schatzhauses in Delphi (R. Lullies, Griech. Plastik, 4. Aufl., 1979, Abb. 47) oder die Fragmente großplastischer Terrakottagruppen in Olympia (Olympia-Bericht VI, 1958, Taf. 71–80; Olympia-Bericht V, 1956, Taf. 70–71).
21 Zu den Armbügeln: E. Kunze, Olympia-Bericht II, 1938/39, S. 89ff.; Olympia-Bericht VI, 1958, S. 74ff. Noch unpublizierte Exemplare, die mit Scharnier versehen sind, werden gleichfalls in Olympia verwahrt.
22 E. Kunze, Olympia-Bericht VI, 1958, S. 110ff.
23 Vgl. hierzu Anm. 21.
24 E. Kunze, Olympia-Bericht V, 1956, S. 68, Taf. 23.
25 E. Kunze, Olympia-Bericht VI, 1958; Olympia-Bericht V, 1956, S. 67ff. (mit weiterer Literatur).
26 Zu den Schildbändern: E. Kunze, Olympische Forsch. II, 1950; ders. Ant. Kunstwerke d. Slg. Ludwig II, 1982, S. 241ff. (jeweils mit weiterer Literatur).
27 Zur Handhabung der Schildbandmodel, s. Kunze, Olympische Forschungen II, 1950, S. 48.
28 Vgl. hierzu Kunze, a. a. O. S. 212ff. u. Deltion 1961/62 Chronika, Taf. 137.

29 Vgl. E. Kunze, Olympische Forsch. II, 1950, S. 48.
30 Vgl. E. Kunze, a. a. O. S. 4f.
31 Vgl. E. Kunze, Deltion 1961/62 Chronika, S. 120.
32 Vgl. E. Kunze, Olympische Forsch. II, 1950, S. 212.
33 Olympische Forsch. II, 1950, S. 43, Nr. 80; Fouilles de Delphes V, S. 124, Abb. 466; s. a. Olympia-Bericht II, 1940, S. 103, Nr. 6, Nr. 7, Nr. 12 u. andere.
34 Hesperia 6, 1937, S. 346, Abb. 10–12.
35 Pausanias V, 10, 4; vgl. Purgold, Olympia V, 374.
36 Vgl. W. Gauer, Weihgeschenke a. d. Perserkriegen, Istanbuler Forsch., Beih. 2, 1968, S. 45ff. u. S. 126ff.
37 So haben die Makedonen 216 v. Chr. bei der Einnahme von Thermos (Polybios V, 89) 15000 Rüstungen vorgefunden. In Delphi, weihten nach 278 v. Chr. die Ätoler von den Galliern erbeutete Waffen. Noch 426/25 stiftete der athenische Feldherr Demosthenes 300 Rüstungen aus seinem Beuteanteil in verschiedene Heiligtümer.
38 Zu Katapulten, s. D. Baatz, Röm. Mitt. 87, 1980, S. 283ff.; s. a. E. W. Marsden, Greek and Roman Artillery.
39 Vgl. Scientific American 200, 1959, S. 60ff.

Kessel

1 Vgl. H.-V. Herrmann, Olympische Forsch. VI, 1966 u. XI, 1979.
2 Vgl. die Rekonstruktionszeichnung von H.-V. Herrmann, Olympia-Heiligtum u. Wettkampfstätte S. 82, Abb. 49.
3 Zu den vierseitigen Kesseluntersätzen zusammenfassend: D. Achilles in: Archäologie zur Bibel, Ausstellungskat. Frankfurt, 1981, S. 271ff. (mit weiterer Literatur).
4 1 Kön. 7, 13; zu den kretischen Untersätzen: Cl. Rolley, Fouilles de Delphes V, 3, S. 115ff.
5 Zu den kypro-phönikischen Stabdreifüßen, s. W. H. Catling, Cypriot Bronzework in the Mycanean World, S. 190ff. (mit weiteren Literaturangaben). Die griech. Stabdreifüße: H.-V. Herrmann, Olympische Forsch. XI, 1979, S. 171ff. (mit weiterer Literatur).
6 Vgl. den Stabdreifuß aus Metapont in Berlin, Inv. Nr. F 768, Herrmann, a. a. O. S. 173 mit Anm. 7.
7 E. Akurgal, Kunst Anatoliens, S. 54ff., Abb. 30.
8 Herrmann, a. a. O. S. 176ff.
9 S. Anm. 6.
10 Herodot I, 25; Sch. Plat. Phaid. 1080; Pausanias X, 16; Athenaios V, 210 B.
11 P. C. Bol, Städel-Jahrb. NF 8, 1981, S. 15ff.; zu den cyprischen Vorbildern mit Tierfries, vgl. Catling, a. a. O. S. 95ff.
12 Vgl. Herrmann, a. a. O. S. 176ff.
13 Herrmann, a. a. O. S. 201ff.
14 H.-V. Herrmann, Olympische Forsch. VI, 1966, S. 27ff.
15 H.-V. Herrmann, Olympische Forsch. XI, 1979, S. 3ff.
16 Vgl. E. Kunze, Olympia-Bericht II, 1937/38, S. 106ff.; Herrmann, a. a. O. S. 137ff. (mit weiterer Literatur).
17 Bei einem Kessel in Cypern (V. Karagheorgis, Salamis in Cyprus S. 89f. Taf. 1; R. Hampe u. E. Simon, Tausend Jahre Frühgriech. Kunst Abb. 166) handelt es sich offensichtlich um eine Sonderform. Vgl. Herrmann, a. a. O. S. 137 u. S. 146. Zu weiteren verschleppten Protomen, s. Herrmann, a. a. O. S. 138, Anm. 8.
18 Zur Herstellungstechnik, vgl. Herrmann, a. a. O. S. 8ff.

19 Amandry, Bull. d. Correspondance Hellenique 68/69, 1944/45, S. 68f. u. Studies Goldman, S. 250f. Dagegen Muscarella, Hesperia 31, 1962, S. 320, Anm. 19; J. L. Benson, Antike Kunst 3, 1960, S. 68; Herrmann, a.a.O. S. 8f. Anm. 7.
20 Vgl. Herrmann, a.a.O. S. 83ff., Taf. 26ff.
21 Herrmann, a.a.O. S. 30 u. S. 83ff., Nr. G 60. Dort wird vermutet, der Knauf sei verloren, ohne Spuren zu hinterlassen. Die lückenlose Punzung und das Fehlen jeglicher Befestigungsspuren spricht indessen eher dafür, daß er nie vorhanden war.
22 Herrmann, a.a.O. Taf. 30, 3.
23 Herrmann, a.a.O. Taf. 26 u. Taf. 27a.
24 Vgl. Herrmann, a.a.O. Taf. 67 u. Taf. 72, 1–2.
25 Sumer-Assur-Babylon, Ausstellungskat. Berlin, 1978, S. 144, Nr. 109 (mit weiterer Literatur).
26 H.-V. Herrmann, Olympische Forsch. VI, 1966, Taf. 62, 1.
27 H.-V. Herrmann, Olympische Forsch. XI, 1979, S. 122ff.
28 Vgl. G. Kopcke, Ath. Mitt. 83, 1968, S. 285, Nr. 101, Taf. 113, 4–5.
29 Vgl. hierzu P. C. Bol, Olympische Forsch. IX, 1978, S. 74ff.; K. Kluge, Die Antiken Großbronzen I, 1927, S. 88ff.
30 H.-V. Herrmann, Olympische Forsch. VI, 1966, S. 11ff. (s.a. Abb. 39).
31 Herrmann, a.a.O. S. 114ff.
32 Herrmann, a.a.O. S. 127, Taf. 53.
33 Bol, a.a.O. S. 7f., Taf. 2.

Kratere und andere Gefäße

1 Außer Fundberichten u. Grabungspublikationen liegen Einzeluntersuchungen zu versch. Gefäßformen vor; s.u.a.: E. Diehl, Die Hydria; F. Villard, Mon. Piot 48, 2, 1956, S. 25ff. (Vasen des 7. Jh. v. Chr.); U. Jantzen, 114. Berliner Winckelmannprogramm, 1958 (Griff-Phialen); ders. Ath. Mitt. 63/64, 1938/39, S. 140ff. (Teller u. Schüsseln); Th. Weber, Bronzekannen; s.a. Cl. Rolley, Griech. Kleinkunst, Die Bronzen, Monumenta Artis Graecae et Romanae V, 1, 1967, S. 15ff.; ders. Les Vases de Bronze de l'Archaisme en Grande Grèce; D. K. Hill, American Journal of Arch., 1947, S. 248ff.
2 Zusammenfassend M. Maaß, Antike Kunst 23, 1983, S. 5, Anm. 6.
3 Unveröffentlicht. Die Publikation der Bronzegefäße aus Olympia im Rahmen der Olympischen Forsch. wird von W. Gauer u. B. v. Freytag gen. Loringhoff vorbereitet.
4 Vgl. S. 30.
5 Plinius, Nat. Hist. XXXIII, 94; vgl. H. Blümner, Technologie u. Terminologie der Gewerbe u. Künste bei den Griechen u. Römern IV, S. 295f.
6 Vgl. J. Overbeck, Die antiken Schriftquellen zur Gesch. d. bildenden Künste bei den Griechen.
7 Zum Krater von Vix, s. M. Maaß, a.a.O.; Cl. Rolley, a.a.O. S. 57ff.
8 M. Maaß, a.a.O.
9 Weber, a.a.O. S. 205.
10 Weber, a.a.O., S. 89, S. 173.
11 Strabo VIII, 381.
12 Makaronas, Deltion 18, 1963, S. 195f. Taf. 230–234.
13 Rolley, a.a.O. S. 23ff. u. S. 53ff.
14 P. C. Bol, Olympische Forsch. IX, S. 81, Taf. 65.
15 Zum Metalldrücken: A. Mutz, Jahrb. d. Römisch-Germanischen-Zentralmuseums Mainz, 20. Jahrg., 1973, S. 278ff.

Spiegel

1 J. Schäfer, Ath. Mitt. 73, 1958, S. 73ff.
2 K. Schefold, Antike 16, 1940, S. 11ff.
3 Vgl. u.a. U. Jantzen, Jahrb. d. Inst., 13. Ergh., S. 21ff., Taf. 6–7.
4 W. Züchner, Griech. Klappspiegel, Jahrb. d. Inst., 14. Ergh.
5 G. Pfister-Roesgen, Die etruskischen Spiegel des 5. Jh. v. Chr.
6 E. Kunze, Olympische Forsch. II, 1950, S. 145ff., Beil. 11, 1 u. 3.
7 Netolczka, Realencyclopädie der class. Altertumswiss. XI, 1, Sp. 44f. s. v. Katoptron (mit Nachweisen).

Bronze in der Architektur

1 Unveröffentlicht; Fund der Alten Grabung.
2 Vgl. J. Travlos, Bildlexikon zur Topographie des antiken Athen, S. 224, Abb. 288.
3 A. Furtwängler, Olympia IV, Die Bronzen, S. 193ff., Nr. 1232ff.
4 Vgl. Pausanias V, 10, 4.
5 A. Furtwängler, Ägina, Taf. 118, Nr. 18, Taf. 119, Nr. 70 u. 71.
6 G. Treu, Olympia III, Die Bildwerke, S. 47ff.
7 Treu, a.a.O. S. 53ff.
8 Ilias 18, 371.
9 Pausanias III, 17.
10 Pausanias VI, 19, 2.
11 Olympia II, S. 40ff. Tafel 27–30.
12 Vgl. Olympia-Bericht I, S. 90ff.; s.a. H.-V. Herrmann, Olympia – Heiligtum und Wettkampfstätte, S. 87 u. Anm. 336.
13 Zusammenfassend: E. Nash, Pictorial Dictionary of Ancient Rome, 2. Aufl., Bd. II, S. 170ff. (mit Literatur).
14 Vgl. E. Kluge, Die antiken Großbronzen, Bd. 1, S. 77.
15 Vgl. S. 58.
16 J. P. Vokotopoulou, ὁδηγὸς μουσείου' Ιωαννίνων, Taf. 32, 2.
17 Vgl. die Rekonstruktionszeichnung des Aphaia-Tempels von E. Fiechter in: A. Furtwängler u.E. Fiechter, Aegina (abgedruckt u.a. bei H. Berve u. G. Gruben, Tempel u. Heiligtümer d. Griechen, S. 88, Abb. 29).
18 Vgl. Kluge, a.a.O. S. 71, S. 77, S. 87, S. 133 u. S. 162f.
19 J. Marcadé, Au Musée de Délos, S. 443ff., Taf. 39.

Sphyrelata

1 E. Homann-Wedeking, Die Anfänge d. griech. Großplastik; P. Karakatsanis, Archaische Kolossalwerke (Diss. Frankfurt, im Druck); die Publikation der Sphyrelata von Olympia bereitet E. Kunze vor; s.a. J. Papadopulos, Xoana e Sphyrelata.
2 Vgl. H. v. Steuben, Kopf eines Kuros, Liebieghaus-Monographie 7, 1980, S. 19ff.
3 Noch unpubliziert; nach Mitt. aus dem Kunsthandel aus Anatolien, nach anderer Auskunft aus Spanien.
4 F. Eckstein in: Dädalische Kunst, Ausstellungskatalog Hamburg, 1970, S. 52ff., Taf. 20 u. 21.
5 P. C. Bol, Olympische Forsch. IX, 1978, S. 8, Taf. 2.
6 G. Treu, Olympia III, Die Bildwerke, S. 47ff.

7 Vgl. Bol, a.a.O. S. 9.
8 Pausanias VI, 19, 6.
9 Unveröffentlicht. E. Kunze wird das Stück im Rahmen der Publikation der Olympischen Beinschienen, die als Abh. d. Bayer. Akad. d. Wiss. erscheinen soll, bekannt machen.
10 P. Amandry, Bull. d. Corr. Hellen. Supl. IV, 1977, S. 273ff.
11 F. Mayer u. H. Fuchs, Germania 59, 1982, S. 331ff.
12 Bol, a.a.O. S. 12ff.
13 Bol, a.a.O. Taf. 71.
14 G. Foti, Il Museo Naz. di Reggio/Cal. Taf. XXIV.
15 Pausanias III, 17, 6.
16 Pausanias VI, 4, 4.
17 Pausanias III, 17, 6.
18 Olympia IV S. 98f.
19 J. Dörig in: Boardman, Dörig, Fuchs, Hirmer, Die Griech. Kunst, 3. Aufl., 1976, S. 88f. Taf. 64; s.a. I. Beyer, Kretische Architektur u. Skulptur d. 8. u. 7. Jh.
20 H.-V. Herrmann, Olympia-Heiligtum u. Wettkampfstätte, S. 114, Taf. 37.
21 Teilweise abgeb. bei Herrmann, a.a.O. S. 86, Taf. 24b (mit Anm. 327); E. Kunze, Arch. Deltion 17, 1961/62, Chronika S. 115ff., Taf. 129 u. 130. Die umfassende Publikation bereiten B. Rittig u. B. Seidel-Borell vor, der auch die hier skizzierten Erkenntnisse zu verdanken sind.
22 Vgl. Anm. 21.
23 S.o.S. 36f.
24 Vgl. u.a. die Statue des Merenrê oder Pepi I. aus Hierakonpolis in Kairo, H. W. Müller, Ägyptische Kunst Taf. 48.
25 Pausanias III, 19, 2.
26 Pausanias X, 18, 6 u. 24, 5; s. a. Plinius, Nat. Hist. 34, 141; Pausanias IV, 31, 10.
27 E. Kunze in: Neue Deutsche Ausgrabungen, S. 271ff.
28 W. Schiering, Olympische Forsch. V.
29 W. Schiering, a.a.O.
30 Pausanias V, 11, a.a.O.
31 Pausanias a.a.O.
32 Thukydides II, 13.
33 Pausanias I, 24, 5ff.
34 Pausanias I, 28, 2; Pausanias V, 11, 5ff.
35 A. Mallwitz u. W. Schiering, a.a.O.
36 S. a. W.-D. Heilmeyer, Arch. Anz. 1982, S. 445ff.
37 P. C. Bol, Olympische Forsch. IX, 1978, S. 98.
38 E. Kunze in: Neue Deutsche Ausgrabungen, S. 280ff.; H.-V. Herrmann, Olympia-Heiligtum u. Wettkampfstätte, S. 154, Taf. 57.
39 Thukydides II, 13.
40 C. C. Mattusch, Casting Techniques of Greek Bronze Sculpture S. 184.
41 Über diese seine neuen Forschungen und Erkenntnisse hat W. Schiering u.a. beim Internationalen Archäologenkongreß 1983 in Athen vorgetragen.

Statuetten

1 E. Kunze, Olympia-Bericht VIII, S. 236ff.
2 U. Gehrig, Arch. Anz. 1979, S. 547ff.
3 Liebieghaus-Frankfurt a.M. Inv.-Nr. 469; F. Eckstein u. A. Legner, Antike Kleinkunst im Liebieghaus, Nr. 30.

4 Liebieghaus-Frankfurt a.M. Inv.-Nr. 471; F. Eckstein u. A. Legner a.a.O. Nr. 37/38. Zwar ist auch er aus einer Model gewonnen, aber ungewöhnlich präzise nachgearbeitet.
5 H. Maryon, American Journal of Arch. 53, 1959, S. 124, Taf. 20 A.
6 Liebieghaus-Frankfurt a.M. Inv.-Nr. 437; E. Bielefeld, Wiss. Zeitschr. d. Moritz Arnst-Univ. Greifswald, Gesellschafts- u. sprachwiss. Reihe 4/5, 1955/56, S. 258, Taf. 32.
7 Liebieghaus-Frankfurt a.M.; ehem. Slg. Kaufmann, unpubliziert.
8 Gehrig, a.a.O.

Großbronzen

1 Pausanias VIII, 14, 8, IX, 14, 1, X 38, 5, III, 12, 10; Diodor, Sicul. I, 98.
2 C. C. Mattusch, Casting Techniques of Greek Bronze-Sculpture, S. 93ff. Die Funde der Agora belegen mehrere Phasen des Gusses einer unterlebensgroßen Bronzestatue. Die Gußgrube, die ein schwarzfiguriges Vasenfragment mit einiger Sicherheit in die Mitte des 6. Jh. datiert, war 170 cm lang u. 60 cm breit. An einer Schmalseite dieser ungefähr rechteckigen Grube war ein Loch etwa 50 cm bis zu einer 30 cm breiten Sohle eingesenkt. Hier kamen mehrere Fragmente des Gußmantels einer Kurosstatue zusammen mit Asche u. Holzkohle zutage. Offenbar stand in dieser Vertiefung aufrecht die Form, um die dann Feuer angelegt wurde, um das Wachs auszuschmelzen und die Form für den Guß zu erhitzen. Etwas über 5 m neben dieser Gußgrube stand der Hochofen, in dem die Bronze geschmolzen wurde.
Zu den Gießereien auf der Agora s. a. C. C. Mattusch, Bronzeworkers in the Athenian Agora. S. a. P. C. Bol, Olympische Forsch. IX, 1978, S. 9ff.
3 F. Eckstein u. A. Legner, Liebieghaus-Antike Kleinkunst, Nr. 59/60.
4 Chr. v. Hees-Landwehr, Griech. Meisterwerke in röm. Abgüssen, Der Fund von Baia – Zur Technik antiker Kopien, Ausstellungskatalog Frankfurt, 1982.
5 So interpretiert der Bildhauer S. Bertolin einige charakteristische Verschiebungen der Form bei einem der Abgußfragmente in Baiae.
6 Bol, a.a.O. S. 83ff.
7 Bol, a.a.O. S. 75.
8 E. Kluge, Antike Großbronzen Bd. I, S. 98ff.
9 C. C. Mattusch, Techniques of Greek Bronze-Sculpture, S. 209ff.
10 Dies ist die Entdeckung von E. Formigli, der eine Publikation hierzu vorbereitet, und dem ich bei dieser Gelegenheit für anregende Gespräche und Hinweise danken möchte.
11 Eine Sammlung von Aufsätzen über die Krieger von Riace soll demnächst im Boll. d'Arte erscheinen.
12 S. Karusu, Ephmeris Arch. 1969, S. 59ff.
13 R. Lullies, Griech. Plastik, 4. Aufl., Taf. 113.
14 C. C. Mattusch, Techniques of Greek Bronze Sculpture, S. 253ff.
15 Plinius, Nat. Hist. 35, 153.
16 Mattusch, a.a.O. S. 100ff.
17 Mattusch, a.a.O. S. 100ff.
18 Kondoleon in Fschr. Jantzen, S. 91ff.
19 W.-D. Heilmeyer, Jahrb. d. Inst. 84, 1969, S. 10ff.
20 Bol, a.a.O. S. 78ff., Taf. 64.
21 Diogenes Laertios V, 1, 33.
22 Anthologia Palatina 107.
23 Mattusch, a.a.O. S. 35.

24 Bol, a. a. O. S. 85; vgl. a. den Bronzekopf vom Bolsener See in London (Sprenger-Bartolini, Die Etrusker, Taf. 204) oder den Florentiner Bronzetorso (G. M. A. Richter, Archaic Greek Youth, 2. Aufl., Nr. 195, Abb. 585–588).
25 Bol, a. a. O. S. 82.
26 So etwa die Artemis vom Piräus und die sog. Spinnerin in München (vgl. Bol, a. a. O. S. 82).
27 R. Lullies, Griech. Plastik, 4. Aufl., Nr. 88/89, S. 70f.
28 C. C. Mattusch, Casting Techniques of Greek Bronze-Sculpture, S. 92ff. u. S. 173ff.; W.-D. Heilmeyer, Jahrb. d. Inst. 84, 1969, S. 10ff.; Beyer, Graeve, Sinn in: Demetrias I, hrsg. v. Milojcic u. Theocharis, S. 90, Taf. 32.
29 Vgl. W.-D. Heilmeyer, Arch. Anz. 1981, S. 443ff.
30 H. Herzer verdanke ich die Mitteilung, daß im Gußkern der Bronzestatue in Malibu noch Reste von Röhricht und Pistazienschalen gefunden wurden.
31 Plinius XVIII, 89.
32 K. Kluge, Die antiken Großbronzen I, S. 96; W.-D. Heilmeyer, Jahrb. d. Inst. 84, 1969, S. 1ff.
33 W.-D. Heilmeyer, a. a. O. S. 20.
34 Plinius Nat. Hist. XXXIV, 6ff.
35 Olympia-Bericht I, 1937, S. 28ff.
36 W.-D. Heilmeyer, Arch. Anz. 1981, S. 450f.
37 Heilmeyer, a. a. O. S. 445.
38 R. Lullies, Griech. Plastik, 4. Aufl. Taf. 44, 2.
39 S. Anm. 37.
40 Theophrast V, 9, 3.
41 Theophrast, lapid, 16.
42 P. C. Bol, Olympische Forsch. IX, S. 73.
43 Bol, a. a. O. Nr. 391.
44 Quint. VII, pr. 2.
45 Plinius, Nat. Hist. XXXIV, 4.
46 Bol, a. a. O. S. 84.
47 E. Formigli, Etruria Mineralia, Atti d. XII. Conv. d. Studi Etr. e Ital., 16–20, 6. 1979, S. 67, Abb. 5.
48 Auf keiner bislang publizierten Aufnahme zu erkennen; zum Münchner Bronzetorso s. K. Vierneisel, Münchener Jahrb. für bildende Kunst 33, 1982, S. 203f. Abb. 1.
49 Plutarch, de Profectib. in virt. 17 und Quaest. conviv. II, 3, 2.
50 Vgl. Bol, a. a. O. S. 78ff.
51 Bol, a. a. O. S. 79f. Abb 7C u. D.
52 Bol, a. a. O. S. 80, Abb. 7 E. u. F.
53 K. Kluge, Die Antiken Großbronzen III, S. 39.
54 Vgl. u. a. den Septimius Severus aus Buban in Kopenhagen, Inan-Alföldi/Rosenbaum, Röm. u. Frühbyz. Porträtplastik a. d. Türkei, Neue Funde, Taf. 56.
55 Bol, a. a. O. S. 69.
56 S. a. Bol, a. a. O. Nr. 394.
57 S. a. Bol, a. a. O. Nr. 413.
58 Vgl. u. a. Bol, a. a. O. Nr. 227.
59 Vgl. u. a. Bol, a. a. O. Nr. 224.
60 Bol, a. a. O. Nr. 223.
61 Bol. a. a. O. Nr. 144.
62 Bol, a. a. O. Nr. 3.
63 A. Busignano, Gli Eroi di Riace.
64 Bol, a. a. O. Nr. 100.

65 G. Foti, Il Museo Naz. di Reggio/Cal., Taf. 56.
66 Chr. v. Hees-Landwehr, Griech. Meisterwerke in röm. Abgüssen – Der Fund v. Baia, Ausstellungskat. Freiburg-Frankfurt, 1982, S. 38ff., Abb. 48.
67 P. C. Bol, Olympische Forsch. IX, 1978, S. 69ff.
68 Bol, a.a.O. Nr. 374.
69 Bol, a.a.O. S. 69ff.
70 Platon, Meno 97; Aristoteles, Politeia I, 4; Lukian 19; vgl. hierzu H. Brunn, Gesch. d. griech. Künstler I, S. 16f.
71 Vgl. u.a. Anthol. Gr. IV, 185, 185, 318 oder Herondas, IV. Mimiambos.
72 Die Quellen zusammengestellt bei J. Overbeck, Die antiken Schriftquellen zur Gesch. d. Bildenden Künste bei d. Griechen, Nr. 550–591a; s.a. J. W. v. Goethe, Über Kunst u. Altertum II, 1.
73 Plinius, Nat. Hist. XXXVI, 20, 10; Lukian, Imag. 4.
74 Pausanias VI, 10, 6–7.
75 Plinius, Nat. Hist. XXXIV, 140.
76 Plutarch, Qu. conv. V, 1, 2–674 A.
77 P. C. Bol, Olympische Forsch. IX, 1978, S. 31ff.
78 Bol, a.a.O. S. 90ff.
79 Bol, a.a.O. S. 90.
80 S. Anm. 79.
81 B. Vierneisel-Schlörb, Glyptothek München, Katalog d. Skulpturen II, S. 490ff.
82 Bol, a.a.O. S. 89.
83 Bol, a.a.O. S. 91; A. Busignani, Gli Eroi di Riace, Taf. III.
84 S. S. 104.
85 C. C. Mattusch, Casting Techniques of Greek Bronze Sculpture, S. 208f.
86 So z.B. bei dem Zeuskopf aus Olympia in Athen, Bol, a.O. Nr. 3.
87 Mitgegossen sind die Augen z.B. bei der römischen Wölfin im Konservatorenpalast oder bei dem Kopf vom Bolsener See in London (Sprenger-Bartolini, Die Etrusker, Taf. 177 u. Taf. 204), während der Kopf aus Cagli in der Villa Giulia in Rom (Sprenger-Bartolini, a.O. Taf. 205) und andere eingelegte Augen trugen.
88 Bol, a.a.O. Nr. 223.
89 G. Daltrop u. P. C. Bol, Athena des Myron, Liebieghaus-Monographie 8, 1983, S. 60f.
90 P. C. Bol, Olympische Forsch. IX, 1978, S. 93ff.
91 Vgl. Bol, a.a.O. S. 95.
92 S. Anm. 91.
93 A. Busignani, a.a.O.
94 Vgl. Bol, a.a.O. S. 90.
95 S. S. I 104.
96 C. Houser, Greek monumental Bronze Sculpture, S. 41ff.
97 Vgl. Bol, a.a.O. Nr. 416.
98 Olympia V Nr. 918
99 Bol, a.a.O. Nr. 416, Taf. 66.
100 Vgl. u.a. einen Bogenschießenden Apoll im Konservatorenpalast, E. Langlotz, die Kunst d. Westgriechen, Taf. 117.
101 Plinius, Nat. Hist. XXXIV, 140; vgl. Pernice, Österr. Jahresh. 1910, S. 102ff.
102 Or. XXVIII, S. 289 M.
103 Pyth. orac. 2, 395.
104 Nat. Hist. XXXIV, 8.
105 A. Garcia y Bellido, Antike Plastik IX, Abb. 6.
106 Cicero, Tusc. IV, 14, 32.
107 Nat. Hist. XXXIV, 21; vgl. E. Kluge, Die antiken Großbronzen I, S. 177.

108 Syll. Incr. Gr., 3. Aufl., Nr. 284.
109 G. Roeder, Ägyptische Bronzefiguren, S. 517; vgl. a.: Im Land d. Baal, Ausstellungskat. Berlin, 1982, S. 133ff.; Zu goldenen u. vergoldeten Ehrenstatuen s. G. Lahusen, Röm. Mitt. 85, 1978, S. 385ff.
110 Strabon VII, 363 u. 378; Pausanias V, 2, 3; Platon, Phaidros 236 u. a.
111 Cicero, de or. III, 129; Plinius, Nat. Hist. XXXIII, 83; Pausanias X, 18, 7.
112 Pausanias X, 15, 1; s. a. J. Overbeck, Die antiken Schriftquellen zu der Gesch. d. bildenden Künste bei d. Griechen, Nr. 1269ff.
113 Pausanias V, 10, 4 u. 17, 4.
114 S. S. 98ff.
115 Iulian, or. II, 54.
116 Plinius, Nat. Hist. XXXIV, 15.
117 Vgl. Lahusen, a. a. O. S. 394.
118 Vgl. Lahusen, a. a. O. S. 395.
119 Lahusen, a. a. O. S. 395.
120 T. L. Shear Jr., Hesperia 42, 1973, S. 167.
121 Bol, a. a. O. S. 88. Zur Technik des Vergoldens zusammenfassend: Oddy, Borelli Vlad u. Meeks in: Die Pferde von San Marco, Ausstellungskat. Berlin, 1982, S. 107ff.
122 Vgl. Lucr. IV, 725; Mart. VIII, 33, 3 u. 15; Plinius, Nat. Hist. XXXIII, 61.
123 G. Zimmer, Röm. Berufdarst., Arch. Forsch. XII, S. 188, Nr. 124.
124 Dioskurides V, 91.
125 Theophilos, Sched. divers. art. I, 23.
126 Oddy, Borelli Vlad, Meeks, a. a. O. S. 109.
127 Plinius, Nat. Hist. XXXIII, 100 u. 125.
128 Plinius, Nat. Hist. XXX, 100.
129 Werke V, 71f.
130 Plinius, Nat. Hist. XXXIII, 100.
131 Vitr. VII, 8, 4; Isid. Orig. XVI, 19, 2.
132 Athen. V, 205; Plinius, Nat. Hist. XXXIII, 64.
133 Vgl. C. R. Dodwell, Theophilus: The Various Arts, S. 126.
134 Vgl. Oddy, Borelli Vlad, Meeks, a. a. O. S. 110.
135 S. Anm. 134.
136 Italienische Reise, 8. Oktober 1786.
137 M. Leoni, Enc. Scienza e Tecnica 68, 1967, S. 392f.
138 Iuven. 13, 152; vgl. H. Blümner, Technologie u. Terminologie d. Gewerbe u. Künste bei den Griechen u. Römern IV, S. 310, Anm. 2.
139 Plinius, Nat. Hist. XXXIV, 63.
140 Dies gilt z. B. für die meisten größeren Anatheme in Olympia, wo kein lokaler Marmor zur Verfügung stand (vgl. die Beschreibungen bei F. Eckstein, ANAΘHMATA).
141 F. Eckstein, ANAΘHMATA, S. 67.
142 Vgl. u. a. P. C. Bol, Olympische Forsch. IX, 1978, Nr. 128.
143 Bol, a. a. O. S. 86.
144 P. C. Bol, Die Skulpturen des Schiffsfundes von Antikythera, S. 29ff.
145 So etwa bei dem Stier der Eretrier in Olympia, Eckstein, a. a. O. S. 50ff.
146 Vgl. Eckstein, a. a. O. S. 63.
147 Von zahlreichen Beispielen sei hier nur der Mantiklos-Apoll in Boston (G. M. A. Richter, Kuroi, 2. Aufl., Abb. 9–11) als besonders frühes Exemplar und aus dem 5. Jh. die Statuette eines Blitzschleudernden Zeus (H.-V. Herrmann, Olympia-Heiligtum u. Wettkampfstätte, Taf. 39b) genannt.
148 P. C. Bol, Olympische Forsch. IX, 1978, Nr. 388.

149 Pausanias V, 28, 10.
150 Zenobios V, 82.
151 Bol, a. a. O. S. 70; vgl. Anm. 137.
152 Cicero, Tusc. I, 15, 34.
153 Zur Kaufkraft antiken Geldes, s. P. R. Franke u. M. Hirmer, Die griechische Münze, S. 33.
154 Inschr. Gr. 102; vgl. hierzu H. Lauter, Zur gesellschaftlichen Stellung des bildenden Künstlers in der griech. Klassik, S. 38ff.; N. Himmelmann, Jahrb. d. Inst. 94, 1979, S. 133f.
155 So hat H. Brunn (Gesch. d. Griech. Künstler) für Kalamis ein Oeuvre von 17 Bildwerken zusammengestellt. Bei Pythagoras läßt die antike Literatur auf 15 Skulpturen schließen. Bei Myron kommt Brunn auf 24, einschließlich der Silberarbeiten. Auch bei Polyklet, bei dem wir damit rechnen können, daß seine Werke umfassender festgehalten sind, lassen die Quellen auf nicht mehr als 20 Statuen schließen, von denen einige sogar einem seiner gleichnamigen Schüler und Nachfahren zu verdanken sind. Unsicherheit der Zuschreibung herrschte schon in der Antike bezüglich einiger Werke des Phidias, dem bei aller Großzügigkeit gleichwohl nicht mehr als 20 Aufträge nachzuweisen sind.
156 Plinius, Nat. Hist. XXXIV, 37.
157 Petron. Satyr. 88.
158 Vgl. F. Eckstein, ΑΝΑΘΗΜΑΤΑ, S. 63f.; s. a. S. 123, Anm. 16. Eckstein erwägt hier eine Arbeitsteilung, die Athanadoros und Asopodoros die künstlerische Konzeption, Atotos und Argeiades den Guß überließ.
159 Zu beiden Monumenten Eckstein, a. a. O. S. 27f. u. S. 33ff.
160 Zum Apolloniaten-Weihegeschenk s. Eckstein, a. a. O. S. 15ff. Zum Marathon-Weihegeschenk s. W. Gauer, Weihegeschenke a. d. Perserkriegen, S. 32.
161 So zuerst Jahn, Berichte 1854, S. 45ff.
162 A. Busignani, Gli Eroi di Riace.
163 Nach freundlicher Mitteilung des Restaurators E. Formigli.
164 P. C. Bol, Die Skulpturen des Schiffsfundes von Antikythera, S. 32.
165 CIL VI, 9402.
166 E. Kluge, Die Antiken Großbronzen II, S. 83ff.; Die Pferde von San Marco. Ausstellungskat. Berlin, 1982.
167 Vgl. Die Pferde von San Marco, Ausstellungskat. Berlin, 1982, Abb. 82–85 oder Abb. 86–89.
168 Pausanias I, 28, 8.
169 G. Treu, Olympia IV, Die Bildwerke, S. 47ff.
170 H. v. Steuben in: W. Helbig, Führer durch d. öffentl. Slg. klass. Altertümer in Rom, 4. Aufl., Bd. I, S. 149ff., Nr. 207.
171 R. Lullies, Griech. Plastik, 4. Aufl., Taf. 294–295.
172 R. Lullies, a. a. O. Taf. 298.
173 W. Fuchs, Der Schiffsfund von Mahdia, S. 12ff., Nr. 1. Eine Replik der Herme befindet sich in Malibu.
174 Daran erinnert noch die Übergabe des Peplos an die Athena Parthenos beim Panathenäenfest.
175 Vgl. Pfister, Realencycl. d. class. Altertumswiss. XI, 2, Sp. 2179.
176 Vgl. Plinius, Nat. Hist. XXI, 8; Tibull I 2, 82, die von dem Frevel des P. Munatius berichten, der der Statue des Marsyas einen Blumenstrauß raubte.
177 So die Statuen der Tyrannenmörder, als sie nach Athen zurückgeführt wurden (Valerius Maximus 2, 10, ext. 1).
178 Boardman, Dörig, Fuchs, Hirmer, Die Griech. Kunst, Taf. 152.
179 A. Busignani, Gli Eroi di Riace, Abb. 5.

180 Busignani, a.a.O. Abb. 2 u. Abb. 3.
181 P. C. Bol, Olympische Forsch. IX, Nr. 355.
182 Bol, a.a.O. Nr. 354.
183 Bei einer hellenistischen Marmorstatue in Frankfurt (Katalog Antike Bildwerke I, Nr. 64) ist ein Ohrläppchen durchbohrt, was nur durch ein metallenes Ohrgehänge zu erklären ist. Eine noch unveröffentlichte Bronzestatuette derselben Sammlung trägt einen silbernen Halsreif.
184 Vgl. Bol, a.a.O. Nr. 159.

Bronzewerke und Schöpfungen aus anderem Material

1 W.-D. Heilmeyer, Olympische Forsch. VII, 1972, S. 90f. mit Anm. 257. Heilmeyer weist in diesem Zusammenhang darauf hin, daß die Bildner von Tonstatuetten zwar keine Verbindungen zu Bronzewerkstätten hatten, zumindest teilweise jedoch getöpfert haben dürften. S. a. U. Sinn, Ath. Mitt. 96, 1981, S. 25ff.
2 Vgl. u.a. M. Maaß. Die geometrischen Dreifüße von Olympia, Olympische Forschungen X, S. 105ff.
3 Erhalten haben sich derartige Perirhanteria aus Stein und Ton. Anders als jene wurde der von Herodot (IV, 152) beschriebene Kessel des Kolaios nicht von stehenden Figuren, sondern von knieenden Kolossen getragen. Gemeinsam ist ihnen jedoch das Prinzip, die Beine des Gefäßes figürlich zu bilden. Auch der bekannte Bronzekopf in Karlsruhe (Abb. 61) ist vielleicht in ähnlichem Zusammenhang zu sehen.
4 S.S. 36.
5 Vgl. I. Scheibler, Griechische Töpferkunst, S. 46ff.
6 Vgl. G. Lippold, Griech. Plastik, Hdbch. d. Arch., 5. Lief., 3, 1, S. 43f. Taf. 11, 2.
7 S. S. 92; vgl. etwa auch den bekannten Apollon-Kopf von Ciro, G. Foti. Il Mus. Naz. di Reggio/Cal. S. 76, Nr. 47 u. Taf. XXIV.
8 Erste Beispiele reichen in archaische Zeit zurück (vgl. u.a. die Antenor-Kore und aus der Übergangszeit den Kritios-Knaben, R. Lullies, Griech. Plastik, 4. Aufl. Nr. 52 u. Nr. 78/79). In röm. Zeit ist die Augenmontage häufig bei Götterbildern, jedoch nur ausnahmsweise bei Portraits zu finden (E. Harrison, Hesperia 29, 1950, S. 387, Anm. 72).
9 Zum Problem der Originaltreue bei „bronzeartigen" Marmorkopien, s. P. Zanker, Klassizistische Statuen, S. 42 u. S. 118 und H. Lauter, Zur Chronologie Römischer Kopien, S. 99f.
10 Pausanias IX, 10, 2.
11 Vgl. M. Jacob-Felsch, Die Entwicklung griech. Statuenbasen und die Aufstellung von Statuen, S. 56f.
12 Homer, Odyssee IV, 71 und VII, 89 oder Ilias XVIII, 371.
13 M. Maaß, Olympische Forsch. X, 1979, S. 166ff.; Homer, Odyssee XIII, 13.
14 P. C. Bol, Olympia-Bericht X, 1981, S. 166ff.; H.-V. Herrmann, Olympia-Heiligtum u. Wettkampfstätte, S. 172, Taf. 64/65.
15 Nach Plutarch (Solon 23,5) hatte Solon jedem attischen Olympioniken 500 Drachmen ausgesetzt.

Das Schicksal antiker Bronzen

1 Hor. 3, 30.1.
2 Pausanias V, 20, 8.
3 Die Bronzefragmente zusammengestellt bei: de Ridder, Catalogue des Bronzes trouvées sur l'Acropole d'Athènes.

4 Polybios V, 9, 1ff.; Die Fragmente von Großbronzen aus Dodona: C. Carapanos, Dodone et ses ruines, Taf. 49; I. Dakaris, Praktika 1965, S. 57ff., Taf. 85–86.
5 Polybios XXI, 30, 9; Livius 28, 9, 13; Strabon 7, 501.
6 Ch. Orlandos, Ergon 1959–60, S. 161ff.
7 Vgl. H. Jucker, Vom Verhältnis der Römer zur bildenden Kunst der Griechen, S. 76ff.
8 Vgl. Pausanias V, 18, 8 u. 26, 3.
9 Pausanias X, 7, 1; Dion Chrys. XXXI, 148.
10 Zusammenfassend: H.-V. Herrmann, Olympia-Heiligtum u. Wettkampfstätte, S. 194.
11 F. Eckstein, ANAΘHMATA, S. 67ff.
12 Anonymos bei Banduri, Imp. or., 2. Teil, 40; Kodinos, de signis, S. 53.
13 Banduri, a. a. O. 1. Teil, S. 14.
14 Cedren., Comp. hist. 322.
15 Zosimos, Hist. nova V, 6, 2.
16 Kodinos, a. a. O. S. 47; Marinus, Vita Procli 30.
17 Kodinos, De S. Sophia, S. 132.
18 Constantin. Porphyr., De admin. imper. 20.
19 P. C. Bol, Olympische Forsch. IX, 1978.
20 Bol, a. a. O. S. 43.
21 Pomtow, Sitzungsber. d. Bayer. Akad. d. Wiss. 1907, S. 242.
22 Pietrangeli, Rend. Pont. Accad. 3. Ser. 25, 1949/50, S. 44ff.
23 Niketas Choinates, Urbs capta.
24 W. Müller-Wiener, Bildlexikon zur Topographie Istanbuls, S. 71, Abb. 49.
25 Müller-Wiener, a. a. O. S. 69.
26 Die Pferde von San Marco, Ausstellungskat. Berlin, 1982.
27 G. Perocco in: Die Pferde von San Marco, Ausstellungskat. Berlin, 1982, S. 57.
28 Nachweise bei H. Koch, Ant. Denkmäler III, 2, Taf. 20f.; zusammenfassend: R. Delbrück, Spätant. Kaiserporträts, S. 225.
29 Zusammenfassend: Haskell u. Penny, Taste and the Antique, S. 252ff.
30 H. v. Heintze in: W. Helbig, Führer durch d. öffentl. Slg. klass. Altertümer in Rom, 4. Aufl. Bd. II, Nr. 1578 u. Nr. 1581.
31 Zusammenfassend: Haskell u. Penny, a. a. O. S. 335, Nr. 93.
32 Zusammenfassend: Haskell u. Penny, a. a. O. S. 308, Nr. 78.
33 G. McN. Rushforth, Journal of. Hellen. Stud. 9, 1919, S. 49.
34 W. S. Heckscher, Reallex. zur Deutschen Kunstgesch. Bd. IV, S. 293, s. v. Dornauszieher.
35 Zur Gesch. d. kapitolinischen Antikenslg.: W. Liebenwein in: Die Villa Albani (Hrsg. v. H. Beck u. P. C. Bol) S. 465ff. (mit weiterer Literatur).
36 Zur Rezeptionsgesch. des Jünglings vom Helenenberg: H. Ladendorf, Antikenstudium u. Antikenkopie in der neueren Kunst, S. 34f.
37 P. C. Bol, Olympische Forsch. IX, 1978.
38 A. Greifenhagen, Ant. Kunstwerke, ehem. Staatl. Mus. Berlin, Antikenabteilung, Nr. 10–11.
39 Fiorelli, Not. Scavi, 18885, S. 42.
40 De Ridder, Cat. d. Bronzes trouvées sur l'Acropole d'Athènes, 288–292.
41 R. Lullies, Griech. Plastik, 4. Aufl., Nr. 88–89.
42 C. Michalowski, Expl. arch. de Délos, XIII, S. 1ff.
43 G. Lippold, Griech. Plastik, Hdb. d. Arch. V, 3, S. 113, Taf. 37, 1.
44 P. C. Bol, Die Skulpturen des Schiffsfundes von Antikythera.
45 W. Fuchs, Der Schiffsfund von Mahdia.

46 R. Lullies, Griech. Plastik, 4. Aufl. Nr. 112/3 u. Nr. 220/1; Kallipolitis, Arch. Anal. Ath. 5, 1972, S. 419–426.
47 J. Frel, The Getty Bronze.
48 C. C. Mattusch, Casting Technique of Greek Bronze-Sculpture S. 279, Nr. 34.
49 G. Foti, Il Mus. Naz. di Reggio/Cal. Nr. 56; A. Busignani, Gli Eroi di Riace.

Erhaltung, Restaurierung, Rekonstruktion

1 E. Gjerstadt, Eranos 1945, S. 236ff.
2 A. Allroggen-Bedel in: Forschungen zur Villa Albani (hrsg. v. H. Beck u. P. C. Bol) S. 311.
3 H. Sichtermann in: W. Helbig, Führer durch d. öffentl. Slg. klass. Altertümer in Rom, Bd. II, Nr. 1454.
4 Ausführlich beschrieben bei einem Kessel in Samos, K. v. Woysky, Ath. Mitt.
5 Eine ausführl. Analyse der Sockelung der Krieger von Riace hat M. Torelli bei einem Symposion in Cosenza über die Krieger von Riace vorgelegt.
6 Pietrangeli, Rend. Pont. Accad. 3. Ser. 25, 1949/50, S. 44ff.; s. a. W. Fuchs in Helbig, a. a. O. Bd. I, Nr. 38.
7 Vgl. S. Karusu, Ephem. Arch. 1969, S. 59ff.
8 H.-V. Herrmann, Olympische Forsch. XI, 1979, Nr. G 60. Über die Methoden und Materialien bei der Bronzerestaurierung werden regelmäßig Erfahrungsberichte im Rahmen der Arbeitsblätter für Restauratoren, Gruppe 2, vorgelegt.
9 Pausanias X, 7, 1.
10 J. Frel, Roman Portraits in the Getty-Museum, Nr. 62.
11 P. C. Bol, Olympische Forsch. IX, 1978, Nr. 223.
12 Vgl. u. a. D. Gorden Mitten, Classical Bronzes, Museum of Art, Rhode Island School of Design, S. 130, Abb. c und d, S. 134, Abb. c und d.

Fälschungen und Imitationen

1 Vgl. J. Riederer, Kunstwerke chemisch betrachtet, S. 100.
2 So ist ein offensichtlich neuzeitliches Laokoonköpfchen 1893/94 vor den Toren Roms mit Wurzelfasern behaftet gefunden worden (P. C. Bol, Liebieghaus-Frankfurt, Antike Bildwerke I, Nr. 121).
3 A. Legner, Kleinplastik der Gotik und Renaissance, Liebieghaus Frankfurt, Nr. 44.

Abbildungsnachweis

Photo-Alinari: 118–119.
Antike Plastik II: 29.
Athen, Deutsches Archäologisches Institut: 6, 8, 9, 11–15, 18, 19 links, 26–28, 31, 32, 34a, 35–37, 43–50, 59, 60, 63, 64, 66, 68–70, 80, 82, 89, 92, 94, 96, 98–105, 107–110, 112, 120, 121, 123, 130, 131, 133, 134.
Athen, Ecole Française d'Archéologie: 24, 25, 25a.
Berlin, Staatliches Museum Preußischer Kulturbesitz, Antikenmuseum: 2, 7, 58.
Boardman, Dörig, Fuchs, Hirmer – Die griechische Kunst: 62.
Photo G. Busch-Hauck: 10.
H. Diederichs: 22, 81, 90, 93, 106, 117.
Photo U. Edelmann: 4, 5, 41, 42, 51, 52, 73, 76, 77, 95, 114, 116.
Frankfurt a. M., Liebieghaus: 65, 97, 113.
Photo Giraudon: 85, 86.
H.-V. Herrmann: 39.
Photo Hewicker: 74, 75, 135.
Photo Hirmer: 3, 122.
H.-O. Jahn, Berichte der sächsischen Ges. d. Wiss. 1861: 115 – 1867: 84.
Karlsruhe, Badisches Landesmuseum: 61.
Kopenhagen, Nationalmuseum: 136.
Photo Koppermann: 91.
E. Kunze, Kretische Bronzereliefs: 23.
Photo M. Maaß: 55, 56, 88.
M. Maaß, Olympische Forschungen X: 16, 17, 19 rechts.
Mainz, Römisch Germanisches Zentralmuseum: 128.
Malibu, Paul-Getty-Museum: 38.
Photo Mertens: 20, 21 oben, 129.
Olympia, VII. Bericht über die Ausgrabungen: 30.
E. Reuß: 33, 40, 83.
Rom, Deutsches Archäologisches Institut: 124, 125, 127.
Photo Schmid: 85–87.
E. Schwartz: 78, 79.
Photo Stournaras: 111.
Thessaloniki, Archäologisches Museum: 57.
Timper: 21 unten.
Toronto, Lands of the Bilble Foundation: 1.

Buchanzeigen